肝恶性肿瘤钇[90Y]微球选择性内放射治疗典型案例集

主 编

冯晓彬 邹英华 曹明溶

清华大学出版社

北 京

内 容 提 要

本书汇集了中国大陆多中心钇 [⁹⁰Y] 微球选择性内放射治疗肝脏恶性肿瘤的初期案例和经验总结，内容涵盖了钇 [⁹⁰Y] 微球注射液（钇 [⁹⁰Y] 树脂微球）在原发性肝癌、继发性肝癌等领域的应用，重点阐述了包括降期转化治疗、桥接移植治疗、姑息性治疗等典型病例的经验总结。

本书致力于为钇 [⁹⁰Y] 微球注射液（钇 [⁹⁰Y] 树脂微球）相关研究和实践提供经验，为医疗从业者提供创新思路和实践参考，推动该技术在临床中的持续发展和优化。

图书在版编目（CIP）数据

肝恶性肿瘤钇 [90Y] 微球选择性内放射治疗典型案例集 / 冯晓彬，邹英华，曹明溶主编 . -- 北京：清华大学出版社，2024.7. -- ISBN 978-7-302-66677-6

Ⅰ . R735.7

中国国家版本馆 CIP 数据核字第 2024PX6378 号

责任编辑：孙　宇
封面设计：王晓旭
责任校对：李建庄
责任印制：沈　露

出版发行：清华大学出版社
网　　　址：https://www.tup.com.cn，https://www.wqxuetang.com
地　　　址：北京清华大学学研大厦 A 座　　　邮　　编：100084
社 总 机：010-83470000　　　邮　　购：010-62786544
投稿与读者服务：010-62776969，c-service@tup.tsinghua.edu.cn
质量反馈：010-62772015，zhiliang@tup.tsinghua.edu.cn
印 装 者：三河市龙大印装有限公司
经　　销：全国新华书店
开　　本：185mm×260mm　　　印　张：18.75　　　字　数：347 千字
版　　次：2024 年 7 月第 1 版　　　印　次：2024 年 7 月第 1 次印刷
定　　价：268.00 元

产品编号：105740-01

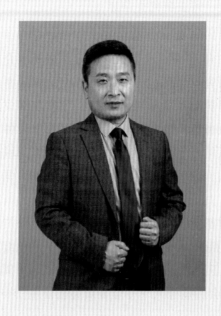

冯晓彬

北京清华长庚医院肝胆胰外科副主任

钇 [^{90}Y] 精准肿瘤介入放疗中心主任

　　博士研究生导师、清华大学临床医学院副教授、清华大学临床医学院数智健康创新中心常务副主任。从事肝胆胰外科一线临床 27 年，专注肝脏外科 14 年。擅长肝脏原发性和继发性肿瘤外科诊疗及各类复杂肝切除、肝门部胆管癌根治等手术。2021 年，在董家鸿院士带领下，组织团队在海南落地实施中国大陆首例钇 [^{90}Y] 微球选择性内放射治疗技术；建立北京清华长庚医院钇 [^{90}Y] 精准肿瘤介入放疗中心，带领团队成功完成 200 余例治疗，成为发展最为迅速、治疗例数最多的钇 [^{90}Y] 专病治疗中心。

　　以项目负责人主持国家自然科学基金、重庆市自然科学基金、北京市自然科学基金重点专题等多项课题。先后发表中英文论文 40 余篇，获国家发明专利 6 项。主编《健康医疗大数据创新应用》、参编《外科手术学第四版》及《精准肝脏外科学》、参译《幕内肝脏外科学》。作为负责人承建国家健康医疗大数据创新应用示范平台；作为项目执行人承建"国家肝胆标准数据库"，获得全国网络安全标准化技术委员会二十周年优秀案例二等奖，并获国家卫生健康委员会办公厅"数字健康"通报表彰。主持研发远程数智化临床研究平台，并获第 75 届德国纽伦堡国际发明展金奖、2023 年网络安全国家标准优秀实践案例。

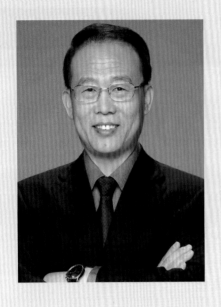

邹英华

北京大学第一医院介入血管外科主任医师、教授、博士研究生导师

1989年获北京医科大学博士学位，1991—1992年在德国埃森大学医院深造从事介入治疗学研究。回国以来开展了各类动脉缺血性病变和静脉阻塞性病变的血管扩张和支架成形技术以及血管畸形的栓塞治疗，完成全身各部位的介入治疗达万余人次，成为国内该领域的学术带头人之一。承担多项国家863重大课题、国家"九五""十五"科技攻关课题、国家自然科学基金研究课题。

北京高博国际医院肿瘤微创介入学科带头人、国家卫生健康委员会继续教育中心介入医学专业委员会主任委员、国家卫生健康委员会肿瘤微创介入与外周血管介入专项能力培训项目组长、中国抗癌协会肿瘤介入学专业委员会前任主任委员、中国医师协会介入医师分会副会长。

曹明溶

暨南大学附属第一医院肝肿瘤钇[90Y]治疗中心主任、教授、博士研究生导师

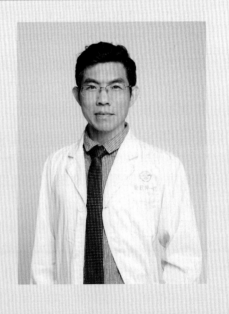

曾获"羊城好医生""岭南名医"称号。中国医药教育协会肿瘤内照射医学专业委员会副主任委员、广东省抗癌协会常务理事、广东省医师协会学会肝胆胰外科医师工作委员会MDT专业组组长。《岭南现代临床外科》杂志编委。从事肝胆外科、普外科工作三十多年，先后师从罗伯诚教授、吴孟超院士、余业勤教授、彭淑牖教授等老一辈著名肝癌专家。带领的科室已有数千例肝癌治疗的丰富经验，达到了国内先进水平，其中肝癌MDT团队在华南地区率先开展肝细胞癌、肝内胆管细胞癌、肝转移瘤钇[90Y]微球选择性内放射治疗，成功完成超过百例治疗。

编　委　会

名誉主编：董家鸿

主　　编：冯晓彬　邹英华　曹明溶

副主编：杨业发　张　琳

编　　者：（按医院名称拼音首字母排列）

北京清华长庚医院： 董家鸿、冯晓彬、黄　鑫、贾　波、蒋卫卫、
　　　　　　李晶晶、梁　斌、梁子威、廖　勇、刘德庆、秦蒙蒙、
　　　　　　任春晖、唐慕兰、张　琳

东南大学附属中大医院： 程张军、杜瑞杰、刘加成、张　磊、朱海东

复旦大学附属肿瘤医院福建医院： 方主亭、郝明志、胡育斌、林端瑜、
　　　　　　林海澜、刘景丰、余文昌

广州医科大学附属第二医院： 郭永建、黄文薮、梁礼聪、朱康顺

海军军医大学第三附属医院东方肝胆外科医院： 葛乃建、黄　剑、
　　　　　　刘　学、王向东、徐振远、闫少磊、杨业发

河南省肿瘤医院： 程洪涛、胡鸿涛、黄　涛、黎海亮

暨南大学附属第一医院： 曹明溶、程　勇、弓　健、李　强、李承志、
　　　　　　刘康寿、刘玉龙、相乐阳

陆军军医大学西南医院： 蔡　萍、陈海蕾、陈志宇、黄定德、邵明华、
　　　　　　谭斌彬、张　辉、张　余

厦门弘爱医院： 黄文玉、李　槐、曾英琅

武汉大学人民医院： 胡红耀、赵　辉

西安国际医学中心医院：白　苇、韩国宏、李　冰、王　喆、袁　洁

西安交通大学附属第一医院：刘青光、郑　鑫

浙江大学医学院附属第一医院：彭志毅、苏星辉、张岳林

浙江省肿瘤医院：罗　君、邵国良

郑州大学第一附属医院：段旭华、郭文治、韩新巍

中国医科大学附属第一医院：韩向军、邵海波、田玉龙

序 言

　　各位同仁，从 2021 年 9 月 28 日我带领北京清华长庚医院团队在中国大陆正式开展钇 [^{90}Y] 微球选择性内放射治疗技术至今，已近 3 年。目前，近 40 家医院具备了实施该技术的资质和条件，实际应用案例近 800 例，众多患者因此受益。然而，迄今为止，仍有许多医院尚未采用此项治疗技术，许多医生对其也知之甚少。此外，中国大陆真实世界的钇 [^{90}Y] 临床诊疗数据也较为匮乏。

　　为了回顾和总结这一阶段的治疗效果，提高该技术在医学领域和社会层面的认知度，我倡议国内十余家较为成熟的钇 [^{90}Y] 微球选择性内放射治疗中心回顾治疗病例，并将典型案例编纂成《肝恶性肿瘤钇 [^{90}Y] 微球选择性内放射治疗典型案例集》一书。

　　该书的传播，不仅可以让更多人了解钇 [^{90}Y] 微球选择性内放射治疗技术的存在和应用，还有可能对医疗机构和决策者产生影响，促进其在国内的普及和应用。此外，该书还将为该领域的研究和实践提供宝贵的经验，通过总结和分享典型案例，该书将为医疗从业人员提供创新思路和实践参考，助力该技术在临床中的不断优化和发展。同时，该书还有可能吸引更多专业人才投身于该领域的研究和实践，推动该技术的持续创新和进步。

中国工程院院士
清华大学临床医学院院长
北京清华长庚医院院长
2024 年 4 月

前　言

　　肝脏恶性肿瘤包括肝细胞癌、肝内胆管细胞癌在内的原发性肝癌及结直肠癌肝转移为主的转移性肝癌，严重威胁人类的生命健康。因起病隐匿，绝大部分患者在确诊时已是中晚期，错失了手术切除或肝移植的机会。更为遗憾的是，不可手术的肝癌患者 5 年生存率极低，对他们而言，最为普遍的是选择系统治疗或微创介入等综合治疗方式，要么重获手术机会，要么延长生存时间，或仅能提升生存质量。

　　经肝动脉治疗肝脏恶性肿瘤的起源可追溯至 20 世纪 50 年代，早期研究者发现肝脏肿瘤约 80% 的血液供应来自于肝动脉，而正常肝实质血供主要来自门静脉，这为一系列经动脉肝肿瘤治疗方式提供了理论依据。20 世纪 60 年代，Ariel 等率先开展了陶瓷基质的钇 [^{90}Y] 微球在不可切除肝癌治疗中的实践，并为 4 名患者进行了治疗，结果显示该治疗使患者症状得到了明显改善。然而，早期的产品设计和临床研究往往较为粗放，因为钇 [^{90}Y] 核素游离或未经超选的给药方式可能导致患者出现严重不良反应。1973 年，Gray 等研发的钇 [^{90}Y] 树脂微球成功解决了陶瓷基质钇 [^{90}Y] 微球中钇 [^{90}Y] 核素游离的问题，同时率先将钇 [^{90}Y] 树脂微球用于治疗结直肠癌肝脏转移患者。

　　我国学者最早于 20 世纪 90 年代开始参与钇 [^{90}Y] 树脂微球的研究。彼时香港中文大学刘允怡院士启动了钇 [^{90}Y] 树脂微球在中国香港肝癌人群治疗的安全性和有效性的临床研究，并在 1996 年首次提出了个体化分区剂量方案（Partition model），为钇 [^{90}Y] 疗效与安全性提供了重要保障，极大地促进了钇 [^{90}Y] 树脂微球于 2009 年和 2010 相继在中国台湾及中国香港的上市和临床应用。

　　中国是肝癌患病率最高的国家，年发病人数和死亡人数占全球一半以上。基于这样的时代背景，吴孟超、汤钊猷、刘允怡、王红阳、陈孝平、樊嘉等众多肝胆领域专家，联名呼吁加快钇 [^{90}Y] 树脂微球等特效药进入中国（内地）大陆，以便惠及更多肝癌患者。终于在 2021 年 9 月 28 日，通过海南博鳌乐城先行区"先行先试"的政策支持，中国（内地）大陆首例特许准入钇 [^{90}Y] 树脂微球临床治疗手术在北京清华长庚医院董家鸿院士团队的带领下，在博鳌超级医院成功实施。术后患者恢复顺利，肿瘤在 3 个月内迅速缩小，实现影像学完全缓解，并于次年 3 月由董家鸿院士亲自操刀，实施了治愈性切除手术，迄今已术后无瘤生存两年，与常人无异。

　　从北京清华长庚医院医疗团队首次实施"特许准入"钇 [^{90}Y] 微球选择性内放射治疗（SIRT）开始，该治疗技术已在中国（内地）大陆临床使用近 3 年。为了进一步提高该技术在医学领域和社会各界的认知度，为中晚期肝癌患者带来更多的治愈希望，董家鸿院士号召业已开展该项治疗技术的医院和医师回顾和总结钇 [^{90}Y] 微球选择性内放射治疗在中国实施的初步经验，并将典型案例集结成书，以供致力于攻克肝癌而奋斗的医务工作者和广大肝癌病友及亲属参考。

编　者

2024 年 3 月

目　录

第一部分

钇 [^{90}Y] 微球注射液治疗肝癌
特许先行先试纪实录

只要方向正确，就不怕路途遥远。回顾这一历程，钇 [^{90}Y] 树脂微球（NMPA 批准药品名为：钇 [^{90}Y] 微球注射液）作为特许药械在海南博鳌乐城国际医疗先行区被批准用于治疗肝癌患者，经历了多个阶段的挑战和努力，最终在 2021 年 9 月 28 日成功完成了首例特许先行先试手术。该治疗技术的成功落地不仅标志着跨专业、跨学科、跨行业、跨区域的资源共享和协同创新，而且是政府监管、医疗机构通力合作、勇于承担的共同成果。更为重要的意义在于，这一成果标志着中国肝脏恶性肿瘤治疗领域迎来全新国际化精准介入治疗方案，为中国广泛的肝癌群体带来了治愈的希望和新的治疗选择，具有划时代的意义。

项目肇始

海南博鳌乐城国际医疗旅游先行区提出了建设特色技术先进临床医学中心、尖端医学技术研发转化基地等方面的建议。他们致力于取得突破性进展，实现医疗技术、装备、药品与国际先进水平的同步发展，并建设成为世界一流的国际医疗旅游目的地和医疗科技创新平台。

2018 年 12 月，国务院决定在海南博鳌乐城国际医疗旅游先行区暂时调整实施《中华人民共和国药品管理法实施条例》第三十六条的规定。这意味着先行区内医疗机构可以通过海南省人民政府审批，申请进口少量临床急需药品、器械。这一调整为境外已上市的先进临床急需药械在海南博鳌乐城医疗机构内开展先行先试提供了机会，给国内患者带来了福音。

中国是肝癌患病人数最多的国家，年发病人数和死亡人数占全球 45% 以上。肝癌的发病率在中国排名第五位，死亡率排名第二位，肝癌诊疗水平亟待提高。为了提供更好的治疗方法，2018 年 9 月，远大医药（中国）联合鼎晖投资斥资近百亿元人民币收购了澳大利亚 Sirtex 公司 100% 的股权，并引进了抗肝癌治疗全球独家品种"SIR-Spheres® 钇 [⁹⁰Y] 树脂微球"。钇 [⁹⁰Y] 树脂微球肝癌靶向内放疗技术是国际先进的医疗技术，其安全性和有效性已经得到充分验证，国内亟待引进这一新技术。

中国工程院院士、国际著名肝胆移植专家董家鸿带领清华大学附属北京清华长庚医院专家团队计划引入钇 [⁹⁰Y] 树脂微球，让更多国内肝癌患者能够享受到先进的医疗技术。2018 年年底，钇 [⁹⁰Y] 树脂微球治疗肝癌特许先行先试项目正式启动（图 1-1）。

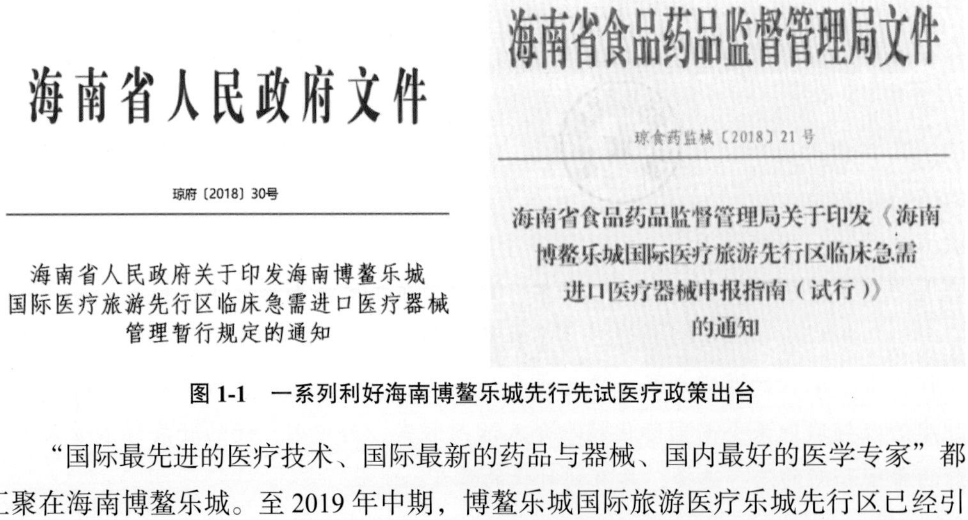

海南省人民政府文件

琼府〔2018〕30号

海南省人民政府关于印发海南博鳌乐城
国际医疗旅游先行区临床急需进口医疗器械
管理暂行规定的通知

海南省食品药品监督管理局文件

琼食药监械〔2018〕21 号

海南省食品药品监督管理局关于印发《海南
博鳌乐城国际医疗旅游先行区临床急需
进口医疗器械申报指南（试行）》
的通知

图 1-1 一系列利好海南博鳌乐城先行先试医疗政策出台

"国际最先进的医疗技术、国际最新的药品与器械、国内最好的医学专家"都汇聚在海南博鳌乐城。至 2019 年中期，博鳌乐城国际旅游医疗乐城先行区已经引进签约院士专家团队 50 余个，正式受理投资项目 80 余个，包括"博鳌超级医院、博鳌国际医院、中国干细胞集团附属干细胞医院、博鳌一龄生命养护中心"等已有 9 家医疗机构开业。

博鳌超级医院落户于博鳌乐城国际医疗旅游先行区，享受按照"实施医疗技术准入、加快先行区医疗器械"和"药品进口注册审批"等九条国务院赋予的优惠政策，并创新采取"1+X"共享模式，已有众多院士等国内顶尖医疗专家及其团队进驻，其中肝胆外科董家鸿院士工作站已启动运营。在董家鸿院士团队、博鳌超级医院以及博鳌乐城先行区领导团队的共同协调下，钇 [^{90}Y] 树脂微球治疗肝癌特许先行先试项目最终选定在博鳌超级医院落地（图 1-2）。

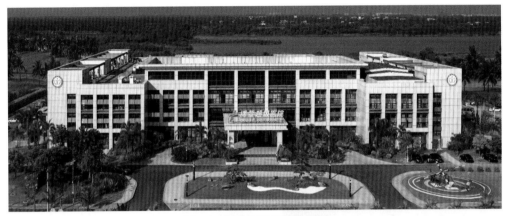

图 1-2 博鳌超级医院俯瞰图

凡事预则立。为了更好地推进项目，药械特许进口和使用的前置沟通是必不可少的。各级监管单位的指导和建议对于项目的顺利进行至关重要。

2019 年 8 月 15 日，董家鸿院士团队代表衷兴华先生、博鳌超级医院代表龚仲之主任、药械特许配送商中国同辐解正涛总经理、同辐北分公司李国祥总经理、厂家产品经理等与海南省药品监督管理局召开了首次钇 [^{90}Y] 树脂微球海南博鳌乐城先行先试特许引进交流会。在海南省药监局的支持和指导下，各方明确了项目责任，并加速推进项目的进行。同时董家鸿院士团队与海外专家团队紧密交流，充分了解钇 [^{90}Y] 树脂微球的临床应用技术，获取全球钇 [^{90}Y] 临床应用专家的配合和医学技术支持。特许药械配送商中国同辐明确了特许药械的进口申报、进口报关清关和国内物流配送流程，以确保药械的进口和供应的安全。彼时博鳌超级医院尚不具备使用钇 [^{90}Y] 树脂微球的资质条件，因此按照国家相关法规的要求，需加快完成硬件改造和软件升级，并获得《辐射安全许可证》和《放射诊疗许可证》的相关增项，确保其具备完备的使用资质。钇 [^{90}Y] 树脂微球产品团队则全程配合各项业务推进，提

供钇 [⁹⁰Y] 树脂微球产品信息支持和解读，以期推动项目顺利进行。

我们新建了一个"核医学科"

2019 年初，钇 [⁹⁰Y] 树脂微球治疗肝癌特许先行先试项目在海南省政府、海南省卫生健康委员会、海南省药品监督管理局和博鳌乐城先行区管理局各级领导与专家支持和指导下，在博鳌超级医院正式启动。

项目启动初期，博鳌超级医院未设立核医学科。为配合钇 [⁹⁰Y] 树脂微球项目落地，博鳌超级医院从无到有开始筹备筹建核医学科。

2019 年 3 月，博鳌超级医院开始筹建核医学科，开展环评改造招标。

2019 年 4 月，湖南中核环保科技有限公司中标，并入场开始核医学科硬件基础建设。这个工程改造历经了 4 个多月的时间，工程设计单位和施工单位驻场施工，最终在 2019 年 8 月初完成了基础工程改造及重要设施设备安装（图 1-3）。在这 4 个多月的时间里，湖南中核与医院团队、省级 / 市级监管单位的专家进行了反复的沟通，并且根据法规要求进行了多次的整改，以确保核医学科的软硬件设施完全满足钇 [⁹⁰Y] 树脂微球的使用要求。

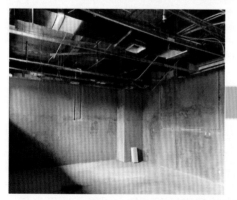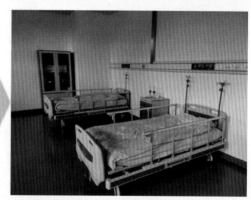

图 1-3　博鳌超级医院核医学科从无到有，筹备钇 [⁹⁰Y] 落地使用

2019 年 8 月 12 日至 16 日，海南省生态环境厅领导专家组织专业评估团队对博鳌超级医院拟实施钇 [⁹⁰Y] 微球选择性内放射治疗临床急需患者的辐射安全管理项目进行了实地考察，并给出专业翔实的指导建议。专家组认为，作为一种放射性物质，钇 [⁹⁰Y] 树脂微球的使用涉及辐射安全管理的问题。放射性物质的应用需要高度重视，确保医护人员和患者的辐射安全和人身安全，同时遵循相关的法律法规和规范要求。在进行现场指导时，环保专家还提出，医院应建立完善的辐射安全管理体系，加强辐射安全设施建设，加强辐射监测和剂量评估，加强辐射事故应急预案的制订和演

练。在开展钇 [^{90}Y] 微球选择性内放射治疗阶段，务必高度重视辐射安全管理工作，不断完善和提升辐射安全管理水平。只有确保辐射安全，才能更好地保障医护人员和患者的健康和安全。

2019 年 11 月，海南省卫生健康委员会按照医疗机构《放射诊疗管理规定》等法规要求组织职业卫生方面专家，针对博鳌超级医院开展钇 [^{90}Y] 树脂微球新型治疗技术项目进行现场评估。卫生专家也从放射性药品应用等管理方面，针对钇 [^{90}Y] 树脂微球临床应用和安全管理体系建设，依规严格执行辐射防护安全措施，重视并加强辐射监测和剂量评估，做好应急预案，加强应急演练等方面作出指导性建议。

最终，专家组一致认定应积极推动海南落地钇 [^{90}Y] 树脂微球项目，实现新产品和新型医疗技术先行先试，满足国内亟须救治肝癌患者的临床需求。

2019 年 11 月，环境影响评价、职业危害因素卫生评价预评价一致通过，按照工程建设"三同时"要求，博鳌超级医院核医学科工程改造正式动工。在博鳌超级医院的全力支持和高效推动下，施工单位在 2 个月内完成核医学科工程改造任务。

2020 年 1 月，博鳌超级医院取得海南省生态环境厅《辐射安全许可证》。

2020 年 2 月，受突发公共卫生事件影响，博鳌超级医院核医学科必要硬件，如活度计、辐射监测设备采购受到影响。在这个特殊的时期，博鳌超级医院管理层依然坚守在一线，积极推动设备招投标，促进必要设备如期到场装配安置，实现核医学科设施设备齐全且满足钇 [^{90}Y] 临床使用要求。

2020 年 5 月，核医学科建设现场验收，环保专家针对放射性废物转移专用电梯提出整改要求。

2020 年 7 月，放射性废物转运电梯整改完毕，核医学科硬件全部改造完毕，软件系统全部完成升级，至此，核医学科设施设备已满足钇 [^{90}Y] 树脂微球临床使用要求。经过近 2 年的努力探索与奋力推动，博鳌超级医院核医学科终于建成，并可正式投入使用，同时钇 [^{90}Y] 手术平台搭建完成。

2020 年 8 月，董家鸿院士要求加速推动医疗团队入驻博鳌超级医院董家鸿院士工作站，组建钇 [^{90}Y] 手术专家组，启动海内外技术培训与交流，打通钇 [^{90}Y] 先行先试许可通道。8 月 25 日，董家鸿院士团队负责人冯晓彬教授带队抵达博鳌超级医院。董家鸿院士医疗团队具有丰富的临床管理经验和专业知识，能够为钇 [^{90}Y] 项目提供专业指导和技术支持，确保项目顺利进行。以冯晓彬、何作祥教授为代表的医疗团队作为钇 [^{90}Y] 首例治疗现场支持专家组，拥有精湛的专业能力，能够为手术团队提供专业指导和技术支持，同时可以根据钇 [^{90}Y] 手术的特点和难点，制订详细的手术方案，帮助团队解决问题和突破困难，提高手术的效果和质量，确保手术的安全和成功。

2020 年 8 月 25 日，博鳌超级医院、董家鸿院士医疗团队专家组、钇 [⁹⁰Y] 海外产品代表和配送单位组织了四方专项讨论会，会议一致通过成立"钇 [⁹⁰Y] 专项管理组"，明确各方责任义务。

新型冠状病毒感染期间来了一位"指路人"

2020 年 9 月初，在新型冠状病毒感染期间，全球都陷入了一片紧张和不确定之中。在这个充满挑战和危险的时刻，钇 [⁹⁰Y] 应用全球知名专家、放射医学专家钱中教授（Prof. Zhong Qian）不畏风险，毅然决定来到中国，前往海南，为博鳌超级医院提供钇 [⁹⁰Y] 树脂微球现场手术全流程演示指导。钱中教授的到来，给钇 [⁹⁰Y] 树脂微球博鳌乐城先行先试项目组带来了巨大的希望和鼓舞。在博鳌超级医院，钱中教授和钇 [⁹⁰Y] 医疗团队紧密合作，共同梳理治疗方案与手术流程，他耐心地解答每一位医务人员问题，为团队提供专业指导和建议。钱中教授提出，在实施手术前，医疗团队应接受技术和理论知识的全面培训，确保操作规范和安全。医务人员要不断学习和更新相关知识，关注最新的研究进展和技术应用，提高自身的专业水平和手术质量。

2020 年 9 月 4 日，博鳌超级医院接受钇 [⁹⁰Y] 树脂微球职业危害因素控制效果评价，现场模拟钇 [⁹⁰Y] 树脂微球在核医学科、介入手术室等流程管控。当天同时进行了钇 [⁹⁰Y] 树脂微球手术模拟演示，包括手术器械和设备的准备、钇 [⁹⁰Y] 树脂微球的注射和定位、手术过程的监测和控制，以及术后处理和随访工作等。通过模拟实际手术情景，发现并解决潜在问题和规避潜在风险，及时改进和优化，以确保手术的安全性和有效性。

2020 年 11 月 10 日，博鳌超级医院钇 [⁹⁰Y] 树脂微球职业危害因素控制效果评价通过海南省卫健委专家组审评，完成《放射诊疗许可证》增项。

2020 年 11 月 11 日，博鳌超级医院组织召开一次重要的医学伦理论证会议，就首次使用钇 [⁹⁰Y] 树脂微球开展手术进行讨论和决策。专家们介绍钇 [⁹⁰Y] 树脂微球的药理特性、临床应用效果和不良反应等方面的最新研究成果，分享他们在临床实践中的经验，以及他们对手术安全性的评估建议。在讨论的过程中，重点关注患者的知情同意和权益保护。专家们介绍如何向患者和家属解释钇 [⁹⁰Y] 树脂微球手术的风险和获益，并确保他们充分理解和知情同意。同时讨论如何建立有效的知情同意程序，包括书面材料的提供、口头解释的方式和时间等，讨论如何保护患者的隐私和机密信息，以及如何处理手术中可能涉及的伦理问题和冲突。最后，与会专家就钇 [⁹⁰Y] 树脂微球手术的伦理问题达成共识，明确首次手术安全的重要性，以患者的权益和安全为出发点，确保医疗实践符合伦理原则和法律法规，为患者提供安全有效的治疗，并最终一致认可钇 [⁹⁰Y] 树脂微球手术的安全性和合理性通过伦理审查。

2020 年 11 月 16 日，博鳌超级医院钇 [⁹⁰Y] 树脂微球诊疗平台、董家鸿院士医疗专家团队已经完成基础事项、资质、医疗技术、医学伦理等准备工作，正式向海南博鳌乐城国际医疗旅游先行区提出申请。海南省药监局各级领导专家十分重视，现场指导，并对钇 [⁹⁰Y] 树脂微球项目提出了建设性意见。

海南省药监局各级领导专家指出，钇 [⁹⁰Y] 是一种新型的放射性治疗技术，在国内尚未开展，缺乏可借鉴的经验。因此，为了确保手术的安全性和有效性，制订钇 [⁹⁰Y] 手术流程指导至关重要。一方面，制订钇 [⁹⁰Y] 手术流程指导可以确保手术的标准化和规范化。另一方面，博鳌超级医院和海南省肿瘤医院的联动非常关键。博鳌超级医院作为技术引进方，负责提供钇 [⁹⁰Y] 手术平台和院士团队专家技术支持；海南省肿瘤医院作为患者是否适合接受钇 [⁹⁰Y] 手术的评估单位，负责术前 ⁹⁹ᵐTc-MAA 评估手术的实施和患者管理。两家医院紧密合作，才能确保钇 [⁹⁰Y] 手术的顺利进行。同时，医疗团队还需要制订应急预案。尽管钇 [⁹⁰Y] 专家项目组已经做了充分的准备和规划，但在手术过程中仍然可能出现意外情况。因此，医疗团队需要提前制订应急预案，明确各种可能的风险和处理措施，以应对突发情况并保证患者的安全。

2020 年 11 月 25 日，钇 [⁹⁰Y] 专项管理组在海口召开钇 [⁹⁰Y] 手术流程讨论会（图 1-4）。此次会议重点讨论的两家医院联动开展钇 [⁹⁰Y] 手术治疗的全流程。钇 [⁹⁰Y] 手术在国内首次开展，同时涉及两家医院联动，多方专家共同参与，需要严谨的操作和精确的计划，因此项目中的合作沟通工作是具有挑战性的。以冯晓彬教授为代表的医疗团队认为，手术前的患者筛选至关重要，应该制订严格的标准，以确保手术的适应证和安全性。以于丽娟教授为代表的核医学专家强调了放射性防护的重要性，提出了一系列防护措施和操作规范。经过长时间的讨论和思考，医疗专家们达成了统一的意见，并制订出了一份详细而完整的钇 [⁹⁰Y] 手术流程指南。这份指南包含了手术前的患者筛选、术前准备，手术中的放射性防护和操作规范，以及手术后的监测和患者管理等各个环节的具体要求。这份指南可为将来的钇 [⁹⁰Y] 手术提供参考，为患者的治疗带来疗效和安全性保障。参与钇 [⁹⁰Y] 国内首次手术讨论的专家们都感到骄傲和自豪，因为他们见证和参与了钇 [⁹⁰Y] 国内落地这一具有里程碑的事件，为国内的钇 [⁹⁰Y] 临床实施奠定了坚实的基础。

钇[⁹⁰Y]患者治疗全流程模拟程序

日期	开始时间	用时	事件	负责部门	负责对接人	备注	医生视角
周六			提前通知患者家属第二天安排			告知对接人联系方式×××，地址及到达时间×××	
周日			患者到达海南省肿瘤医院，联系接待人			可以直接去科室办理住院	
周日			在海南省肿瘤医院办理住院				
周日			患者在海南省肿瘤医院谈话、休息，在介入科、核医学科进行评估			实际评估需要3天	
周一			空腹，术前常规检查				医生培训，患者检查
周二			血管造影等，核素检查，结果讨论，计量计算				⁹⁹mTC-MAA模拟手术，血管造影和同位素扫描，结果讨论，计量计算
周三			在海南省肿瘤医院办理出院，医保患者同时办理治疗后（第二次）在海南省肿瘤医院的住院手续				
周三			转到博鳌超级医院			需医护人员陪同，交接给博鳌超级医院对接人。交通工具：中巴车	患者转到博鳌超级医院，医生还是留在海南省肿瘤医院培训，医护人员陪着患者至博鳌超级医院
周三			到达博鳌超级医院，在接待人陪同下办理住院				
周四			做术前准备				
周四			从病房前往手术准备室			患者可自行前往手术室	
周四			手术			请明确家属等待区域，并告知之后流程	
周四			手术结束，经特殊通道前往康复室			担架车经特殊通道	患者在博鳌超级医院治疗，手术后立即转入海南省肿瘤医院做同位素扫描，留在海南省肿瘤医院，医生回到海南省肿瘤医院，和核医学科医生观察治疗效果
周四			观察休息1～2小时				
周四			医生通知家属办理出院			请告知家属接患者地点	
周四			护士将患者经特殊通道送到楼下交给在救护车等待的家属			交通工具：救护车	
周四			救护车将患者转运至海南省肿瘤医院，医护人员着铅衣陪同			博鳌超级医院通知海南省肿瘤医院准备接待	
周四			到达海南省肿瘤医院，在核医学科立刻进行评估（医保患者住院手续已于第一次出院时办好）			对接人接待	
			介入科评估出院				

图1-4　首次手术流程制定

一次特殊的"患者"体验

2020年11月26日，钇[⁹⁰Y]专项管理组负责人冯晓彬教授作为"体验患者"，开始了他的钇[⁹⁰Y]手术前流程模拟之旅。他首先到达了海南省肿瘤医院，办理住院手续。医护人员亲切地接待他，为他提供舒适的住院环境。冯教授感受到了他们的专业和关怀，这让他对接下来的模拟体验充满期待。在海南省肿瘤医院，冯教授接受了一系列评估。医生详细询问了他的病史和身体状况，并进行了全面的体格检查。医生还向他解释了钇 [^{90}Y] 手术的目的和过程，以及可能的风险和并发症。冯教授积极配合，回答了医生的问题，并表达了对手术的信心。初步评估完成后，冯教授"出院"，并计划前往博鳌超级医院"接受"钇 [^{90}Y] 手术。为了确保他的安全，医院安排了一辆救护车来接送他。120km 的路程并不短，但冯教授在救护车上并没有感到无聊。车内设置比较舒适，有专业医务人员陪护，还配备了急救设备、药物，能保障患者转院途中应急救护，确保转院安全。冯教授到达了博鳌超级医院，办理完入院手续后，在医护人员的带领下，他来到了手术准备区，并进一步接受了详细的术前检查。医生为他进行了血液检查、心电图和影像学检查，以确保他的身体状况适合手术。他还接受了麻醉师的评估，以确定最适合他的麻醉方法。在确认无手术禁忌证后，冯教授被推进手术室。手术室里洁净明亮，设备齐全。医生、护士和技术人员都穿着专业的手术服，准备开始手术。冯教授躺在手术床上，感到一丝紧张，但他相信自己身处专业的团队中，一切都会安全顺利进行。钇 [^{90}Y] "手术" 开始了。医生精确地将钇 [^{90}Y] 树脂微球精准送到目标区域。"手术"进行得非常顺利，没有出现任何意外。"手术"结束后，冯教授被送往详细的术后辐射安全检查。医生和技术人员同时使用专业的设备和仪器对他进行辐射剂量和辐射防护评估。在博鳌超级医院完成术后检查，冯教授再次乘坐救护车返回海南省肿瘤医院继续进行必要的"术后评估和随访"。在回程的路上，他回顾了整个模拟体验，感受到了医疗团队的专业和关怀。冯教授对医疗团队的专业和服务给予了高度评价。他深刻体会到了作为患者的感受，对手术的整个过程有了更深入的理解。这次模拟体验让钇 [^{90}Y] 医疗团队更加坚定了为患者提供安全和优质医疗服务的决心。

是"医疗器械"，还是"药品"？

在做先行先试的申请过程中，关于钇 [^{90}Y] 树脂微球的属性定性问题遇到了一点"麻烦"——在国外，钇 [^{90}Y] 被归类为医疗器械，而在中国，尚无"放射性医疗器械"的概念。从审慎和严格管理角度考虑，钇 [^{90}Y] 暂时被定性为"放射性药品"。产品定性的不同导致了博鳌乐城国际医疗旅游先行区对钇 [^{90}Y] 的监管存在一些困难和不确定性。

根据海南博鳌乐城国际医疗旅游先行区先行先试政策，只有符合特定条件的医疗器械才能在该园区内进行销售和使用。彼时海南省药监局对于博鳌乐城国际医疗旅游先行区引进放射性药品的监管政策和规定尚未明确，无法确定如何对钇 [^{90}Y] 进行合规管理，因此暂停了钇 [^{90}Y] 的引进流程，相关部门和专家需要进一步研究和制定放射性药品的监管政策和规定。2020 年 12 月 3 日，海南省药监局召集钇 [⁹⁰Y] 项目团队各方代表，表示钇 [⁹⁰Y] 产品引进需要进一步研究和请示，暂时无法受理该项目申报申请。

这个消息对钇 [⁹⁰Y] 专项管理组来说是一个沉重的打击，大家都感到失望和沮丧。但在短暂的低潮之后，团队重新调整方向，与医院、药监部门、专家学者等进行了频繁的对话和会议，以了解各方的需求和关注点。团队还与相关企业合作，共同制订了详细的实施计划和时间表，以期再次推进项目按计划进行。然而这个过程并不容易，他们深知，要使钇 [⁹⁰Y] 项目得到认可和支持，需要克服许多困难和挑战。他们面对的第一个问题是对钇 [⁹⁰Y] 的应用和监管的争议。然而，团队成员们并没有退缩，而是勇敢地面对这些问题，寻找解决方案。董家鸿院士作为海南钇 [⁹⁰Y] 项目的主要领导者，在获悉进度受阻后，他亲自前往海南省政府多个部门寻求支持与指导，向他们详细介绍钇 [⁹⁰Y] 的应用和优势，并提出了创新模式——根据医疗器械引进，按照放射性药品使用和监管。这一创新模式不仅能够解决监管上的问题，还能够更好地促进钇 [⁹⁰Y] 项目的落地。

为了使这一创新模式得到认可，钇 [⁹⁰Y] 专项管理组成员们进行了大量的调研和论证工作。他们收集了大量的数据和案例，通过实地考察和专家访谈，证明了钇 [⁹⁰Y] 的安全性和有效性。他们还与国内外的相关机构和专家进行了广泛的合作和交流，汇集了各方的智慧和经验。最终，团队努力得到了回报，海南省政府、海南省卫生健康委员会、海南省药品监督管理局等部门认可了钇 [⁹⁰Y] 项目的重要性和创新模式的合理性，表示全力支持和指导。这是一个巨大的胜利，团队对于钇 [⁹⁰Y] 项目的落地充满了信心和希望。

海南省药品监督管理局与上级监管单位经过半年左右的研讨，2021 年 7 月 6 日，确认钇 [⁹⁰Y] 项目继续推进，但前提是博鳌超级医院需要配备更高规格的核医学科专家团队，制定更加严格的钇 [⁹⁰Y] 专项管理制度。这么做的目的是，作为第一个吃螃蟹的单位，务必做到极致的科学管理，全方位确保应用安全。

2021 年 8 月，中核医疗核医学专家入驻博鳌超级医院，同时也加入钇 [⁹⁰Y] 专家组。从加入的第 1 天开始，核医学科专家老师们即投入紧张的工作中。在紧迫的时间压力下，他们在 1 个月内完成钇 [⁹⁰Y] 全套专项管理制度的制定，同时还进行了一系列的测试和验证工作，以确保制度的可行性和有效性。他们组织了模拟演练和实地考察，检验制度在实际操作中的可行性，并邀请了外部专家进行评审和意见反馈，不断改进和完善制度的内容。在这些专家夜以继日的努力下，管理制度最终通过海南省卫健委和博鳌乐城国际医疗旅游先行区管理局的检查认可。这个任务的完成对于核医学科的发展和钇 [⁹⁰Y] 项目的推进至关重要。

2021 年 9 月 16 日，博鳌乐城国际医疗旅游先行区管理局正式发文，新政策明确钇 [^{90}Y] 树脂微球可以参照 "按医疗器械进口，参考放射性药品使用监管" 方式在博鳌超级医院引进。

钇 [^{90}Y] 是一种高效的放射性药物，广泛应用于肝癌治疗。然而，由于其放射性属性，管理难度也相应增加。在先行区，如何科学地管理钇 [^{90}Y] 项目，成为了一个亟待解决的问题。在这种情况下，博鳌乐城国际医疗旅游先行区管理局采取了一系列创新措施，为企业引进新技术提供了政策支撑。

首先，管理局以产品 "海外药品或器械属性" 来定义在先行区的监管属性。这一决策的背后，是对钇 [^{90}Y] 项目的深入研究和分析。在调研的基础上，管理局确定了适用于先行区的管理要求和流程，并以药械 "海外属性" 来定义监管属性，为企业引进新技术提供了政策支撑，并做到了新政策的制定与推广。

其次，管理局大力推进钇 [^{90}Y] 项目的引进和应用，为企业提供了更加便捷和高效的服务。管理局对先行区医院和企业进行鼎力支持，共同推进钇 [^{90}Y] 项目的应用和推广。他们还邀请了外部专家进行评审和意见反馈，不断优化和完善政策。这些举措展现了管理局的科学严谨性和创新精神，也为先行区政策创新和监管创新作出了重要贡献。

万事俱备，只欠东风。许可进度将直接影响钇 [^{90}Y] 手术落地时间。

2021 年 9 月 18 日，海南省药监局召开局长办公会，专项讨论钇 [^{90}Y] 先行先试许可审批。这是一场意义重大的专项讨论会，就钇 [^{90}Y] 先行先试特许进口事宜、先行区政策创新和突破展开了深入研讨。会上，相关专家和代表们齐聚一堂，纷纷发表意见和建议，为这一重要决策提供指导。海南省人民医院参会专家说道："钇 [^{90}Y] 是一项临床急需的民生工程，钇 [^{90}Y] 的获批许可应用是一个重要的突破，它将为博鳌乐城国际医疗旅游先行区带来巨大的发展机遇。我们应该充分认识到这一项目的重要性，积极支持和推动它的发展。"

同时，专家也提出了一些建设性的意见："钇 [^{90}Y] 手术的安全性是我们最为关注的问题。我们需要建立起一个完善的监管体系，确保手术的安全和有效性。同时，我们还应加强对医务人员的培训和指导，提高他们的技术水平，以确保手术的成功率和患者的康复效果。"

会议进行到最后，专家们一致认可了监管单位的政策创新和决策的正确性。一位专家庄重地说道："这次的决策是明智而勇敢的，它为我们提供了一个实现医疗创新和发展的新路径。我们应该支持和鼓励监管单位继续推进这一项目，为国内肝癌患者带来更多的希望和康复机会。" 专家们的言辞激昂、观点鲜明，展现出他们对钇 [^{90}Y] 项目的重视和关注。与会专家的认可和推崇为钇 [^{90}Y] 项目的推进提供了

是 "医疗器械"，还是 "药品"？

有力的支持和指导，也将为博鳌乐城国际医疗旅游先行区的发展注入了新的活力和动力。

由于钇 [⁹⁰Y] 树脂微球属于首次特许产品，从 2021 年 9 月 18 日会议通过许可审批后，仍需要通过一系列正式申请和审批程序方能拿到正式行政许可。10 天的时间，期间还包括中秋 3 天假期，留给钇 [⁹⁰Y] 项目团队的时间不多了。

2021 年 9 月 22 日，中秋假期后第 1 天，医疗专家团队代表冯晓彬教授亲自奔赴海南省药品监督管理局办公大楼，焦急地等待各项审批的结果。他站在海南省药品监督管理局办公大楼外，环顾四周，只见高楼林立，庄严而肃穆。因为刚刚过完中秋节，来海南省药品监督管理局的人员络绎不绝，匆匆忙忙的脚步声和不断传来的电话铃声交织在一起，给人一种紧张而忙碌的氛围。随行的钇 [⁹⁰Y] 团队成员的心情紧张而急迫，因为患者已经做好了入院准备，迫切需要接受钇 [⁹⁰Y] 树脂微球手术治疗，每一分钟的延迟都可能对患者的生命造成巨大的风险。

冯教授不时地看着手表，心里不停地催促着审批结果的到来（图 1-5）。每一声电话铃声都让他期待着听到好消息，因为他知道，这个审批结果对于患者来说意义重大，甚至关乎生死，不能有丝毫的松懈和犹豫。

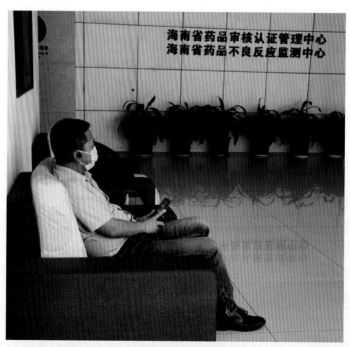

图 1-5 冯晓彬教授在海南省药品监督管理局等候钇 [⁹⁰Y] 使用行政许可通知

海南省药品监督管理局领导深刻理解项目审批的紧迫性和重要性，急患者、医疗专家之所急，加速审批了钇 [⁹⁰Y] 树脂微球在博鳌超级医院开展先行先试手术，快

是"医疗器械"，还是"药品"？

速给出行政许可，实现了监管创新。这一举措为博鳌乐城先行区引进先进新技术提供了便利，将为患者带来新的治疗希望和康复机会。

钇 [⁹⁰Y] 树脂微球的快速获批不仅体现了海南省各级监管主体的责任和担当，也展示了博鳌乐城先行区在医疗领域的创新和引领能力。通过加速审批和行政许可，博鳌超级医院将成为引领先进治疗技术的领先者，为患者提供更好的治疗选择，为博鳌乐城先行区的发展注入新的活力。

手术日临近

2021 年 9 月 22 日，一位来自贵州的肝恶性肿瘤患者抵达海口，入住海南省肿瘤医院。9 月 23 日，复查患者各项指标符合手术指征后，在国际知名专家美国班纳大学凤凰城医疗中心（Banner University Medical Center-Phoenix）Steve Chen 教授、Sirtex 亚太首席医学官钱中教授、北京清华长庚医院冯晓彬教授、张琳教授以及海南省肿瘤医院牛惠敏教授团队的通力配合下，患者接受 ⁹⁹ᵐTc-MAA 模拟手术，并顺利通过该评估，确认患者适宜接受钇 [⁹⁰Y] 树脂微球治疗，并计划 9 月 28 日在博鳌超级医院接受钇 [⁹⁰Y] 手术治疗（图 1-6）。

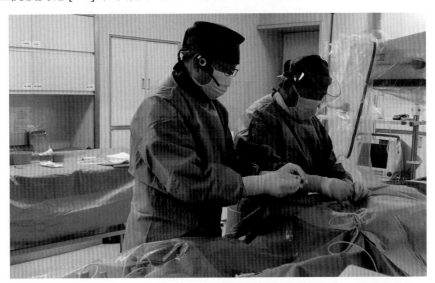

图 1-6　牛惠敏（左）、张琳（右）教授为患者实施 ⁹⁹ᵐTc-MAA 模拟手术

2021 年 9 月 24 日，一支为患者个体化定制的钇 [⁹⁰Y] 树脂微球注射液（SIR-Spheres®，NMPA 批准药品名：钇 [⁹⁰Y] 微球注射液）在新加坡工厂安全生产完毕。2021 年 9 月 25 日，药品成功运抵北京首都国际机场。一切都向好的方向发展。然而，9 月底是海南省超强台风高发时段，受第 16 号超强台风"奥鹿"影响，从北京到海

口的空中航运变得难以预测。

强台风"奥鹿"威胁着海南省的安全，所有进入海南的航班都可能受到影响。钇[⁹⁰Y]药品的安全配送对于博鳌超级医院的患者来说至关重要，钇[⁹⁰Y]团队不停地与气象管理部门、运输单位等单位保持着密切沟通，时刻关注着物流配送的动态。如果航班受到影响，钇[⁹⁰Y]药品的配送将面临巨大的困难和挑战。物流单位也召集了配送团队的成员，向他们传达了当前的形势和任务的重要性。每个人都意识到了任务的紧迫性，他们纷纷表示愿意全力以赴，共同努力，确保钇[⁹⁰Y]药品能够安全送达博鳌超级医院。

终于，经过不懈的努力，钇[⁹⁰Y]药品被安全地送达博鳌超级医院（图1-7）。整个配送团队都松了一口气，感到无比的欣慰和骄傲，努力没有白费。

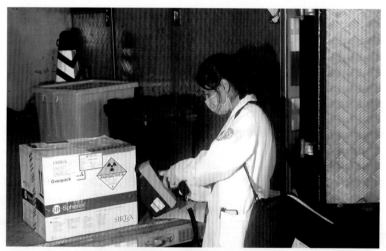

图1-7 国内首剂钇[⁹⁰Y]微球注射液运抵博鳌超级医院

手术成功了！

2021年9月28日，最终的接力棒交给了手术团队。在董家鸿院士亲自指导下，由北京清华长庚医院介入科专家、海南省肿瘤医院介入专家、博鳌超级医院急救专家、中核集团核医学专家、陆军军医大学西南医院专家团队、Sirtex美国医疗团队、远大医药医疗专家组成的手术团队分工明确，有条不紊地为患者的手术进行着各自的准备。

"现在是2022年9月28日10点22分，我宣布钇[⁹⁰Y]树脂微球肝癌治疗手术，现在开始！"随着董家鸿院士的同意，钇[⁹⁰Y]手术团队正式在博鳌超级医院开展了全国首例特许准入的钇[⁹⁰Y]手术，经过20min的手术，患者顺利地接受了个体化

处方剂量的钇 [⁹⁰Y] 树脂微球的微创治疗，患者术后无任何不良反应（图1-8）。此次手术的顺利开展标志着我国放射性药物治疗领域的重要突破。

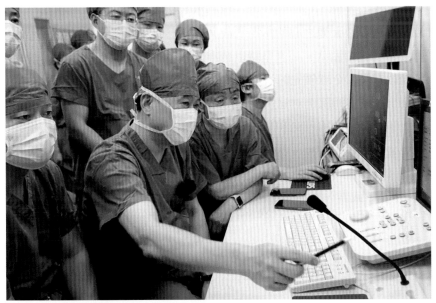

图 1-8 董家鸿院士（中）指导开展全国首例特许准入的钇 [⁹⁰Y] 微球注射液治疗

这次手术的成功不仅得益于医疗团队的卓越技术和丰富经验，更离不开海南省药品监督管理局、卫生健康委员会以及乐城管理局的鼎力支持。海南省药品监督管理局在手术前提供了全方位的药品审批、监管服务、全面协调和指导，确保了钇 [⁹⁰Y]药品的质量和安全性。乐城管理局、博鳌超级医院在手术期间提供了全面保障和支持，为医疗团队提供了良好的工作环境和条件。他们的共同努力和协作为手术的成功奠定了坚实的基础。

在这次手术中，董家鸿院士医疗团队充分发挥了他们在肝癌治疗领域的独特优势和专业技术。他们通过精确的术前评估和制订个性化的治疗方案，确保了手术的安全性和有效性。在手术过程中，医疗团队精确掌握了钇 [⁹⁰Y] 微球注射液的注射位置和剂量，确保了药物的准确释放和对肿瘤体的全面覆盖。同时，他们还通过先进的影像技术和监测设备，实时监测病情变化，及时调整治疗方案，最大限度地提高了手术的成功率。

这次钇 [⁹⁰Y] 手术的成功为我国放射性药物领域的发展注入了强大的动力。它不仅为患者带来了康复的希望和福音，也为医疗界提供了宝贵的经验。

2021 年 10 月 10 日，中国首例特许准入钇 [⁹⁰Y] 树脂微球临床治疗手术成功实施发布会在海南海口举行。中国工程院院士、北京清华长庚医院董家鸿院士团队联合博鳌乐城先行区管理局、海南省卫生健康委员会、海南省药品监督管理局、博鳌超级医院、海南省肿瘤医院，就首例患者手术进行了全面介绍和阐释。

挽救更多人的生命，是中国医者一脉相承治病救人的情怀，也是其严谨的科学精神和以患者为中心大爱之心的体现。董家鸿院士为主的医疗团队作为此次钇[90Y]树脂微球手术的主刀团队，一直坚持以精准医疗范式和多学科联合诊疗模式，为中国肝胆肿瘤患者提供全球领先的治疗手段，造福广大患者。

发布会上，董家鸿院士对钇[90Y]树脂微球成功落地海南博鳌乐城表示祝贺。他表示此次我国首例特许准入钇[90Y]树脂微球临床治疗肝癌手术的成功实施，意味着我国肝癌患者可以在国内接受国际先进的选择性体内放射治疗。通过我国医生精准操作钇[90Y]树脂微球，实现对中晚期肝癌患者的降期治疗或潜在性根治，成为我国治疗肝癌的新型"武器"。简言之，钇[90Y]树脂微球是一枚可精准投放的"超级核弹"，将普惠中国最广泛的肝癌群体病患，是中国肝癌治疗史上标志性的先进成果，具有里程碑意义。

中华医学会核医学分会主任委员李思进教授表示，钇[90Y]树脂微球在海南博鳌乐城国际医疗旅游先行区的落地就像一个引擎，必将启动并加速我国核医学的长远发展和深刻变革。

新闻发布会上，海南省参会的相关领导指出，内地首例钇[90Y]树脂微球临床治疗肝癌手术在海南博鳌成功实施，是我国医疗卫生系统顺势而为，抢抓政策机遇的一次新的探索。海南省始终牢记设立博鳌乐城国际医疗旅游先行区的战略意图，以"敢为天下先"的勇气，为我国医药卫生和药械监管体制改革"先行先试"营造良好的环境（图1-9）。

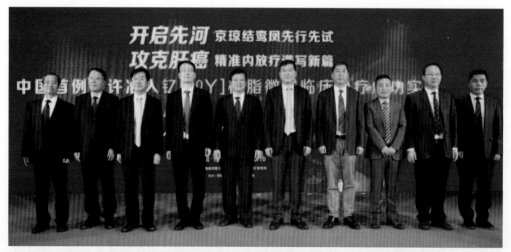

图1-9 中国首例特许准入钇[90Y]微球注射液临床治疗手术成功实施发布会

手术成功了！

2022 年 1 月 30 日，钇 [^{90}Y] 微球注射液（钇 [^{90}Y] 树脂微球）正式获得国家药品监督管理局批准在中国境内上市，为中国肝脏恶性肿瘤患者提供一种全新且有效的治疗方式，并提供潜在的手术切除机会，弥补了肝癌局部治疗空白，标志中国肝脏恶性肿瘤领域迎来了全新国际化精准介入治疗方案。

2022 年 3 月 18 日，在中国第 22 个全国爱肝日，国内首例钇 [^{90}Y] 微球注射液治疗的患者，经北京清华长庚医院董家鸿院士亲自操刀，实施进行解剖性肝切除手术后，恢复良好出院（图 1-10）。这意味着，中国首例钇 [^{90}Y] 微球选择性内放射治疗肝癌的患者已获得临床治愈。

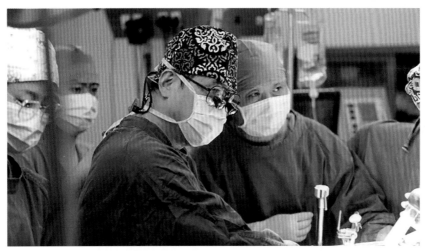

图 1-10　董家鸿院士团队为患者进行解剖性肝切除手术

此次钇 [^{90}Y] 树脂微球的国内落地实施，涉及 7 个行业（医疗机构、特药生产、物流运输、海关保税、环保控评、卫健及药械监管）、8 个学科（肝胆外科、移植外科、肝胆肿瘤、肝胆介入、放射治疗、核素医学、重症监护、麻醉手术），并有来自海内外 5 支专家团队的深度参与。药物 - 患者 - 专家三条主线在不同时空延展，最终需要在同一时间线上严丝合缝、同一诊疗流程上紧密连接，才能让诊疗过程的多个"不可控"变成"确定性"。

该项目创立初期，创新药械政策中还未包括放射类药物，从接手力推到落地实现，每一步都倾注了董家鸿院士的全心关注和亲力亲为，第一时间亲自门诊和筛选患者，先后亲自征询多个政策制定和管理部门。博鳌乐城先行区管理局、海南省药品监督管理局、海南省卫生健康委员会、海口海关以患者为中心，和董家鸿院士团队反复论证流程，各方共同推动了钇 [^{90}Y] 树脂微球项目的政策破冰，最终高效严谨地实现了我国首个钇 [^{90}Y] 树脂微球药械组合的资质审批和特许准入。

回望整个历程，一路艰辛。钇 [^{90}Y] 项目的成功，反复论证了项目负责专家冯晓

手术成功了！

彬教授一句话，"只要方向正确，就不怕路途遥远"。这个项目的成功不仅象征着跨专业、跨学科、跨行业、跨区域的资源共享和协同创新，也是政府监管、医疗机构和医药厂家的通力合作协调的共同成果。更为重要的意义在于，这一成果也为中国肝癌患者带来了新的希望和治疗选择。

2022 年 9 月 28 日，在这个有着特殊纪念意义的日子里，董家鸿院士医疗团队在北京清华长庚医院成功实施北京首台钇 [^{90}Y] 微球注射液治疗手术。钇 [^{90}Y] 的故事在延续，海南先行先试的故事在延续，更多中国肝癌患者治愈的故事在延续……

第二部分

钇 [^{90}Y] 微球注射液治疗恶性肝脏肿瘤
典型案例分析

一、钇 [⁹⁰Y] 微球注射液应用于原发性肝癌

案例 1：钇 [⁹⁰Y] 微球注射液精准介入治疗后手术切除

（一）病史简介

患者男性，35 岁，主因"发现肝肿物 3 年、钇 [⁹⁰Y] 微球注射液介入治疗后 5 个月"入院。

患者 3 年前于当地医院体检，腹部超声提示：肝血管瘤可能，甲胎蛋白（AFP）200 ng/mL，当地医院诊断：肝血管瘤，未进一步检查及治疗。1 年半前出现肝区不适，为反复闷胀感，可自行缓解，无厌油腻史，无呕血黑便史，无发热，无肝区疼痛，无皮肤巩膜黄染，仍未规范诊治。半年前就诊于陆军军医大学西南医院，腹部 CT 示：肝 Ⅵ、Ⅶ 段原发性肝癌，门静脉右后支、肝右后静脉属支受侵（图 2-1）；AFP > 60 500 ng/mL。

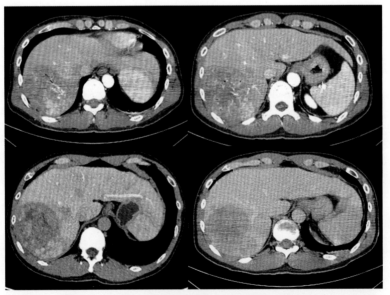

图 2-1　钇 [⁹⁰Y] 微球注射液介入治疗前腹部增强 CT

（二）诊断及治疗经过

诊断：原发性肝癌（CNLC Ⅲa 期，BCLC C 期），无法直接手术切除。

经多学科会诊（MDT），制订钇 [^{90}Y] 微球注射液介入治疗方案，5 个月前（2021 年 9 月 28 日）于海南省博鳌超级医院行钇 [^{90}Y] 微球注射液介入治疗（图 2-2）。术后恢复良好，复查肿瘤坏死明显，AFP 进行性下降。

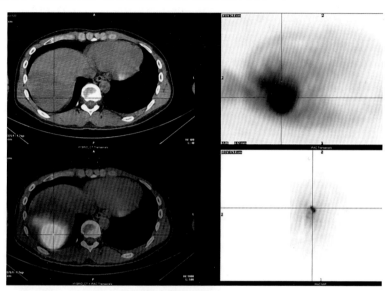

图 2-2　钇 [^{90}Y] 微球注射液介入治疗后验证

（三）钇 [^{90}Y] 微球注射液术后随访及残余病灶切除

1 个半月前来我院复查，CT 示：肝右叶后段包膜下见大小 49 mm × 36 mm 低密度灶，增强扫描边缘及分隔可见强化（图 2-3）；AFP 335 ng/mL，符合介入治疗指征，为进一步治疗入院。既往慢性乙型病毒性肝炎病史 16 年，近期口服恩替卡韦治疗；余无特殊。

辅助检查：腹部 MR（普美显）示肝脏形态规整、肝缘光滑，各叶比例正常。肝脏右后叶见一不规则肿块影，边缘呈分叶状，大小 53 mm × 42 mm，T1WI 呈稍高信号，T2WI 呈高信号影，DWI 上信号增高，增强扫描病灶内部未见明显强化，边缘环形强化。门静脉不宽，肝内外胆管无扩张。余无特殊。

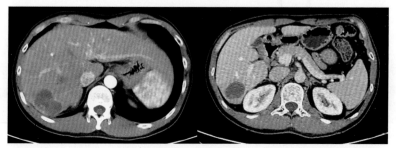

图 2-3　钇 [^{90}Y] 微球注射液介入治疗后 3 个月复查腹部增强 CT

本案例为国内首例经钇[^{90}Y]微球注射液介入治疗的患者，初始诊断为原发性肝癌（CNLC Ⅲa期，BCLC C期），不可手术切除，经MDT讨论后给予钇[^{90}Y]微球注射液治疗，恢复顺利，肿瘤逐渐缩小，但AFP由术后3个月最低值335 ng/mL升高至入院后的568 ng/mL（图2-4），提示仍有肿瘤活性病灶存活，再次评估肿瘤为CNLC Ⅰb期、BCLC A期，符合手术治疗指征，遂计划行手术切除。患者肿瘤位于右后叶，体积约50.3 cm³，紧邻肝右静脉；肝右动脉走行于胆总管前方，肝右后动脉为南绕（图2-5）。患者肝脏储备功能吲哚氰绿15 min潴留率（ICG$_{R15}$）：2.3%，若行肝右后叶切除术，则剩余肝体积约为873 cm³，占标准肝体积的74.8%。

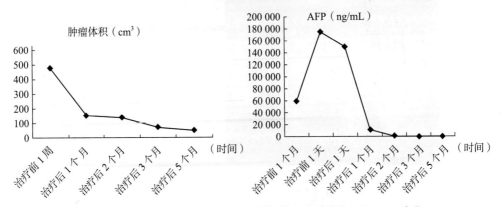

图2-4　钇[^{90}Y]微球注射液介入治疗前后患者肿瘤体积及AFP变化

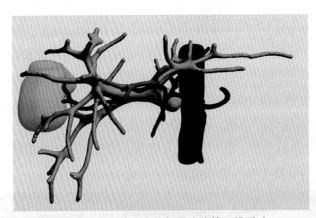

图2-5　残余肿瘤占位与周边脉管三维重建

术后患者恢复总体顺利，切口甲级愈合，术后顺利出院。定期复查无明显异常。钇[^{90}Y]微球注射液治疗后部分肝切除标本病理检查结果提示（图2-6）：（肝右后叶）肝细胞癌，巨梁型，瘤床大小5 cm×4.5 cm×4.0 cm，仅在瘤床边缘处见数小灶健活肿瘤细胞，占瘤床约4%，最大灶直径2 mm，其余均为坏死组织，伴纤维细胞及组织细胞增生，多核巨细胞反应，坏死组织内可见散在及灶状分布蓝染微球，符合治疗后改变。切缘未见肿瘤，微血管侵犯（MVI）：M0。紧邻瘤床周围肝组织小叶结构紊乱，肝窦扩张充血伴出血，汇管区纤维组织增生，淋巴及中性粒细胞浸润，小胆管增生，肝窦内及汇管区可见少许散在蓝染微球。远离瘤床肝组织小叶结构尚存，汇管区纤维组织增生，慢性细胞浸润，汇管区可见少许散在蓝染微球（G1S3）。免疫组化：HepPar-1（＋）、HSP70（部分＋）、GPC3（＋）、GS（＋）、CD10（－）、CD34（毛细血管化）、AFP（＋）、CK7（－）、CK19（＋）、CD31（血管＋）、Ki-67（30%＋）、HBsAg（－）、HBcAg（－）、CD4（健活肿瘤内 4 ~ 30 个 /HPF）、CD8（健活肿瘤内 2 ~ 25 个 /HPF）、CD68（组织细胞＋）。

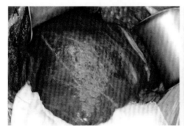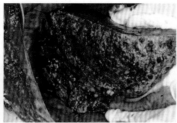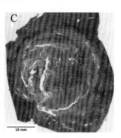

图 2-6　肝脏肿瘤及病理检查

A. 肝脏肿瘤；B. 肝部分切除术后断面；C. 切除组织病理检查

（四）案例点评

原发性肝癌的治疗目标是去除病灶、提高生活质量、延长生存时间。原发性肝癌治疗方法繁多，根据国家卫生健康委员会发布的《原发性肝癌诊疗规范》，包括手术切除、肝移植、局部消融、经皮穿刺肝动脉化疗栓塞、放射治疗、靶向治疗、生物免疫治疗及中医药治疗等，这些治疗方法各有其适应证及禁忌证，需结合患者具体情况制订个体化的治疗方案。因此，原发性肝癌的多学科综合治疗已达成共识。

钇 [^{90}Y] 微球选择性内放射（SIRT）疗法不仅可以单独或联合应用治疗晚期肝脏肿瘤，亦可起到转化降期的效果，本文中患者即为成功转化案例，该患者术后 3 个月左右 AFP 降至低点后复升，考虑肿瘤活性病灶存活，遂行手术切除治疗。欧洲肝病学会指南推荐钇 [^{90}Y]-SIRT 作为肝切除术前降期的有效治疗方法，也被用作不可切除肝细胞癌患者经常规介入失败或不适合常规介入手术的挽救治疗，并取得良好效果。如一项纳入了 21 例经过钇 [^{90}Y]-SIRT 治疗的肝癌患者，共有 6 例在放射栓塞后 2 ~ 35 个月得到了降期和根治治疗，降期率 28.6%，说明钇 [^{90}Y]-SIRT 能够让初始不可切除肝细胞癌降期后接受根治性治疗，显著提高生存获益。对于合并门静脉癌栓的患者，钇 [^{90}Y]-SIRT 也可有效消除癌栓，达到降期目的。在一项回顾性研究中，22 例移植前接受过钇 [^{90}Y]-SIRT 治疗的肝细胞癌患者，其中 4 例有大血管侵犯。在钇 [^{90}Y]-SIRT 治疗后，4 例患者癌栓全部消失，成功降期至米兰标准，并接受了肝移植，钇 [⁹⁰Y]-SIRT 治疗至移植的中位间隔期为 15.86 个月。Pracht 等研究显示，使用钇 [⁹⁰Y]-SIRT 治疗伴门静脉癌栓的肝细胞癌的肿瘤应答率为 50% ~ 70%，单叶浸润型肝细胞癌伴门静脉癌栓者，单用高剂量肝叶钇 [⁹⁰Y]-SIRT 是安全有效的策略，可成功降期至肝移植，具有潜在的治愈效果。肝移植是肝癌有效的根治性手段，对于超米兰标准的肝癌患者，钇 [⁹⁰Y]-SIRT 可用于肝移植术前的降期治疗。研究表明，相较于肝动脉化疗栓塞术（TACE），钇 [⁹⁰Y]-SIRT 的降期效果更佳（降期成功率 58% *vs* 31%），在缩短住院时间及减少并发症方面相比 TACE 更具优势。对部分超出米兰标准的患者，若经钇 [⁹⁰Y]-SIRT 降期治疗后达到相关移植标准再接受肝移植，可达到与符合米兰标准患者相似的无瘤生存率与总体生存率。Labgaa 等分析了 349 例接受钇 [⁹⁰Y]-SIRT 治疗的肝细胞癌患者，其中 32 例（9%）患者接受了肝移植或肝切除，在这些患者中，钇 [⁹⁰Y]-SIRT 显著减少了肿瘤负荷，并显著降期，手术后的主要并发症发生率 16%，死亡率 3%；整个队列的中位总体生存期（OS）为 47 个月，1、3、5 年生存率分别为 97%、86%、86%。综上，钇 [⁹⁰Y]-SIRT 是肝细胞癌有效的降期和桥接治疗方式，达到广泛 / 完全坏死的患者具有更好的生存期，整体治疗安全有效。

北京清华长庚医院　董家鸿　冯晓彬　黄　鑫　贾　波　蒋卫卫
　　　　　　　　　　李晶晶　梁　斌　梁子威　廖　勇　刘德庆
　　　　　　　　　　秦蒙蒙　任春晖　唐慕兰　张　琳

案例 2：钇 [⁹⁰Y] 微球注射液应用于肝内胆管癌的降期治疗

（一）病史简介

患者男性，67 岁，于 2023 年 5 月初因腹痛不适就诊于当地医院，行腹部 B 超提示：肝占位性病变，肝内胆管扩张，行肿瘤标志物检查，糖类抗原（CA）199 提示＞10 000 U/mL。无恶心、呕吐，无胸闷、气短，无精神行为异常。为求进一步治疗，遂来我院，以"肝占位"收住我科，患者自发病来，夜休可，食纳可，大小便正常。

（二）诊断经过

入院行超声及 CT 检查，提示肝右叶近肝门处占位性病变，考虑恶性肿瘤，继发肝右叶胆管扩张；肝右叶多发异常强化，考虑转移瘤可能，门静脉右支受侵（图 2-7）。平素体健，否认"高血压、糖尿病"等慢性病史。

查体皮肤巩膜无黄染，腹部平坦，未见腹壁静脉曲张，腹壁柔软，无压痛，无反跳痛，肝脾肋下未触及，肝肾区叩击痛（-），移动性浊音（-），肠鸣音正常。

异常凝血酶原 CPIVKA-Ⅱ：15.54 mAU/mL，AFP：3.9 ng/mL，CA125：63.58 U/mL，CA199：29 839 U/mL，总胆红素（TBIL）：11.76 μmol/L，白蛋白（ALB）：36.79 g/L，国际标准化比值（INR）：1.0，HBV-DNA：1.0×10^2 IU/mL。

Child-Pugh 评分：A5；ECOG-PS 评分：0 分。

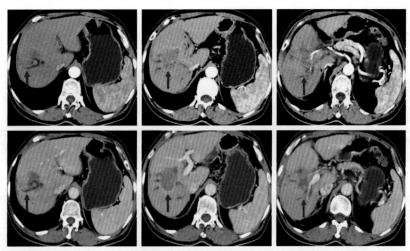

图 2-7　患者入院 CT 检查

临床诊断：肝内胆管癌（TNM 分期Ⅱa 期）。

（三）MDT 意见

根据胆道系统肿瘤治疗指南，针对于肝内胆管癌主要治疗手段有系统抗肿瘤治疗、手术切除、介入治疗等手段。外科医师经过评估认为患者肿瘤负荷大，伴血管侵犯，同时又因肿瘤压迫导致胆管扩张，目前行外科切除风险较大，建议降期治疗后再评估切除可能；肿瘤内科专家的看法：患者属肝内胆管癌，目前首选治疗方案为化疗，并可联合免疫治疗，但患者目前已存在胆管扩张，可请介入科评估是否先解决胆道梗阻；介入科建议：患者肝内胆管癌，治疗可考虑 TACE、肝动脉灌注化疗（HAIC）及钇[^{90}Y] 微球注射液治疗，其中针对肝内胆管癌治疗常规介入治疗获益有限，患者已存在局部胆管侵犯、胆道扩张，目前患者局部胆管扩张，暂无须处理胆道梗阻，而针对肝内胆管癌，钇[^{90}Y] 微球注射液治疗较其他治疗方式相比具有更高的安全性和更好的肿瘤应答，同时目前有部分数据报道，可在局部治疗同时给予靶向联合免疫的系统治疗方案。经多学科治疗（MDT）的综合评估，患者目前可给予接受钇[^{90}Y] 微球注射液治疗，同时在术后联合"甲磺酸仑伐替尼胶囊 8 mg 1次/d（qd）口服＋帕博利珠单抗间隔 3 周 1 次（q3w）静脉滴注"方案进行系统治疗。

（四）治疗经过

排除相关禁忌证后，患者接受血管造影与 ^{99m}Tc-MAA 注射模拟手术（mapping）。

mapping 术中造影（图 2-8）结果提示，肿瘤主要由肝右动脉供血，右前动脉参与 S8 段供血，SMA、RA 无异常供血。考虑到由肝右动脉进行钇[^{90}Y] 微球注射液治疗 S8 段存在风险，遂使用 4 枚微钢圈栓塞 S8 段供血动脉，后向肝右动脉注入 3 mCi ^{99m}Tc-MAA。术后 1 h 内患者完成 SPECT/CT 扫描，SPECT/CT 检查结果提示右肝肿瘤聚集良好，未见肝外异常分流（图 2-9）。

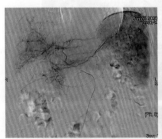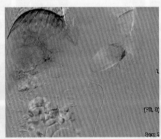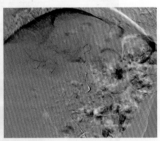

图 2-8　mapping 术中 DSA 检查

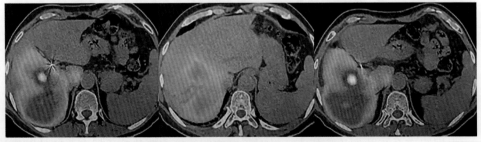

图 2-9　mapping 术后 SPECT/CT 检查

SPECT 平面显像提示肺分流分数 10.8%，结合术中 CBCT 及 SPECT/CT 检查结果，确认右肝灌注区体积 521 mL，肿瘤体积 132.633 mL，肝左、右叶非灌注区正常肝体积 714.4 mL，双肺体积 5 653.4 mL，TNR=2.2。计划进行放射性肝叶切除治疗，同时应着重考虑保护正常肝吸收剂量不超过 40 Gy，肺吸收剂量不超过 20 Gy。综合考虑，计划处方剂量 0.9 GBq，目标肿瘤吸收剂量 120 Gy，肺吸收剂量 2.7 Gy，灌注区域正常肝吸收剂量 54.5 Gy。

钇 [⁹⁰Y] 微球注射液注射时，微导管置于肝右动脉，与 mapping 术中 ⁹⁹ᵐTc-MAA 注射时置管位置保持一致。根据预定的治疗计划，患者顺利接受 0.9 GBq 钇 [⁹⁰Y] 微球注射液输注，残留率 12.2%，剂量输注符合预期。完成钇 [⁹⁰Y] 微球注射液输注后，SPECT/CT 提示钇 [⁹⁰Y] 微球在肿瘤内分布良好，基本与 ⁹⁹ᵐTc-MAA 模拟分布一致，符合预期。术中及术后患者无不良反应，第 2 天患者出院。

（五）术后随访

钇 [⁹⁰Y] 微球注射液治疗后 3 个月 CT 检查（2-10）和 CA199 与 CA125 水平变化趋势（图 2-11）。

（六）案例点评

对于肝内胆管癌，外科治疗是患者获得长期生存最重要的手段，而该患者初诊时肿瘤负荷较大，且侵犯局部肝内胆管及门脉右后支，而钇 [⁹⁰Y] 微球注射液治疗对于肝内胆管癌，除了安全性良好外，对于肿瘤控制较传统介入治疗效果更优，在局部治疗基础上再联合靶向免疫治疗，患者经治疗 3 个月，肿瘤负荷明显降低，肝内胆管扩张明显改善，门静脉右后支癌栓减退，影像学评价达到缓解，目前已联系外科评估，已获得根治性切除的机会。

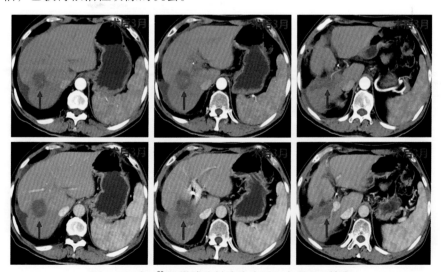

图 2-10　钇 [⁹⁰Y] 微球注射液治疗后 3 个月 CT 检查

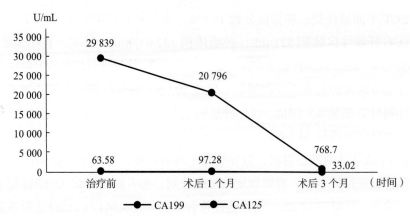

图 2-11　钇 [⁹⁰Y] 微球注射液治疗前后 **CA199** 与 **CA125** 水平变化

西安国际医学中心医院　白　苇　韩国宏　李　冰　王　喆　袁　洁

案例 3：PVE 应用于伴动 – 门脉瘘肝癌的钇 [^{90}Y] 微球注射液治疗

（一）病史简介

患者男性，58 岁。因"乏力、纳差 2 个月，发现肝占位 10 天"入院。

患者平素体健，否认"高血压、糖尿病"等慢性病史，本次发病后当地医院检查发现乙型肝炎，未正规治疗。

（二）诊断经过

查体：皮肤巩膜无黄染，腹部平坦，未见腹壁静脉曲张，腹壁柔软，无压痛，无反跳痛，未触及包块，肝脾肋下未触及，胆囊 Murphy 征（–），肝区叩击痛（–），移动性浊音（–），肠鸣音存在。

PIVKA-Ⅱ：4 758 mAU/mL，AFP：4.1 ng/mL，TBIL：26.8 μmol/L，ALB：35.3 g/L，INR：1.18，HBV-DNA：1.61 × 10^2 IU/mL。肝脏增强 MR（图 2-12）：肝脏多发结节及肿块考虑肝癌，肝右叶病灶最大截面 11.2 cm × 7.1 cm，动脉期不均匀强化伴异常灌注，门静脉早显影；门静脉右支、主干癌栓形成。肝硬化，门静脉高压，食管下段及胃底静脉曲张。

Child-Pugh 评分：A5；ECOG-PS 评分：0 分。

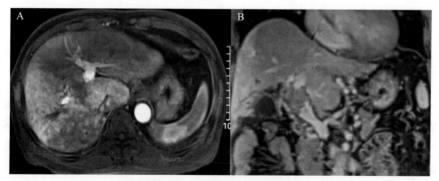

图 2-12　肝脏增强 MRI 检查

A. 动脉期不均匀强化伴动 – 门脉瘘；B. 门静脉右支和主干癌栓形成

临床诊断：原发性肝癌（CNLC Ⅲa 期），慢性乙型肝炎，肝炎后肝硬化，门静脉高压。

（三）MDT 意见

根据《原发性肝癌诊疗规范》（2022 年版）建议，原发性肝癌 CNLC Ⅲa 期患者可酌情考虑经肝动脉化疗栓塞术（TACE）、系统抗肿瘤治疗、手术切除、放疗等治疗手段。

外科评估：患者肝左、右叶多发肝癌，肿瘤负荷大，范围广，伴门静脉右支和主干癌栓，无外科手术指征。介入科评估：可考虑 TACE、HAIC 及钇 [⁹⁰Y]-SIRT 治疗。其中钇 [⁹⁰Y]-SIRT 治疗较其他治疗方式相比具有快速缩瘤优势，但患者存在明显动–门静脉瘘，治疗时应防止钇 [⁹⁰Y] 微球注射液进入门脉系统损伤正常肝组织和肝外脏器。肿瘤内科评估：患者可考虑抗血管生成靶向治疗，联合免疫检查点抑制剂治疗，辅以替诺福韦或恩替卡韦抗病毒治疗。经 MDT 综合评估，患者可接受钇 [⁹⁰Y]-SIRT 治疗，联合"信迪利单抗 + 贝伐珠单抗 q3w 静脉滴注"方案进行综合治疗，同时口服替诺福韦抗病毒治疗。

（四）治疗经过

排除相关禁忌证后，患者接受 DSA 和 CBCT 检查，发现右肝动脉存在快速型动–门静脉瘘，即采用 NBCA+ 钢圈行 PVE 封堵分流道和瘘口（图 2-13）。再逐一寻找右肝肿瘤供血动脉，精准注射 ⁹⁹ᵐTc-MAA 行 mapping 模拟手术。

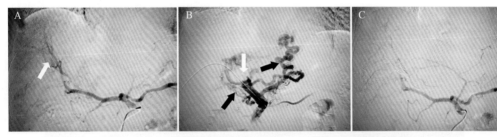

图 2-13　mapping 术中 NBCA-PVE 封堵动–门静脉分流

A. 腹腔干造影，右肝团块状肿瘤染色，右肝动脉供血伴动–门静脉瘘形成（白箭头）；B. 同侧穿刺门静脉主干造影，见主干充盈缺损及右支不显影（白箭头），伴侧支循环建立（黑箭头）；C. 采用 NBCA 凝胶 + 钢圈栓塞门静脉右支堵塞，再次肝动脉造影见动–门静脉瘘消失

SPECT/CT 平面显像示肺分流分数 8.5%（图 2-14）；结合术中 CBCT 及术前 3D 检查结果，确认右肝灌注区体积 1 106 mL，肿瘤体积 862 mL，肝左右叶非灌注区正常肝体积 948 mL，双肺体积 2 658 mL，TNR=3.9。综合考虑，分区模型法计划处方剂量 2.3 GBq，目标肿瘤吸收剂量 120.0 Gy，肺吸收剂量 12.4 Gy。钇 [⁹⁰Y] 微球注射液注射时，微导管置于肝右动脉，与 mapping 术中 ⁹⁹ᵐTc-MAA 注射时置管位置保持一致（图 2-15）。根据预定的治疗计划，经确认的 3 支责任血管，患者顺利接受 0.7、1.5、0.4 GBq 钇 [⁹⁰Y] 微球注射液输注，无不良反应，残留率 2%，剂量输注符合预期。钇 [⁹⁰Y]-SIRT 治疗后，PET-CT 扫描验证（图 2-16）横断面扫描提示钇 [⁹⁰Y] 微球注射液在肿瘤内分布良好，基本与 ⁹⁹ᵐTc-MAA 模拟分布一致，符合预期。

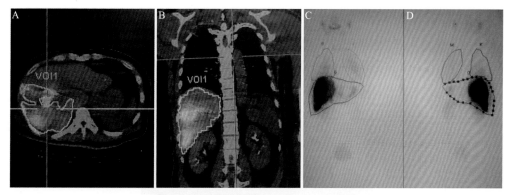

图 2-14　mapping 术后 SPECT/CT 检查

横断面（A）和冠状面（B）扫描见右肝肿瘤 ^{99m}Tc-MAA 聚积良好，无肝左叶及肝外异常分流；前位（C）和后位（D）平面显像示 LSF 8.5%

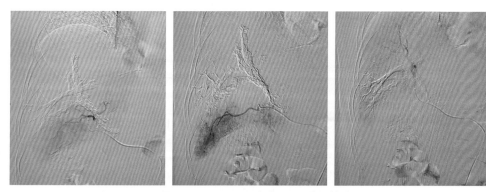

图 2-15　mapping 术中 DSA 造影检查

右肝巨块肿瘤由肝右动脉供血，确定 3 支责任分支血管，分别注入 1.0（A）、2.5（B）、1.0（C）^{99m}Tc-MAA

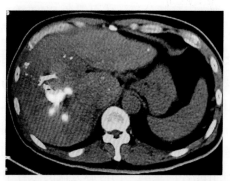

图 2-16　钇 [⁹⁰Y]-SIRT 治疗后 PET/CT 验证

（五）钇 [⁹⁰Y]-SIRT 后随访

患者接受钇 [⁹⁰Y]-SIRT 治疗前，肝右叶病灶最大截面 11.2 cm × 7.1 cm（图 2-12），

PIVKA-Ⅱ 4 758 mAU/mL；治疗后 2 个月，瘤体缩小至 2.2 cm×1.8 cm（图 2-17），
PIVKA-Ⅱ 下降至 1 398 mAU/mL（图 2-18）。

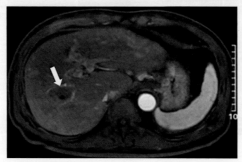

图 2-17 钇 [90Y]-SIRT 治疗后 2 个月 MR 检查（白箭头肝右叶病灶明显坏死、缩小）

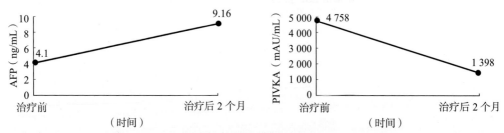

图 2-18 钇 [90Y]-SIRT 前后 AFP 与 PIVKA-Ⅱ水平变化

（六）案例点评

随着钇 [90Y]-SIRT 治疗经验的累积，其联合靶向和免疫治疗中晚期肝癌的模式
逐渐为患者和医生所接受。由于肿瘤的病理生理和临床特性不同，并非所有患者都
能通过 mapping 模拟获得钇 [90Y]-SIRT 治疗机会。本例患者右肝巨块肝癌伴门静脉
右支和主干癌栓，MR 增强和 DSA 造影皆提示存在严重动 – 门静脉分流。只有确实
可靠地堵住瘘口，阻断动 – 门静脉分流，才可避免 SIRT 治疗时将大量钇 [90Y] 微球
注射液异位注入门静脉，造成广泛的正常肝实质出现放射性损伤，或因肝 – 肺分流
量暴增导致放射性肺炎。因此，肝癌钇 [90Y]-SIRT 治疗时，提前关闭或降低动 – 门
静脉分流显得尤为重要。既往研究表明，肝癌靶向免疫治疗、全身化疗、HAIC、
TACE 和门静脉球囊阻断等，皆可降低患者动 – 门静脉分流，但存在有效率低、影
响钇 [90Y] 微球的瘤内分布。NBCA-PVE 是一种广泛应用于临床的介入性肝再生技术，
其可从门静脉侧封闭瘘口，阻断动 – 门静脉分流，但不影响肝动脉给药途径，从而
使钇 [90Y] 微球注射液在肝癌伴严重动 – 门静脉分流的患者中使用成为可能。

海军军医大学第三附属医院东方肝胆外科医院　葛乃建　刘　学　王向东　杨业发

案例 4：钇 [⁹⁰Y] 微球注射液应用于原发性不可切除肝癌治疗

（一）病史简介

患者男性，58 岁。因"体重下降半年余"，至当地医院门诊就诊。

外院腹部 CT 提示：①肝右叶多发病灶，考虑肝细胞癌并肝右叶多发转移，病灶侵犯门静脉右支；②肝硬化，脾稍大，食管胃底静脉曲张。AFP：4.37 ng/mL，HBsAg（+）、HBeAg（−）、HBcAb（+）。近半年体重下降约 5 kg，既往乙型肝炎病史，未行规律抗病毒治疗。

（二）诊断经过

入院行 CT 检查提示（图 2-19）：①肝 S5/6 原发性块状型肝癌，最大直径 7.50 cm，并左内叶 S5/8 段多个子灶，门静脉右支侵犯可能；②结节性肝硬化，门静脉高压，少许腹水。行肝功能 ICG 检查提示：15 min 滞留率为 4.6%。

查体皮肤巩膜无黄染，腹部平坦，未见腹壁静脉曲张，腹壁柔软，无压痛，无反跳痛，未触及包块，肝脾肋下未触及，胆囊 Murphy 征（−），肝区叩击痛（−），移动性浊音（−），肠鸣音存在。

术前实验室检查示 AFP：4.37 ng/mL，TBIL：15.4 μmol/L，ALB：44.1 g/L，INR：0.96，HBV-DNA：1.0×10^3 IU/mL。

Child-Pugh 评分：A 5；ECOG-PS 评分：0 分。

临床诊断：原发性肝癌（BCLC B 期，CNLC ⅡB 期）；肝硬化，慢性乙型病毒性肝炎。

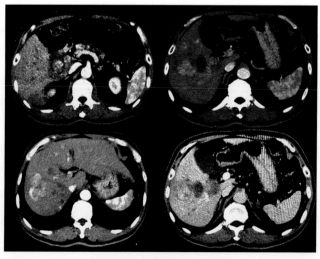

图 2-19 术前腹部 CT 检查

（三）治疗计划制订

根据《原发性肝癌诊疗规范》（2022 年版）建议，原发性肝癌 CNLC ⅡB 期患者视情况可考虑 TACE、手术切除、系统抗肿瘤治疗等治疗手段。外科评估意见：患者肝右叶肝癌并右肝多发子灶，同时门静脉右支纤细，不排除血管受侵犯可能，暂不建议行外科手术切除。介入科评估意见：患者可考虑 TACE、HAIC 及钇 [⁹⁰Y] 微球注射液治疗，其中钇 [⁹⁰Y] 微球注射液治疗较其他治疗方式相比具有快速缩瘤，余肝代偿性增生，不良反应少等优势；肿瘤内科评估意见：患者可考虑抗血管生成靶向治疗联合免疫检查点抑制剂治疗，同时辅抗病毒 / 护肝治疗。经 MDT 综合评估，患者接受钇 [⁹⁰Y] 微球注射液治疗，同时进行恩替卡韦抗病毒治疗，并在术后联合"替雷利珠单抗注射液，q3w 静脉滴注 + 口服仑伐替尼靶向药物"进行综合治疗。

（四）治疗经过

排除相关禁忌证后，患者接受血管造影与 ⁹⁹ᵐTc-MAA 注射模拟手术（mapping）（图 2-20）。

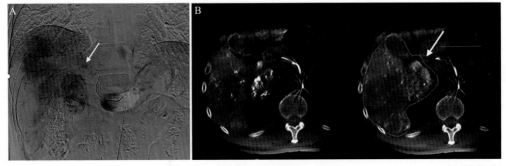

图 2-20　mapping 术中 DSA 检查

A. 肿瘤主要由肝右动脉（箭头）参与供血，肝左动脉、肠系膜上动脉、膈动脉未见参与供血；B. 结合术中 CBCT 检查，肝右动脉灌注区域能覆盖肿瘤及子灶（箭头），因此向肝右动脉注入 6.0 mCi ⁹⁹ᵐTc-MAA。术后 1 h 内患者完成 SPECT/CT 扫描

SPECT 平面显像提示肺分流分数 4.9%，结合术中 CBCT 及 SPECT/CT 检查结果，确认右肝灌注区体积 1 254 mL，肿瘤体积 261.966 mL，肝左右叶非灌注区正常肝体积 395.804 mL，双肺体积 4 601 mL，TNR=4.33（图 2-21）。计划进行肝右叶肿瘤选择性内照射治疗。综合考虑，计划处方剂量 1.3 GBq，目标肿瘤吸收剂量 120 Gy，肺吸收剂量 2.3 Gy，灌注区域正常肝吸收剂量 27.7 Gy。

钇 [⁹⁰Y] 微球注射液注射时，微导管置于肝右动脉，与 mapping 术中 ⁹⁹ᵐTc-MAA 注射时置管位置保持一致。根据预定的治疗计划，患者顺利接受 1.295 GBq 钇 [⁹⁰Y] 微球注射液输注，残留率 5%，剂量输注符合预期。

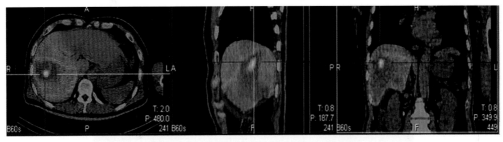

图 2-21　mapping 术后 SPECT/CT 检查

完成钇 [⁹⁰Y] 微球注射液输注后，SPECT/CT 提示钇 [⁹⁰Y] 微球在肿瘤内分布良好，基本与 ⁹⁹ᵐTc-MAA 模拟分布一致，符合预期（图 2-22）。术中及术后患者无不良反应，第 3 天患者出院，出院后患者开始口服仑伐替尼，并规律予替雷利珠单抗（q3w，静脉滴注）做免疫治疗。

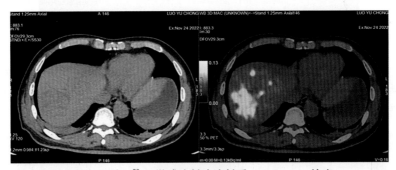

图 2-22　钇 [⁹⁰Y] 微球注射液注射后 SPECT/CT 检查

（五）术后随访

钇 [⁹⁰Y] 微球注射液治疗后 3 个月 CT 检查（图 2-23），治疗后 6 个月 MR 检查（图 2-24），治疗后 8 个月 PET-CT 检查（图 2-25）如下所示。

肝 S5/6 主病灶、S5/8 段子灶、S6 段子灶均坏死，未见活性病灶、肿瘤体积明显缩小。

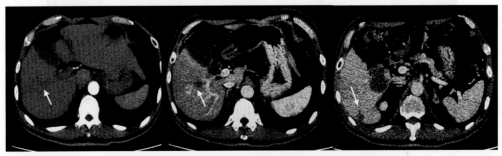

图 2-23　钇 [⁹⁰Y] 微球注射液治疗后 3 个月 CT 检查

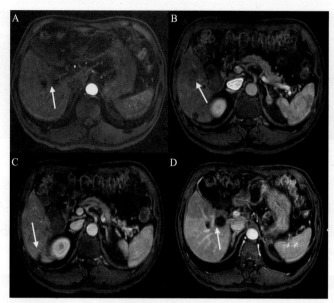

图 2-24 钇[⁹⁰Y]微球注射液治疗后 6 个月 MR 检查

A、B.动脉期扫描示肝内 S5/6 主体肿瘤（图 A 箭头）及肝内子灶（图 B 箭头）完全坏死，肿瘤体积进一步缩小；C、D.静脉期扫描显示肝 S6 段子灶（图 C 箭头）、肝 S5/6 段（图 D 箭头）肿瘤无活性，mRECIST：CR

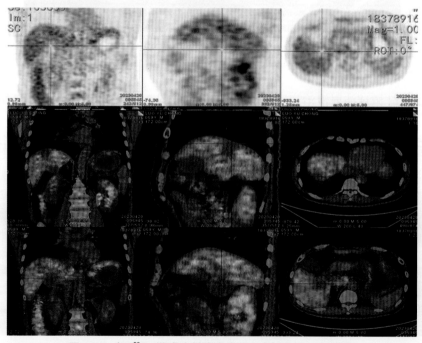

图 2-25 钇[⁹⁰Y]微球注射液治疗后 8 个月 PET-CT 检查

注：提示肝内肿瘤未见糖代谢增高，考虑肿瘤无活性

（六）案例点评

该病例展示钇 [⁹⁰Y]-SIRT 在不可切除肝癌（BCLC B 期，CNLC ⅡB 期）患者联合靶向免疫治疗中的应用前景，联合应用是安全有效的。钇 [⁹⁰Y]-SIRT 治疗可在短期内快速有效控制肝内肿瘤，联合靶向免疫治疗甚至可达到肿瘤完全灭活，无疾病进展时间（PFS）已达 11 个月，后期的靶向免疫治疗在维持疗效中可能有重要作用。该患者只经历 1 次钇 [⁹⁰Y]-SIRT 治疗，栓塞后不良反应轻微，避免了常规 TACE 需要反复多次治疗和术后严重栓塞综合征的发生。该病例说明钇 [⁹⁰Y] 微球注射液高效的缩瘤作用和靶向免疫治疗的联合，为不可切除肝癌患者提供了新的治疗选择。

广州医科大学附属第二医院　　郭永建　黄文薮　梁礼聪　朱康顺

案例 5：钇 [⁹⁰Y] 微球注射液应用于 CNLC Ⅲa 期原发性肝癌的降期治疗

（一）病史简介

患者男性，36 岁。因"体检发现肝癌 1 周"为主诉入院，既往"乙型肝炎"病史。上腹部增强 CT 提示：肝右叶肝癌，考虑巨块型肝癌（图 2-26）。无腹痛、腹胀、黄疸、黑便、便血、恶心、呕吐等不适。肿瘤标志物：AFP 46.600 ng/mL，乙型肝炎检查示 HBsAg（＋）、HBeAg（＋）、HBcAb（＋）。

个人史：无吸烟史，无饮酒史。"慢性乙型病毒性肝炎"病史 1 年，平素口服"恩替卡韦"抗病毒治疗。

（二）诊断经过

肝右叶肝癌，考虑巨块型肝癌。遂来我科门诊就诊，门诊以"原发性肝癌"收住院。入院评估无法手术切除，暂予辅助抗肿瘤、保肝等对症支持治疗。

查体：心肺查体未见明显异常，腹部外形正常，无腹壁静脉曲张，无胃型，无肠型及无蠕动波，腹软，腹部无压痛，无反跳痛，腹部未触及包块，肝脏肋下未触及，胆囊未触及，Murphy 征（–），脾脏肋下未触及，腹部叩诊呈鼓音，肝区无叩击痛，肾区无叩击痛，移动性浊音阴性，听诊肠鸣音正常。

辅助检查示异常凝血酶原 > 30 000 mAU/mL，AFP：46.600 ng/mL，TBIL：14.1 μmol/L，ALB：42.9 g/L，HBV-DNA：3.84×10^2 IU/mL，HBsAg（＋）。

Child-Pugh 评分：A5；ECOG-PS 评分：0 分。

临床诊断：①肝右叶巨大占位，肝脏多发结节灶。②肝右动脉多发分支进入病灶内供血；肝右静脉、门静脉右支受侵。③下腔静脉肝内段狭窄，肝左、肝中静脉近汇合部狭窄。④胆囊结石，胰尾区多发假性囊肿，左肾囊肿（图 2-26）。

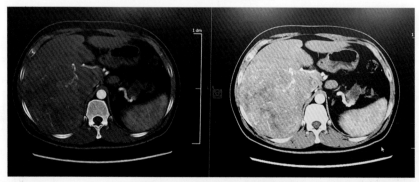

图 2-26　患者入院 CT 检查

（三）治疗经过

排除相关禁忌证后，患者接受数字减影血管造影技术（DSA）与 ^{99m}Tc-MAA 模拟手术（mapping）（图 2-27）。

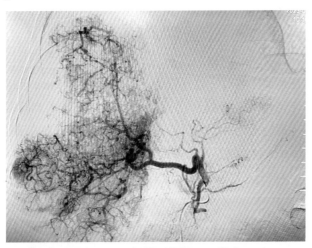

图 2-27　mapping 术中 DSA 检查

mapping 术中 DSA 设备引导下行肝总动脉插管，分别注入 3.6、1.8 mCi ^{99m}Tc-MAA。术后 1 h 内患者完成 SPECT/CT 扫描（图 2-28）。

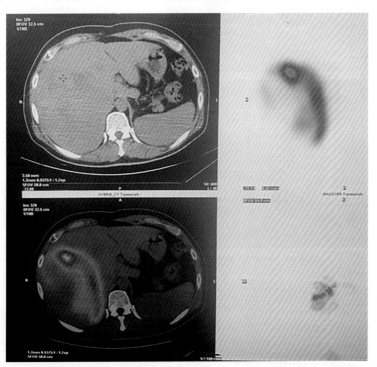

图 2-28　mapping 术后 SPECT/CT 检查，提示右肝肿瘤核素聚集良好，未见肝外异常分流

SPECT 平面显像提示肺分流分数 9.27%，结合术中 CBCT 及 SPECT/CT 检查结果，确认肝右叶灌注区体积 1 044 mL，肿瘤体积 692 mL，肝左右叶非灌注区正常肝体积 2 498 mL，双肺体积 2 308 mL，TNR=7.50。计划进行放射性肝叶切除治疗，由于患者肺体积较小，因此对于该患者，应着重考虑保护肺吸收剂量不超过 30 Gy。综合考虑，计划处方剂量 4.29 GBq，目标肿瘤吸收剂量 230 Gy，肺吸收剂量 25.8 Gy，灌注区域正常肝吸收剂量 30.7 Gy。

钇 [^{90}Y] 微球注射液注射时，微导管置于肝右动脉，与 mapping 术中 ^{99m}Tc-MAA 注射时置管位置保持一致。根据预定的治疗计划，患者顺利接受 1.43 GBq+ 2.86 GBq 钇 [^{90}Y] 微球注射液输注，微球残留率分别为 8.12%、6.3%，剂量输注符合预期。

完成钇 [^{90}Y] 微球注射液输注后，SPECT/CT 提示钇 [^{90}Y] 微球在肿瘤内分布良好，基本与 ^{99m}Tc-MAA 模拟分布一致，符合预期（图 2-29）。术中及术后患者无不良反应。

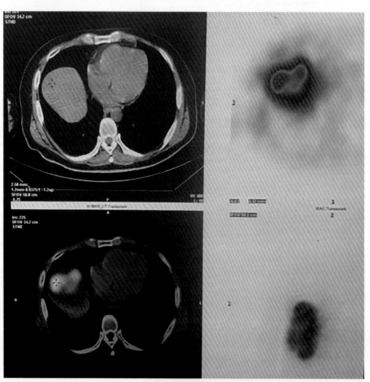

图 2-29 钇 [^{90}Y] 微球注射液注射后 SPECT/CT 检查

术后给予 TACE+HAIC 治疗。

（四）术后随访（图 2-30）

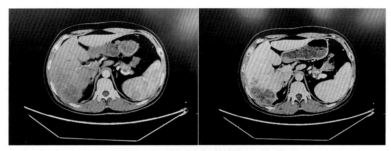

图 2-30　钇 [^{90}Y] 微球注射液治疗术后

患者于 2023 年 6 月 19 日接受"腹腔镜原位右半肝切除"。标本病理检查结果示："右半"肝巨块型中分化肝细胞癌伴大片坏死（MVI：M0），侵及局部肝被膜，周围肝组织内见肝细胞癌卫星结节及坏死结节，片内结构提示符合治疗后改变，肝剥离面未见癌组织，慢性胆囊炎伴结石形成（图 2-31）。

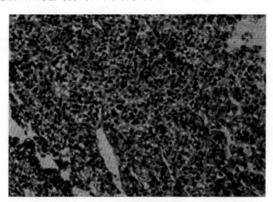

图 2-31　右半肝 + 胆囊切除术后标本 HE 染色

（五）案例点评

外科治疗是肝癌患者获得长期生存最重要的手段，钇 [^{90}Y] 微球注射液高效的缩瘤作用和良好的安全性，通过降期转化治疗后，部分患者可重新获得根治性切除的机会，为肝癌转化治疗提供新的选择。

对于肝部恶性肿瘤，钇 [^{90}Y] 微球注射液治疗可达到治愈性放射性肝段切除、强效缩瘤增大余肝体积以提高肿瘤手术可行性、强效局部控瘤延长肝部进展所需时间（TTP）及 PFS 的效果，同时安全性良好，不良反应少，无明显的血管栓塞效应，不影响后续经动脉治疗，为肝癌转化治疗提供新的选择。

^{99m}Tc-MAA 影像评估可准确预测瘤内剂量分布，保障手术疗效及安全性。

西安交通大学附属第一医院　　刘青光　郑　鑫

案例 6：钇 [⁹⁰Y] 微球注射液应用于 ICC 治疗

（一）病史简介

患者男性，63 岁。2023 年 2 月无明显诱因出现尿黄，未重视，尿黄逐渐加重，伴皮肤及眼睛黄染，无腹痛、腹胀，无恶心、呕吐，无畏冷、发热等不适，于外院查腹部超声提示"肝内多占位，肝门部淋巴结"，建议进一步检查。后为进一步诊治就诊我院，入院后查生化提示 TBIL 214.80 μmol/L，上腹部 MR 平扫 + 增强提示，肝内多发占位，以左内叶为主，考虑胆管细胞癌伴多发转移、肝内胆管扩张（图 2-32）；肝门及腹膜后多发淋巴结肿大。进一步完善 PET-CT 提示"肝门区高代谢肿块伴肝内胆管扩张，考虑胆管细胞癌伴肝内多发转移，右侧心膈角、肝门区及腹膜后多发淋巴结转移"，考虑"肝恶性肿瘤、梗阻性黄疸"（图 2-33）。

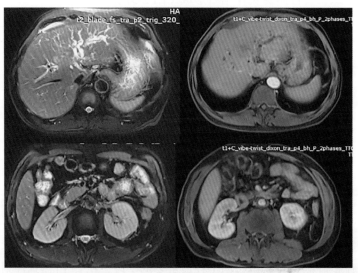

图 2-32　患者入院 MR 检查，提示肝多发占位，肝内肝管引流术后，肝内胆管扩张

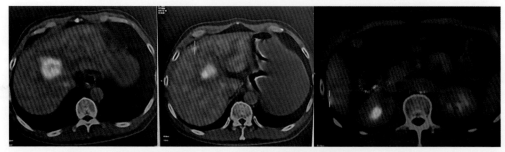

图 2-33　患者入院 PET/CT 检查，提示肝门区高代谢肿块伴肝内胆管扩张，
考虑胆管细胞癌伴肝内多发转移，右侧心膈角、肝门区及腹膜后多发淋巴结转移

（二）诊断经过

患者于 2023 年 2 月 17 日在局麻下行经皮肝穿刺肝内胆管引流 + 肝病灶穿刺活检术，术后予保肝退黄等治疗，术后病理提示"（肝占位）中分化腺癌，免疫组化提示胰胆管分化，结合临床"。

免疫组化结果：CK7（+），CK19（+），MUC1（+），MUC5ac（−），CK20（−），CD56（−），TTF-1（−），CD10（−），S-100（−），Ki-67（15%+），p53（95% 强 +，突变型表达），诊断为肝内胆管细胞癌伴多发淋巴结转移，2023 年 2 月 24 日开始口服仑伐替尼 12 mg qd 行靶向治疗，2023 年 3 月 1 日予信迪利单抗 200 mg 免疫治疗 1 次。

（三）MDT 意见

根据《原发性肝癌诊疗规范》（2022 年版）建议，原发性肝癌 CNLC Ⅲa 期患者视情况可考虑 TACE、系统抗肿瘤治疗、手术切除、放疗等治疗手段。外科评估意见：患者肿瘤负荷大，伴肝门区胆管侵犯，建议降期治疗后再评估切除可能；介入科评估意见：患者可考虑 TACE、HAIC 及钇 [^{90}Y] 微球注射液治疗，其中钇 [^{90}Y] 微球注射液治疗较其他治疗方式相比具有快速缩瘤优势；肿瘤内科评估意见：患者可考虑抗血管生成靶向治疗联合免疫检查点抑制剂治疗，同时辅以替诺福韦抗病毒治疗。经 MDT 综合评估，患者接受钇 [^{90}Y] 微球注射液治疗，同时进行替诺福韦抗病毒治疗，并在术后联合全身综合治疗。具体方案：GEMOX 化疗 6 个周期（静脉注射，第 1 天奥沙利铂 85 mg/m^2，第 1、8 天吉西他滨 1 g/m^2），特瑞普利单抗（静脉注射，240 mg，q3w）以及仑伐替尼（口服，8 mg，qd）1 年的治疗。

（四）治疗经过

排除相关禁忌证后，患者于 2023 年 3 月 16 日接受血管造影与 ^{99m}Tc-MAA 注射模拟手术（mapping）。

mapping 术中造影结果提示，目标治疗肿瘤主要由肝右前动脉和肝中动脉供血，余无异常供血；因此向肝右前动脉和肝中动脉（蓝色箭头所示）分别注入 ^{99m}Tc-MAA（图 2-34）。术后 1 h 内患者完成 SPECT/CT 扫描（图 2-35）。

SPECT/CT 检查结果提示目标肿瘤聚集良好，见疑似一镰状韧带动脉往脐周的异常分流。平面显像提示肺分流分数 5.768%，结合术中 CBCT 及 SPECT/CT 检查结果，确认肝中动脉灌注区体积 86.3 mL，TNR 肝中 =0.49；肝右前动脉灌注区体积 347.7 mL，TNR 肝右前 =2.16；肿瘤体积 40 mL（右前：30 mL，肝中：10 mL），肝左、右叶非灌注区正常肝体积 823.8 mL，双肺体积 5 214 mL，全肝体积 1 257.8 mL。考虑到右前动脉灌注区域内的正常肝脏的保护，应着重考虑保护该部分正常肝脏吸收剂量不超过 70 Gy，综合考虑，计划处方剂量右前支 0.5 GBq（考虑残留抽取 0.6 GBq），肝中动脉 0.2 GBq，右前支灌注区域内目标肿瘤吸收剂量右前部 120 Gy，灌注区域内正常肝吸收剂量右前部 54.5 Gy，肝中动脉治疗区域吸收剂量 80 Gy，肺吸收剂量 1.1 Gy。

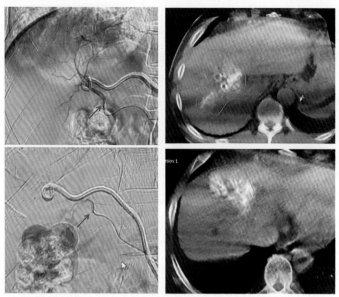

图 2-34　mapping 术中 DSA 及 CBCT 检查

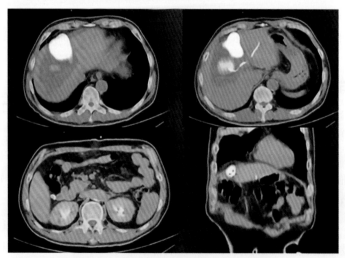

图 2-35　mapping 术后 SPECT/CT 检查

钇 [⁹⁰Y] 微球注射液注射时，微导管位置与 mapping 术中 ⁹⁹ᵐTc-MAA 注射时置管位置保持一致。考虑到 mapping 结果提示该患者可能存在镰状韧带动脉分流，在钇 [⁹⁰Y] 微球注射液注射前及注射时，在患者腹部脐周放置冰袋冰敷。根据预定的治疗计划，患者顺利接受 0.5+0.2 GBq 钇 [⁹⁰Y] 微球注射液输注，输注完成率 115.5%，剂量输注符合预期。

2023 年 3 月 24 日完成钇 [^{90}Y] 微球注射液输注后，SPECT/CT 提示钇 [^{90}Y] 微球在肿瘤内分布良好，基本与 ^{99m}Tc-MAA 模拟分布一致，符合预期，未见脐周核素信号分布（图 2-36）。术中及术后患者无不良反应，第 2 天患者出院。

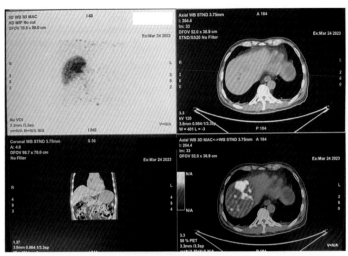

图 2-36　钇 [^{90}Y] 微球注射液注射后 SPECT/CT 检查

（五）术后随访（图 2-37、图 2-38）

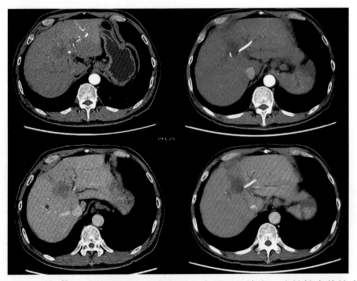

图 2-37　钇 [^{90}Y] 微球注射液治疗术后 4 个月 CT 检查，病灶较术前缩小

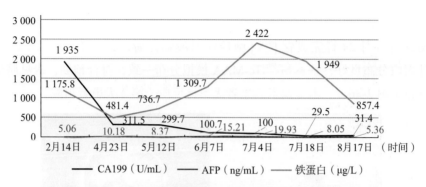

图 2-38　钇 [⁹⁰Y] 微球注射液治疗前后肿瘤标志物水平变化

（六）案例点评

外科治疗是肝癌患者获得长期生存最重要的手段，通过降期转化治疗后，部分患者可重新获得根治性切除的机会。随着药物研发进展和证据积累，以局部联合靶免为基础的系统治疗转化策略展现出了临床广泛应用的前景。钇 [⁹⁰Y] 微球注射液高效的缩瘤作用和良好的安全性，为肝癌转化治疗提供新的选择。

厦门弘爱医院　黄文玉　李　槐　曾英琅

案例 7：钇 [^{90}Y] 微球注射液治疗巨块型肝癌并成功桥接肝移植

（一）病史简介

患者男性，35 岁，乙型肝炎病史。因"消瘦伴肝区疼痛 1 个月"，至当地医院门诊就诊。

外院 CT 检查提示：肝右叶 - 肝左内叶巨块型肝癌，肝右静脉、门静脉右支侵犯。患者自诉既往有乙型肝炎病史，未行规律诊疗。AFP 279.95 ng/mL，HBsAg（＋）。

（二）诊断经过

患者为进一步治疗，至广州医科大学附属第二医院就诊。

入院查体皮肤巩膜无黄染，腹部平坦，未见腹壁静脉曲张，腹壁柔软，无压痛，无反跳痛，未触及包块，肝脏右肋下缘 4 横指可触及，脾肋下未触及，胆囊 Murphy 征（－），肝区叩击痛（－），移动性浊音（－），肠鸣音存在。

CT 增强检查提示：原发性肝癌，并门静脉右后支、肝静脉右支侵犯（图 2-39）。

实验室检查示 AFP：279.95 ng/mL，TBIL：17.4 μmol/L，ALB：44.2 g/L，INR：1.13，HBV-DNA：2.92×10^3 IU/mL。

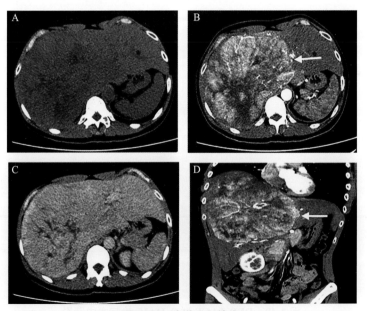

图 2-39　术前 CT 检查

A. 术前腹部 CT 扫描平扫期；B. 动脉期显示肿瘤位于肝右 - 肝左叶（箭头），强化明显且血供丰富，大小：20.2 cm×19.8 cm；C. 静脉期扫描示强化肿瘤部分消退，符合"快进快出"扫描表现；D. 动脉期冠状位扫描肿瘤门静脉右后支、肝静脉右支均显示欠清，考虑受侵犯

Child-Pugh 评分：A5；ECOG-PS 评分：0 分。

肝穿刺活检，病理提示肝细胞肝癌。

临床诊断：肝细胞肝癌，CNLC Ⅲa 期。

（三）治疗计划制订

根据《原发性肝癌诊疗规范》（2022 年版）建议，原发性肝癌 CNLC Ⅲa 期患者视情况可考虑 TACE、系统抗肿瘤治疗、手术切除、放疗等治疗手段。由于患者肿瘤体积巨大（直径超过 20.0 cm），肿瘤负荷大，同时伴有血管侵犯，制订通过载药微球栓塞（DEB-TACE）联合 HAIC 介入治疗，联合靶向药物（仑伐替尼），治疗后再评估是否有外科手术转化可能。同时辅以护肝、抗病毒（替诺福韦）基础治疗。

（四）治疗经过

在行 DEB-TACE 联合 HAIC 过程中，先对肝外供血动脉和肝左动脉进行 DEB-TACE 治疗，然后留置导管在肝右动脉行 HAIC 治疗，灌注方案选择 FOLFOX 方案，即奥沙利铂 85 mg/m² 灌注 2 h，亚叶酸钙 400 mg/m² 接着灌注 2 h，最后氟尿嘧啶先团注 400 mg/m²，再 2 400 mg/m² 灌注 46 h（图 2-40）。

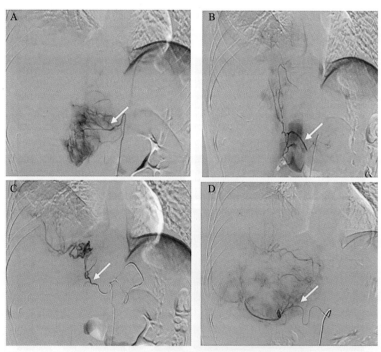

图 2-40　DEB-TACE 联合 HAIC 治疗术中造影

A. 对右肾上腺动脉（箭头）进行 DEB-TACE 治疗；B. 对右膈动脉（箭头）进行 DEB-TACE 治疗；C. 对肝左动脉（箭头）进行 DEB-TACE 治疗；D. DEB-TACE 后留管至肝右动脉行 HAIC 治疗（奥沙利铂 + 亚叶酸钙 + 氟尿嘧啶，FOLFOX 方案）

经历 4 次局部治疗后，肿瘤强化程度较术前减弱，可见肿瘤内部分坏死；肿瘤体积缩小至 16.2 cm × 13.8 cm，但残存肿瘤仍有较多活性（箭头）（图 2-41）。

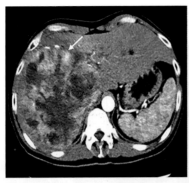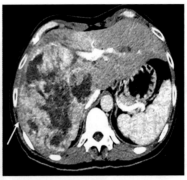

图 2-41　经历 4 次 DEB-TACE+HAIC 治疗后复查

（五）再次制订进一步治疗计划及治疗经过

患者经历 DEB-TACE 和 HAIC 联合靶向治疗后，肿瘤较术前缩小；AFP 降至 66.93 μg/L。MDT，外科专家认为：患者当前效果可，但由于肿瘤体积仍较大，外科手术存在无法根治性切除、术后残肝体积过小、术后有快速复发的可能，建议可继续介入治疗联合靶向药物治疗。我科（介入科）科内讨论意见：经历 4 次介入治疗后，患者肿瘤体积虽然较前缩小，但仍未能满足外科转化治疗需求；考虑到钇 [⁹⁰Y] 微球注射液治疗具有快速缩瘤、残肝代偿性增大等优势，考虑行钇 [⁹⁰Y] 微球选择性内放射（SIRT）治疗。征得患者及其家属同意，先行 mapping 评估。因为前期 DEB-TACE 已行肝外供血动脉及肝左动脉栓塞，mapping 评估应针对主要供血血管肝右动脉进行。同时维持当前靶向、抗病毒、护肝药物治疗。

征得患者同意，排除相关禁忌证后，行血管造影与 ⁹⁹ᵐTc-MAA 注射模拟手术（mapping）。

mapping 术中造影结果提示，肿瘤主要由肝中、右动脉供血，肝外动脉由于介入栓塞的原因血供较前已明显减少，而肝中动脉、肝右动脉仍然有较大体积的肿瘤灌注，考虑到肝中动脉、肝右动脉同时接受钇 [⁹⁰Y] 微球注射液治疗可能存在风险，于是仅行肝右动脉 mapping 评估，注入 6.0 mCi ⁹⁹ᵐTc-MAA。术后 1 h 内患者完成 SPECT/CT 扫描，提示右肝肿瘤聚集良好，未见肝外异常分流（图 2-42）。

SPECT 平面显像提示肺分流分数 10.6 %，结合术中 CBCT 及 SPECT/CT 检查结果，确认右肝灌注区体积 1 417 mL，肿瘤体积 1 417 mL，肝左、右叶非灌注区正常肝体积 1 814 mL，双肺体积 3 754 mL，TNR=16.04。综合考虑，由于该患者肿瘤灌注体积巨大，如果钇 [⁹⁰Y] 微球注射液的肿瘤剂量过高可能导致肺吸收剂量超过 20 Gy，并且肝中动脉也有肿瘤供血，后续可能需要第 2 次钇 [⁹⁰Y] 微球注射液治疗。于是决定本次治疗计划目标肿瘤吸收剂量 100 Gy，控制肺吸收剂量在 20 Gy 以下。综上所述，治疗处方剂量 3.3 GBq，目标肿瘤吸收剂量 100 Gy，肺吸收剂量 15.4 Gy。如需要，计划 3 个月后行第 2 次肝中动脉钇 [⁹⁰Y]-SIRT 治疗。

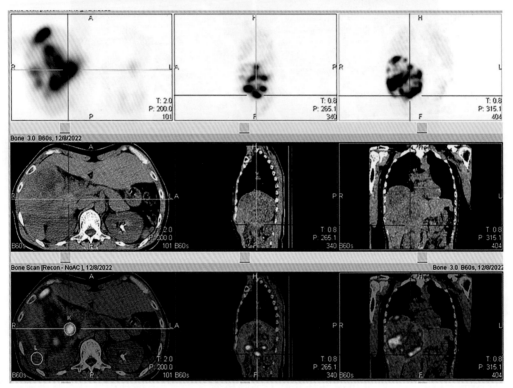

图 2-42　mapping 术后 SPECT/CT 检查

　　钇 [⁹⁰Y] 微球注射液注射时，微导管置于肝右动脉，与 mapping 术中 ⁹⁹ᵐTc-MAA 注射时置管位置保持一致（图 2-43）。根据预定的治疗计划，患者顺利接受 3.32 GBq 钇 [⁹⁰Y] 微球注射液输注，剂量输注符合预期。

　　完成钇 [⁹⁰Y] 微球注射液输注后，SPECT/CT 提示钇 [⁹⁰Y] 微球在肿瘤内分布良好，基本与 ⁹⁹ᵐTc-MAA 模拟分布一致，符合预期（图 2-44）。术中及术后患者无不良反应，第 3 天患者出院。

　　术后 5 个月接受第 2 次钇 [⁹⁰Y]-SIRT 治疗。

　　SPECT 平面显像提示肺分流分数 26.88%，结合术中 CBCT 及 SPECT/CT 检查结果（图 2-45、图 2-46），确认灌注区体积 482.9 mL，肿瘤体积 482.9 mL，非灌注区正常肝体积 2 370.1 mL，双肺体积 4 203 mL，TNR=25.27，肺分流比：26.88%。肝中动脉治疗处方剂量 0.3 GBq，目标肿瘤吸收剂量 120 Gy，肺吸收剂量 3.3 Gy（图 2-47、图 2-48）。

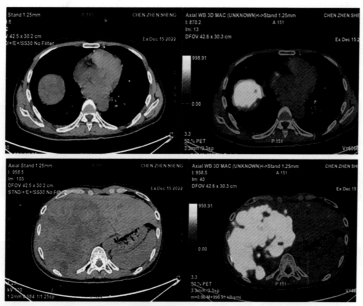

图 2-43　钇 [90Y] 微球注射液注射后 SPECT/CT 检查

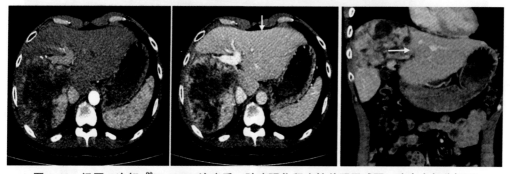

图 2-44　经历 1 次钇 [90Y]-SIRT 治疗后，肿瘤强化程度较前明显减弱，瘤内大部分坏死

　　肿瘤体积缩小至 10.2 cm×9.8 cm；在肿瘤体积明显缩小基础上，残余肝体积明显增大，左肝体积（箭头）由术前 735.4 mL 增大到 1 037.23 mL

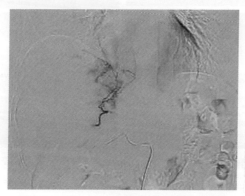

图 2-45　第 2 次 mapping 术中 DSA 检查

51

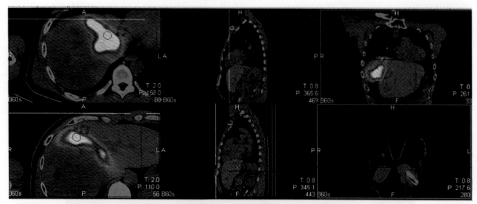

图 2-46　第 2 次 mapping 术后 SPECT/CT 检查

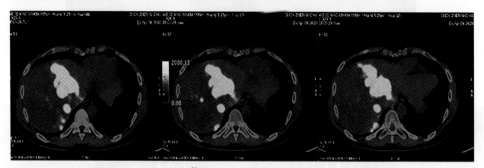

图 2-47　第 2 次钇 [90Y] 微球注射液注射后 SPECT/CT 检查

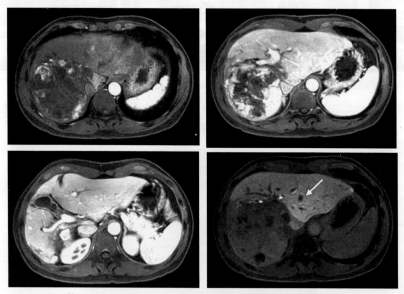

图 2-48　经历两次钇 [90Y]-SIRT 治疗后 2 个月 MR 检查，肿瘤强化程度较前减弱，瘤内大面积坏死

　　肿瘤体积缩小至 7.8 cm×6.8 cm；在肿瘤体积明显缩小基础上，左肝体积进一步代偿性增加，由术前 735.4 mL 增大为 1 459.8 mL；普美显 MR 肝胆期扫描左肝（箭头）见新发病灶

鉴于患者肝左叶发现新病灶，故由原计划转化为外科手术切除改为肝移植手术（图 2-49）。患者 2023 年 6 月（距离首诊 9 个月，第 1 次钇 [^{90}Y]-SIRT 治疗 7 个月）接受全肝移植，受体肝标本病理检查结果显示：送检全肝切除标本，于肝右叶见一最大直径 10.5 cm 肿瘤，镜下见癌组织呈结节状分布，间质纤维增生，可见灶状坏死，符合肝细胞癌治疗后改变。残余癌组织未侵犯肝包膜；可见脉管癌栓（M2），未见神经束侵犯；肝左叶见癌结节（直径 0.7 ~ 1.8 cm）；自检肝门处脉管断端未见癌（图 2-50）。

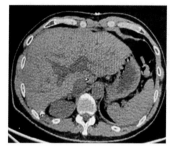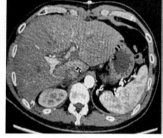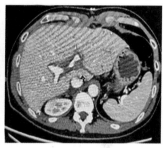

图 2-49　肝移植术后 1 个月 CT 复查

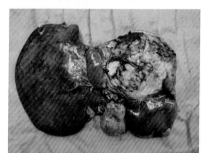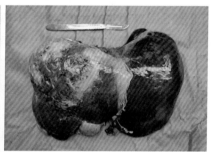

图 2-50　术后受体肝标本

（六）案例点评

该病例为巨大肝癌，超过 20 cm，肿瘤血供丰富，如果首先接受钇 [^{90}Y]-SIRT 治疗，可能因为钇 [^{90}Y] 微球注射液剂量过大或因为肺分流量大，超过肺吸收剂量的上限而无法行钇 [^{90}Y] 微球注射液治疗。通过介入治疗（DEB-TACE+HAIC）联合口服靶向药物减少肿瘤血供、缩小肿瘤体积后，继而成功达到钇 [^{90}Y]-SIRT 治疗标准而接受 2 次钇 [^{90}Y]-SIRT 治疗，从而进一步缩小肿瘤和增加正常肝体积，最终成功桥接至肝移植转化治疗。有效的介入治疗和系统治疗能为钇 [^{90}Y] 微球注射液治疗创造治疗条件和时机，从而达到更好的钇 [^{90}Y] 微球注射液治疗效果。该经验提示：初期不适合钇 [^{90}Y]-SIRT 治疗的患者，可通过有效的局部、系统治疗转化为可接受钇 [^{90}Y]-SIRT 治疗，从而最终获得转化为外科手术的机会并获得生存获益。

广州医科大学附属第二医院　郭永建　黄文薮　梁礼聪　朱康顺

案例 8：钇 [⁹⁰Y] 微球注射液应用于 CNLC Ⅲa 期原发性肝癌的降期治疗

（一）病史简介

患者男性，69 岁。因"发现肝脏占位 10 天"就诊。

患者 10 天前体检行腹部 B 超发现肝占位，进一步完善腹部 CT 及 MR 检查，考虑肝细胞癌可能，未行治疗，患者为进一步治疗，来我院就诊，行腹部 CT 血管成像提示右肝占位，考虑肝癌可能。患者病程中无恶心、呕吐，无腹胀、腹痛，无发热、寒战，无皮肤巩膜黄染等不适；现为进一步治疗，门诊以"肝占位性病变（肝细胞癌）"收入院。

（二）诊断经过

入院行 CT（图 2-51）及 MR 检查，提示右半肝内见一不规则分叶状肿块，部分边界不清，大小 96 mm × 105 mm × 99 mm，增强扫描动脉期不均匀强化，门静脉期及延迟期部分区域可见对比剂流出；可见肝右动脉为肿块供血，肿块内见多发迂曲不规则的肿瘤血管，肿瘤周围肝实质内可见斑片状异常灌注。肝右静脉部分显示不清；肝中静脉及门脉右后支内见充盈缺损影，部分可见强化。腹盆动脉轻度粥样硬化改变，余腹盆血管未见显著异常。肝内外胆管无扩张。胆囊不大，壁略厚，颈部腔内见结节状高密度影，大小约 11 mm。腹盆腔及腹膜后多发小淋巴结。腹盆腔未见明确积液征象。发现丙型病毒性肝炎 40 年，未特殊治疗。否认慢性病史。

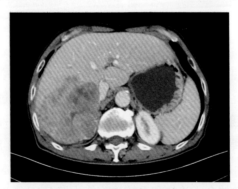

图 2-51　患者入院 CT 检查

查体：全身皮肤及巩膜无黄染。腹部外形平坦，未见胃肠型及蠕动波，腹部触诊柔软，右上腹轻压痛，无反跳痛及肌紧张，无液波震颤，无振水声。腹部未触及包块，肝脾肋下未触及，胆囊未触及，Murphy 征（－）。肝区叩击痛阴性，脾区叩击痛阴性，双侧肾区叩痛阴性，移动性浊音（－）。听诊肠鸣音正常，4 次 /min，无气过水声，无血管杂音。

AFP：21 564.08 ng/mL，PIVKA-Ⅱ：＞30 000.00 mAU/mL，丙氨酸氨基转移酶（ALT）20.0 U/L，天门冬氨酸氨基转移酶（AST）：43.4 U/L，TBIL：15.5 umol/L，直接胆红素（DBIL）：7.6 μmol/L，总蛋白（TP）：75.0 g/L，ALB：42.9 g/L，凝血酶原时间（PT）：11.9 s。

Child-Pugh 评分：A5；ECOG-PS 评分：0 分。

临床诊断：原发性肝癌（BCLC C 期，CNLC Ⅲa 期），慢性丙型病毒性肝炎。

（三）MDT 意见

根据《原发性肝癌诊疗规范》（2022 年版）建议，原发性肝癌 CNLC Ⅲa 期患者视情况可考虑 TACE、系统抗肿瘤治疗、手术切除、放疗等治疗手段。外科评估意见：患者肿瘤负荷大，伴血管侵犯，建议降期治疗后再评估切除可能；介入科评估意见：患者可考虑 TACE、HAIC 及钇 [⁹⁰Y] 微球注射液治疗，其中钇 [⁹⁰Y] 微球注射液治疗较其他治疗方式相比具有快速缩瘤优势；肿瘤内科评估意见：患者可考虑抗血管生成靶向治疗联合免疫检查点抑制剂治疗，同时辅以抗病毒治疗。经 MDT 综合评估，患者接受钇 [⁹⁰Y] 微球注射液治疗，同时进行抗病毒治疗，并在术后给予靶向免疫方案进行综合治疗。

（四）治疗经过

排除相关禁忌证后，患者接受血管造影与 ⁹⁹ᵐTc-MAA 注射模拟手术（mapping）。mapping 术中造影（图 2-52）结果提示肿瘤供血血管来自肝右动脉及肝中动脉、右侧膈下动脉分支供血，栓塞处理肝中动脉后，分别于肝右动脉、右侧膈下动脉分别注入 2.5 和 2.5 mCi ⁹⁹ᵐTc-MAA。术后 1 h 内患者完成 SPECT/CT 扫描，提示右肝肿瘤聚集良好，未见肝外异常分流（图 2-53）。

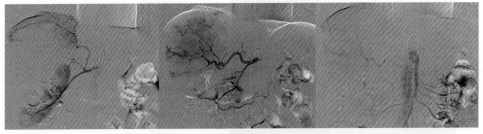

图 2-52　mapping 术中 DSA 检查

根据 ⁹⁹ᵐTc-MAA 模拟评估：显示肝脏肿瘤示踪剂明显聚集，周围肝脏组织示踪剂聚集稀疏。肺 / 肝分流率为 9.2%，病灶 T/N 为 5.3。术前三维影像精准评估：患者总肝体积（包含肿瘤）为 1 727 mL，肿瘤体积为 623 mL。拟定活度 3.3 GBq（右肝 2.8 GBq，右膈 0.5 GBq），肿瘤剂量 212 Gy，肝脏剂量 40 Gy，肺剂量 7.8 Gy。注射肝右动脉、右膈动脉。

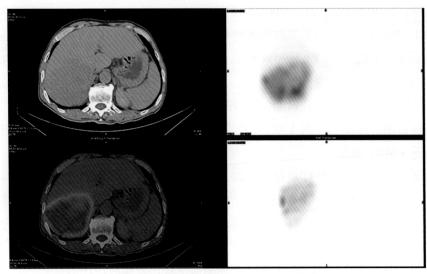

图 2-53　mapping 术后 SPECT/CT 检查

钇 [^{90}Y] 微球注射液注射时，微导管置于肝右动脉，与 mapping 术中 ^{99m}Tc-MAA 注射时置管位置保持一致。根据预定的治疗计划，患者顺利接受 3.3 GBq 钇 [^{90}Y] 微球注射液输注，残留率 6%，剂量输注符合预期。

完成钇 [^{90}Y] 微球注射液输注后，SPECT/CT 提示钇 [^{90}Y] 微球在肿瘤内分布良好，基本与 ^{99m}Tc-MAA 模拟分布一致，符合预期（图 2-54）。术中及术后患者无不良反应，第 2 天患者出院。

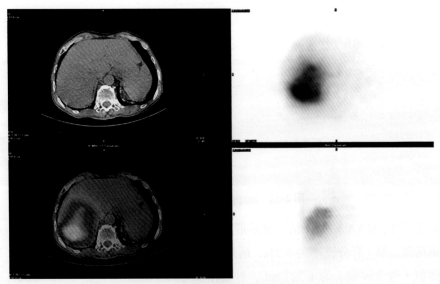

图 2-54　钇 [^{90}Y] 微球注射液注射后 SPECT/CT 检查

（五）术后随访（图 2-55，图 2-56）

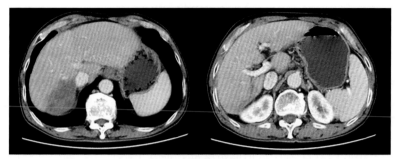

图 2-55　钇 [⁹⁰Y] 微球注射液治疗术后 6 个月 CT 检查

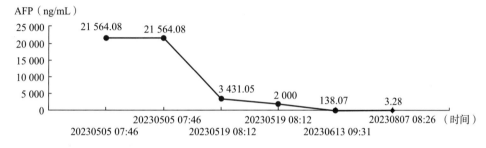

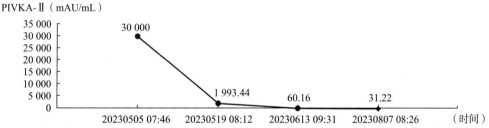

图 2-56　钇 [⁹⁰Y] 微球注射液治疗前后血清 AFP 与 PIVKA-Ⅱ 水平变化

（六）案例点评

该患者为肝癌 CNLC Ⅲa 期，未经过任何治疗，初步评估后可采用钇 [⁹⁰Y] 微球注射液治疗，遂使用钇 [⁹⁰Y] 微球注射液技术，通过治疗后联合靶向免疫。病变得到了较好的控制，从影像学上看未见明确的肿瘤活性。目前正在随访过程中，患者未进行后续的外科手术切除。这也说明偏晚期的患者，通过钇 [⁹⁰Y] 微球注射液联合系统治疗，可以让病变得到较好的控制。

北京清华长庚医院　　冯晓彬　黄　鑫　贾　波　蒋卫卫　李晶晶

梁　斌　梁子威　廖　勇　刘德庆　秦蒙蒙

任春晖　唐慕兰　张　琳

案例 9：钇 [⁹⁰Y] 微球注射液治疗肝细胞肝癌

（一）病史简介

患者女性，61 岁。于 2022 年 11 月因"嗳气"等不适体检发现并诊断为肝恶性肿瘤，在外院行 HAIC、仑伐替尼、艾瑞卡等综合治疗，复查评估病变较前缩小，拟评估钇 [⁹⁰Y] 微球注射液治疗来我院。

腹部 CT 示肝内多发结片状稍低密度灶，部分呈融合灶；提示肝内占位，考虑肿瘤性病变，伴肝内多发转移灶；肝囊肿。

（二）诊断经过

入院行增强 CT 及常规实验室检查，提示肝内占位，考虑肿瘤性病变，伴肝内多发转移灶，肝囊肿；左侧肾上腺增粗；考虑十二指肠淤滞；胸 12 椎体高密度灶（图 2-57）。TBIL：0.6 mg/dL；ALB：3.97 g/dL；ALBI 分级：1。AFP：9 654.76 ng/mL。

全身皮肤黏膜无黄染，浅表淋巴结未见肿大，腹软，无压痛以及反跳痛，肝脾肋下未触及腹部包块。双肾无叩击痛，移动性浊音（−），四肢活动自如，生理反射存在。

既往无特殊病史。

Child-Pugh 评分：A6；ECOG 体态评分：0 分。

临床诊断：原发性肝癌（BCLC B 期，CNLC Ⅱ b 期）。

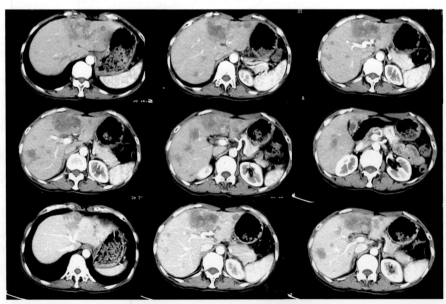

图 2-57 患者入院 CT 检查影像

（三）MDT 意见

根据《原发性肝癌诊疗规范》（2022 年版）建议，原发性肝癌 CNLC Ⅱb 期患者视情况可考虑 TACE、手术切除、系统治疗等治疗手段。外科评估意见：患者肝左叶肿瘤负荷大，肝右叶多发转移，建议降期治疗后再评估切除可能；介入科评估意见：患者可考虑 TACE、HAIC 及钇 [⁹⁰Y] 微球注射液等治疗，其中钇 [⁹⁰Y] 微球注射液治疗较其他治疗方式相比具有副作用小、生活质量高、快速缩瘤等优势；肿瘤内科评估意见：患者可考虑在介入治疗的基础上进行靶向治疗联合免疫治疗。经 MDT 综合评估，患者接受钇 [⁹⁰Y] 微球注射液治疗，并在术后联合仑伐替尼及艾瑞卡进行靶向免疫治疗。

（四）治疗经过

排除相关禁忌证后，患者接受血管造影与 ⁹⁹ᵐTc-MAA 注射模拟手术（mapping）。mapping 术中造影（图 2-58）结果提示，主要肿瘤病灶由肝左动脉、肝中动脉供血；肝右动脉供应区域多发散在肿瘤病灶较小，考虑到全肝进行钇 [⁹⁰Y] 微球注射液治疗可能存在风险，暂不将肝右动脉作为本次钇 [⁹⁰Y] 微球注射液治疗靶血管，因此仅向肝左动脉、肝中动脉分别注入 3、2 mCi ⁹⁹ᵐTc-MAA。术后 1 h 内患者完成 SPECT/CT 扫描，提示肝左叶肿瘤核素聚集良好，未见肝外异常分流（图 2-59）。

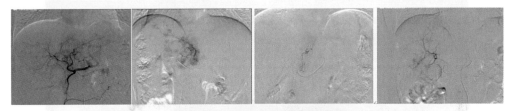

图 2-58　mapping 术中 DSA 检查

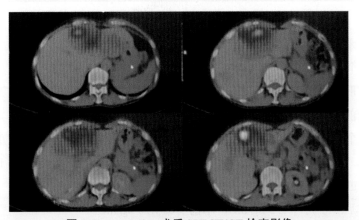

图 2-59　mapping 术后 SPECT/CT 检查影像

SPECT 平面显像提示肺分流分数 2.33%，结合术中 CBCT 及 SPECT/CT 检查结果，确认右肝灌注区体积 579 mL，肝中灌注区域体积 125 mL，肝左灌注区域体积 210 mL，肝左叶肿瘤区域体积 138 mL，双肺体积 2 809 mL，肝左叶大肿瘤区域 TNR=4.71，肝左叶小肿瘤区域 TNR = 1.61。综合考虑，计划肝中动脉、肝左动脉钇 [⁹⁰Y] 微球注射液的处方剂量分别为 0.45、0.9 GBq，目标肿瘤吸收剂量为 130 Gy，肺吸收剂量 0.9 Gy。

患者肝左动脉发出胃右动脉，为防止肝左动脉注射钇 [⁹⁰Y] 微球注射液时反流至胃右动脉，注射钇 [⁹⁰Y] 微球注射液前栓塞胃右动脉。钇 [⁹⁰Y] 微球注射液注射时，微导管置于肝左动脉、肝中动脉，与 mapping 术中 ⁹⁹ᵐTc-MAA 注射时置管位置保持一致。根据预定的治疗计划，患者顺利接受钇 [⁹⁰Y] 微球注射液输注。

完成钇 [⁹⁰Y] 微球注射液输注后，SPECT/CT 提示钇 [⁹⁰Y] 微球在肿瘤内分布良好，基本与 ⁹⁹ᵐTc-MAA 模拟分布一致，符合预期（图 2-60）。术中及术后患者无不良反应，出院后继续仑伐替尼＋艾瑞卡进行靶向免疫治疗。

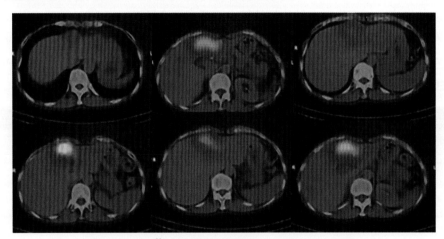

图 2-60　钇 [⁹⁰Y] 微球注射液注射后 SPECT/CT 检查

（五）术后随访及治疗

术后 3 个月增强 CT 复查，对比前片：肝门部、胰腺前方致密影，考虑术后改变，大致同前；肝内结节及肿块，病灶大小较前缩小；肝脏多发低密度影，仍可见残余活性灶，较前相仿（图 2-61）。

术后 3 个月实验室检查示红细胞：3.98×10^{12}/L，白细胞：5.19×10^{9}/L，血小板：168×10^{9}/L，血红蛋白：117 g/L，ALT：22 U/L，AST：26 U/L，TBIL：11.2 μmol/L，ALB：37.5 g/dL。

AFP 术后 3 个月 4 432 ng/mL，术前 9 654.76 ng/mL。

考虑患者治疗后 AFP 明显下降，但仍处于高位水平，怀疑肝外病变。CT 发现左髂骨骨质破坏，穿刺活检病理提示肝细胞癌转移（图 2-62）。

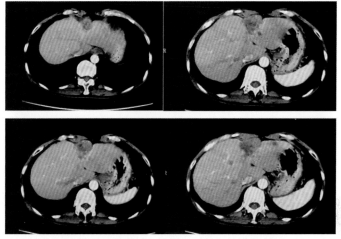

图 2-61　术后 3 个月随访增强 CT 复查影像

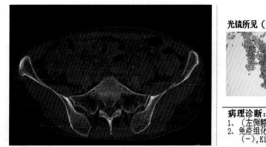

图 2-62　左髂骨骨质破坏，病理检查提示符合肝细胞癌转移；免疫组化结果显示：PCK（+），Hepatocyte（+），EMA（−），CK19（小灶+），CK7（−），Ki-67（约 20%+）

随后，左髂骨转移灶行碘 −125 粒子植入，继续仑伐替尼 + 艾瑞卡进行靶向免疫治疗。

（六）案例点评

全面评估并进行多学科合作是肝癌患者获得长期生存的关键，该老年女性患者诊断明确，肿瘤负荷较大，系统治疗难以快速降低肿瘤负荷，而介入治疗是肝癌局部治疗的重要手段。钇 [^{90}Y] 微球注射液治疗利用了肝癌主要由肝动脉供血、正常肝实质主要由门静脉供血的特点，通过向肝动脉插管介入的方法，将带有放射性核素钇 [^{90}Y] 微球注射液到肿瘤血管内，使钇 [^{90}Y] 微球注射液分布到肿瘤的微血管网内，局部发出射线从而达到放射治疗肿瘤的目的。钇 [^{90}Y] 微球注射液治疗具有高效的缩瘤作用，同时具有良好的安全性。该患者使用钇 [^{90}Y] 微球注射液控制肝内主要病灶，同时联合靶向、免疫等其他治疗手段使患者在保证生活质量的同时取得了良好的治疗效果。

武汉大学人民医院　胡红耀　赵　辉

案例 10：钇 [⁹⁰Y] 微球注射液用于肝癌的转化治疗

（一）病史简介

患者男性，44 岁。因"右上腹反复隐痛 10 余天"，至当地医院门诊就诊。

胸腹部 CT 提示肝脏占位：肝癌？为求进一步诊治，遂于 2023 年 1 月 3 日就诊于我院门诊。

个人史：生于原籍，无长期外地居住史，文化程度初中，从事体力工作，无疫区居住史，无疫水、疫源接触史，偶饮酒，量少，偶吸烟。

（二）诊断经过

2023 年 1 月 3 日就诊于我院门诊。门诊行检查 CT 及 MR 提示：肝右叶占位，考虑巨块型肝癌内伴出血，肝中右静脉部分属支、门静脉右支及分支内癌形成；肝硬化，脾大，肝门区、肝胃间隙、右膈上稍大淋巴结显示（图 2-63）。

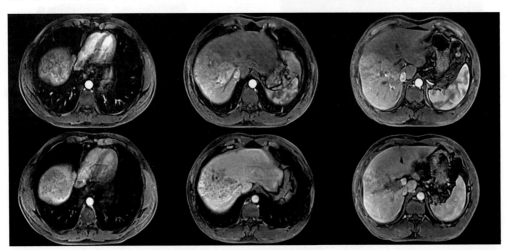

图 2-63　患者入院 MR 检查

既往体健，1993 年外院诊断"慢性乙型病毒性肝炎"，抗病毒治疗 10 年后转阴。否认"高血压、糖尿病"等慢性病史。否认其他传染病史；否认手术史及重大外伤史；否认输血史及血液制品使用史；否认过敏史。

查体皮肤巩膜无黄染，腹部平坦，左中腹手术瘢痕，未见腹壁静脉曲张，腹壁柔软，无压痛，无反跳痛，未触及包块，肝脾肋下未触及，胆囊 Murphy 征（-），肝区叩击痛（-），移动性浊音（-），肠鸣音存在。

AFP：> 800 ng/mL，TBIL：23.1 μmol/L，ALB：40 g/L，INR：1.07，HBV-DNA：7.920×10^2 IU/mL。

Child-Pugh 评分：A5；ECOG-PS 评分：0 分。

临床诊断：原发性肝癌（BCLC C 期，CNLC Ⅲa 期）；肝硬化，慢性乙型病毒性肝炎。

（三）MDT 意见

根据《原发性肝癌诊疗规范》（2022 年版）建议，原发性肝癌 CNLC Ⅲa 期患者视情况可考虑 TACE、系统抗肿瘤治疗、手术切除、放疗等治疗手段。影像科评估意见：患者巨块型肝癌，肿瘤呈快进快出表现，考虑肝细胞癌，肝右静脉及肝中静脉与肿瘤关系密切，受侵表现，门静脉右支主干及分支癌栓形成，考虑诊断：肝细胞癌伴肝静脉受侵、门静脉癌栓形成，为晚期肝癌。外科评估意见：患者肿瘤负荷大，伴血管侵犯，建议降期治疗后再评估切除可能，考虑右肝静脉侵犯明显，需行右肝切除术。肝胆介入组评估意见：患者可考虑 TACE、HAIC 及钇 [⁹⁰Y] 微球注射液治疗，其中钇 [⁹⁰Y] 微球注射液治疗较其他治疗方式相比具有快速缩瘤优势。肿瘤内科评估意见：患者可考虑抗血管生成靶向治疗联合免疫检查点抑制剂治疗，同时辅以恩替卡韦抗病毒治疗。经 MDT 综合评估，患者接受钇 [⁹⁰Y] 微球注射液治疗，同时进行抗病毒治疗，并在术后联合"仑伐替尼 qd+ 帕博丽珠单抗，q3w 静脉滴注"方案进行综合治疗。

（四）治疗经过

排除相关禁忌证后，患者接受血管造影与 ⁹⁹ᵐTc-MAA 注射模拟手术（mapping）。

mapping 术中造影（图 2-64）结果提示，肿瘤主要由肝右动脉供血，右膈下动脉参与供血，予以栓塞处理；拟行肝右叶放射性切除，胆囊动脉不能避开，遂予以栓塞处理，随后进入肝右动脉主干。考虑到由膈下动脉进行钇 [⁹⁰Y] 微球注射液治疗可能存在风险，因此仅向肝右动脉注入 5 mCi ⁹⁹ᵐTc-MAA。术后 1 h 内患者完成 SPECT/CT 扫描，提示右肝肿瘤聚集良好，未见肝外异常分流（图 2-65）。

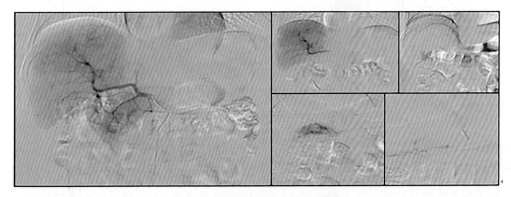

图 2-64 mapping 术中 DSA 检查

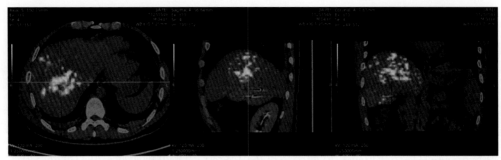

图 2-65　mapping 术后 SPECT/CT 检查

SPECT 平面显像提示肺分流分数 2.8%，结合术中 CBCT 及 SPECT/CT 检查结果，确认右肝灌注区体积 952.51 mL，肿瘤体积 382.85 mL，双肺体积 1 684.7 mL，TNR=4.21。计划进行放射性肝叶切除治疗，综合考虑，计划处方剂量 1.3 GBq，目标肿瘤吸收剂量 120 Gy，肺吸收剂量 1.9 Gy，灌注区域正常肝吸收剂量 25.5 Gy。

钇 [^{90}Y] 微球注射液注射时，微导管置于肝右动脉，与 mapping 术中 ^{99m}Tc-MAA 注射时置管位置保持一致。根据预定的治疗计划，患者顺利接受 1.3+0.1 GBq（预估残留）钇 [^{90}Y] 微球注射液输注，剂量输注符合预期。

完成钇 [^{90}Y] 微球注射液输注后，SPECT/CT 提示钇 [^{90}Y] 微球在肿瘤内分布良好，基本与 ^{99m}Tc-MAA 模拟分布一致，符合预期。术中及术后患者无不良反应，第 2 天患者出院。

（五）术后随访

术后 2 个月，该患者在钇 [^{90}Y] 微球注射液治疗前后肿瘤标志物对比，AFP 及 PIVKA-Ⅱ均明显下降，有对比意义，治疗有效（图 2-66）。

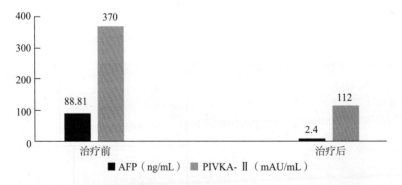

图 2-66　钇 [^{90}Y] 微球注射液治疗前后血清 PIVKA-Ⅱ与 AFP 水平变化

患者于钇 [^{90}Y] 微球注射液治疗术后 4 个月动态复查影像学检查提示肝内病灶稳定，未见肿瘤复发及进展（图 2-67），遂于 2023 年 5 月 16 日接受经腹腔镜扩大右半肝切除术＋胆囊切除，标本病理检查结果显示：肿瘤组织大片坏死，见少许肝细胞癌残留，坏死物周围纤维组织及小胆管增生伴淋巴细胞浸润，肝门部脉管内见癌栓；周围肝组织显结节性肝硬化改变；（肝切缘）未见癌组织；（胆囊）慢性炎症。

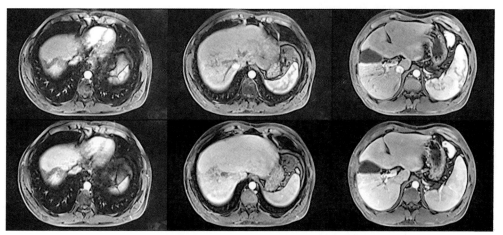

图 2-67　钇 [^{90}Y] 微球注射液治疗术后 4 个月 MR 检查

（六）案例点评

　　该患者为巨块型肝癌，且伴有肝中右静脉部属支、门静脉右支及分支癌栓，手术切除复发率较高；钇 [^{90}Y] 微球注射液治疗可通过降期转化，使患者重新获得根治性切除的机会。由此可见，钇 [^{90}Y] 微球注射液具有高效的缩瘤作用和良好的安全性，可为肝癌转化治疗提供新的选择。

陆军军医大学西南医院　蔡　萍　陈海蕾　陈志宇　黄定德
　　　　　　　　　　　　邵明华　谭斌彬　张　辉

案例 11：钇 [⁹⁰Y] 微球注射液应用于 CNLC Ⅲb 期原发性肝癌的降期治疗

（一）病史简介

患者男性，51 岁。因"发现肝脏占位"，到当地医院门诊就诊。

超声提示肝左叶多发占位。2022 年 7 月至 2022 年 8 月在外院治疗，期间查上腹部 MR 提示肝左叶巨大占位，肝癌可能。增强 CT 示肝左叶巨大占位高摄取。PIVKA-Ⅱ：2 939 mAU/mL，HBsAg（＋）、HBcAb（＋）。

个人史：发现乙型肝炎小三阳 10 余年，未予治疗。

（二）诊断经过

入院行 CT 及 MR 检查，提示肝左叶巨大占位伴出血、坏死。邻近下腔静脉及肝左静脉受侵可能，门脉左支部分显示不清；左肺下叶多发结节，转移可能（图 2-68）。平素体健，否认"高血压、糖尿病"等慢性病史，发现乙型肝炎小三阳 10 余年，未予治疗。

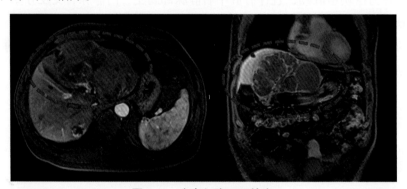

图 2-68　患者入院 MR 检查

查体皮肤巩膜无黄染，腹平软，未见腹壁静脉曲张，无压痛，无反跳痛，未触及包块，肝脾肋下未触及，胆囊 Murphy 征（－），肝区叩击痛（－），移动性浊音（－），肠鸣音存在。

PIVKA-Ⅱ：12 456.17 mAU/mL，HBsAg（＋）、HBcAb（＋）。

Child-Pugh 评分：A5；ECOG-PS 评分：1 分。

临床诊断：原发性肝癌（BCLC C 期，CNLC Ⅲb 期）伴肺转移。

（三）MDT 意见

该患者肿瘤体积大，伴血管侵犯，切除术后容易复发转移，建议行肿瘤学转化治疗降低复发率，转化治疗方案可以选择钇 [⁹⁰Y] 微球注射液治疗，钇 [⁹⁰Y] 微球注射液治疗有强效缩瘤、增大余肝、控制血管内癌栓、较小不良反应的作用；且原发性肝癌伴有肺转移，可考虑联合抗血管生成靶向治疗或者免疫检查点抑制剂治疗。

（四）治疗经过

排除相关禁忌证后，患者接受血管造影与 ⁹⁹ᵐTc-MAA 注射模拟手术（mapping）（图 2-69）。

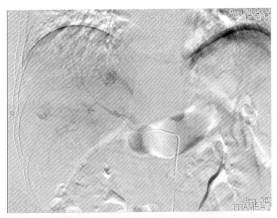

图 2-69　mapping 术中 DSA 检查

mapping 术中造影结果提示，肿瘤主要由肝左动脉供血，SMA、RA 无异常供血。向肝左动脉注入 4 mCi ⁹⁹ᵐTc-MAA。术后 1 h 内患者完成 SPECT/CT 扫描，提示左肝肿瘤聚集良好，未见肝外异常分流（图 2-70）。

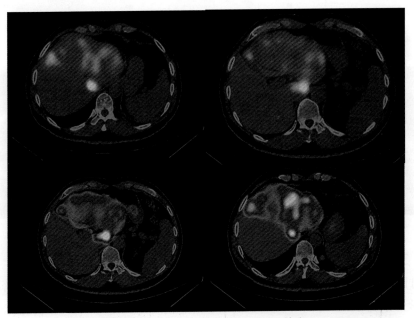

图 2-70　mapping 术后 SPECT/CT 检查

SPECT 平面显像提示肺分流分数 19.5%，结合术中 CBCT 及 SPECT/CT 检查结果，确认右肝灌注区体积 754 mL，肿瘤体积 754 mL，双肺体积 4 510 mL。综合考虑，计划处方剂量 2.8 GBq。

钇 [⁹⁰Y] 微球注射液注射时，微导管置于肝右动脉，与 mapping 术中 ⁹⁹ᵐTc-MAA 注射时置管位置保持一致。根据预定的治疗计划，患者顺利接受 2.8 GBq 钇 [⁹⁰Y] 微球注射液输注，残留率 5%，剂量输注符合预期。

完成钇 [⁹⁰Y] 微球注射液输注后，SPECT/CT 提示钇 [⁹⁰Y] 微球在肿瘤内分布良好，基本与 ⁹⁹ᵐTc-MAA 模拟分布一致，符合预期（图 2-71）。术中及术后患者无不良反应，术后第 5 天患者出院。

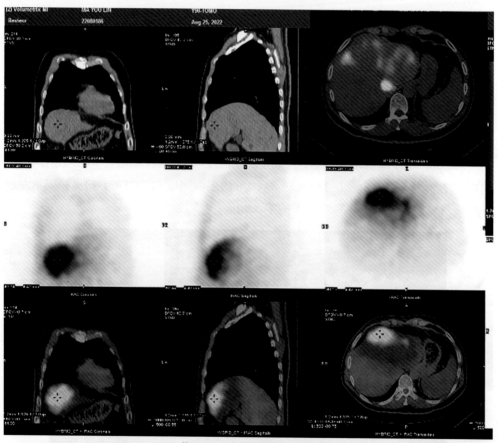

图 2-71　钇 [⁹⁰Y] 微球注射液注射后 SPECT/CT 检查

（五）术后随访

对比患者术前肿瘤影像，患者钇 [⁹⁰Y] 微球注射液治疗术后肿瘤体积显著减小，影像学评估为 PR（图 2-72）。PIVKA-Ⅱ 由术前 12 456.17 mAU/mL 降至术后 2 个月的 14.92 mAU/mL。

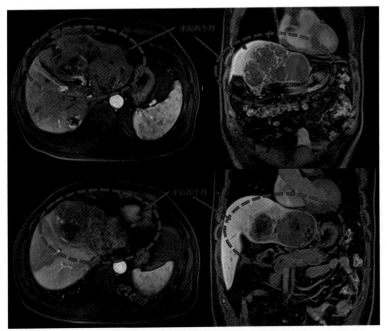

图 2-72　钇 [⁹⁰Y] 微球注射液治疗前 2 个月、术后 2 个月 MR 检查

（六）案例点评

外科治疗是肝癌患者获得长期生存最重要的手段，对于肿瘤巨大同时合并血管侵犯，直接手术切除，术后复发率较高，预后差。根据中国肝癌转化治疗专家共识建议需要进行肿瘤学转化治疗。钇 [⁹⁰Y] 微球注射液高效的缩瘤作用和良好的安全性，是病变局部控制的优选方案，为肝癌转化治疗提供了新的较好的选择。

东南大学附属中大医院　程张军　杜瑞杰　刘加成　张　磊　朱海东

案例 12：钇[⁹⁰Y]微球注射液应用于 CNLC Ⅲa 期原发性肝癌的降期治疗

（一）病史简介

患者男性，68 岁。因"发现肝脏占位 3 个月"就诊。

患者 3 个月前体检行腹部 B 超发现肝占位，无恶心、呕吐，无腹胀、腹痛，无发热、寒战，无皮肤巩膜黄染等不适，进一步于我院完善腹部 CT 检查，提示肝内占位性病变，LR-5，肝多发囊肿，门诊诊断"肝恶性肿瘤"，MDT 考虑患者直接手术风险较高，现为行钇[⁹⁰Y]微球注射液治疗前评估，来我院就诊。患者自发病以来，饮食可，睡眠可，大小便如常，近期体重无明显下降。

（二）诊断经过

入院行 CT 及 MR 检查，提示右前叶肝癌，LR-5，肝多发囊肿，盆腔少量积液（图 2-73）。平素体健，否认"高血压、糖尿病"等慢性病史，乙型病毒性肝炎 40 年，口服抗病毒药物富马酸替诺福韦治疗。

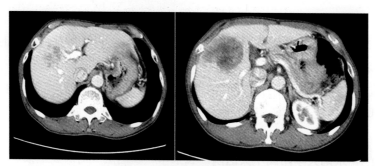

图 2-73 患者入院 CT 检查

查体：全身皮肤及巩膜无黄染。腹部外形平坦，未见胃肠型及蠕动波，腹部触诊柔软，腹部无压痛、反跳痛及肌紧张，无液波震颤，无振水声。腹部未触及包块，肝脾肋下未触及，胆囊未触及，Murphy 征（–）。肝区叩击痛阴性，脾区叩击痛阴性，双侧肾区叩痛阴性，移动性浊音阴性。听诊肠鸣音正常，4 次 /min，无气过水声，无血管杂音。

AFP：4.14 ng/mL，PIVKA-Ⅱ：93.44 mAU/mL，ALT：39.4 U/L，AST：46.2 U/L，TBIL：11.6 μmol/L，DBIL：6.1 μmol/L，TP：57.5 g/L，ALB：39.7 g/L，HBV-DNA：2.70×10^3 IU/mL。

Child-Pugh 评分：A5；ECOG-PS 评分：0 分。

临床诊断：原发性肝癌（BCLC C 期，CNLC Ⅲa 期），慢性乙型病毒性肝炎。

（三）MDT 意见

根据《原发性肝癌诊疗规范》（2022 年版）建议，原发性肝癌 CNLC Ⅲa 期患者视情况可考虑 TACE、系统抗肿瘤治疗、手术切除、放疗等治疗手段。外科评估意见：患者肿瘤负荷大，伴血管侵犯，建议降期治疗后再评估切除可能；介入科评估意见：患者可考虑 TACE、HAIC 及钇 [^{90}Y] 微球注射液治疗，其中钇 [^{90}Y] 微球注射液治疗较其他治疗方式相比具有快速缩瘤优势；肿瘤内科评估意见：患者可考虑抗血管生成靶向治疗联合免疫检查点抑制剂治疗，同时继续富马酸替诺福韦抗病毒治疗。经MDT 综合评估，患者接受钇 [^{90}Y] 微球注射液治疗，同时进行替诺福韦抗病毒治疗，建议术后靶向免疫综合治疗。

（四）治疗经过

排除相关禁忌证后，患者接受血管造影与 ^{99m}Tc-MAA 注射模拟手术（mapping）。

mapping 术中造影（图 2-74）结果提示，肿瘤主要由肝右前动脉供血，SMA、RA 无异常供血，向肝右前动脉注入 2.5 mCi ^{99m}Tc-MAA。术后 1 h 内患者完成SPECT/CT 扫描，提示右肝肿瘤聚集良好，未见肝外异常分流（图 2-75）。

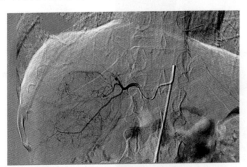

图 2-74　mapping 术中 DSA 检查

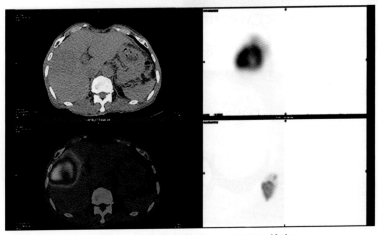

图 2-75　mapping 术后 SPECT/CT 检查

根据 ^{99m}Tc-MAA 模拟评估，右肝病灶示踪剂明显聚集，右肝病灶 T/N 为 8.5，肝 S8 少量示踪剂聚集，肺 / 肝分流率为 12.6%。术前三维影像精准评估：总肝脏体积（包含肿瘤）1 229.64 mL，肿瘤体积 139.32 mL，标准肝体积 1 062.5 mL，ICG_{R15}=6.4%，计划使用活度 1.1 GBq，肿瘤吸收剂量 250 Gy，肝脏吸收剂量 29.4 Gy，肺吸收剂量 4.5 Gy。

钇 [⁹⁰Y] 微球注射液注射时，微导管置于肝右前动脉，与 mapping 术中 ^{99m}Tc-MAA 注射时置管位置保持一致。根据预定的治疗计划，患者顺利接受 1.1 GBq 钇 [⁹⁰Y] 微球注射液输注，残留率 5%，剂量输注符合预期。

完成钇 [⁹⁰Y] 微球注射液输注后，SPECT/CT 提示钇 [⁹⁰Y] 微球在肿瘤内分布良好，基本与 ^{99m}Tc-MAA 模拟分布一致，符合预期（图 2-76）。术中及术后患者无不良反应，第 2 天患者出院。

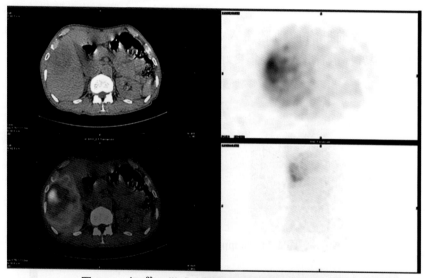

图 2-76 钇 [⁹⁰Y] 微球注射液注射后 SPECT/CT 检查

（五）术后随访（图 2-77、图 2-78）

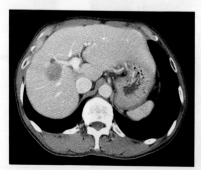

图 2-77 钇 [⁹⁰Y] 微球注射液治疗术后 6 个月 CT 检查

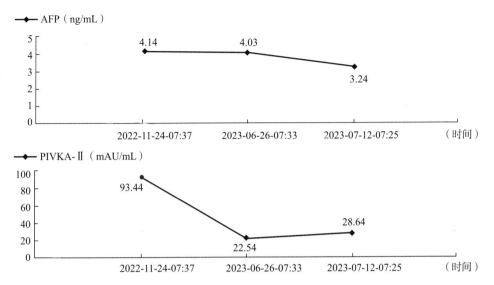

图 2-78 钇 [⁹⁰Y] 微球注射液治疗前后血清 AFP 与 PIVKA-Ⅱ水平变化

患者于术后半年行腹腔镜右前叶切除术 + 胆囊切除术，标本病理检查结果示：（肝 S5+8 组织）钇 [⁹⁰Y] 微球注射液治疗后，肝细胞癌，巨梁型，低分化，肿瘤大小 4.0 cm × 3.5 cmc × 3.0 cm，肿瘤细胞排列呈巨梁状，细胞中度异型，散在瘤巨细胞，伴大片出血、坏死，坏死区约占 70%，结合临床符合治疗后改变，癌组织未累及肝被膜，未见脉管内癌栓（MVI: M0）及神经侵犯；周围肝组织内可见卫星灶一枚（最大直径约 1.4 cm），呈中分化，肿瘤排列呈小梁状及假腺样，肿瘤细胞中度异型；肝脏手术切缘未见癌浸润。部分周围肝组织内可见多量微球。

（六）案例点评

该患者属于肝癌晚期不适合手术切除，顺利通过了钇 [⁹⁰Y] 微球注射液评估，并进行钇 [⁹⁰Y] 微球注射液治疗。后续进行靶向免疫治疗，成功降期转化为可以手术切除的病例。该患者是新型冠状病毒感染期间进行治疗的，也是全国唯一一例医护人员在全身防护下进行的钇 [⁹⁰Y] 微球注射液治疗病例，成功降期转化为可以手术切除，并在我院顺利完成了手术，得到治愈，后续定期随访，说明钇 [⁹⁰Y] 微球注射液是肝胆恶性肿瘤强有力的降期转化治疗手段。

北京清华长庚医院　冯晓彬　黄　鑫　贾　波　蒋卫卫　李晶晶
梁　斌　梁子威　廖　勇　刘德庆　秦蒙蒙
任春晖　唐慕兰　张　琳

案例 13：钇 [⁹⁰Y] 微球注射液应用于 CNLC Ⅲa 期巨块型肝癌的转化治疗

（一）病史简介

患者男性，65 岁。因"右上腹胀痛 1 周"至当地医院就诊，B 超提示肝内巨大混合回声包块，大小 15.6 cm × 10.2 cm。遂来我院治疗。

（二）诊断经过

平素体健，否认"高血压、糖尿病"等慢性病史。入院后检查发现乙型肝炎，开始予以恩替卡韦抗病毒治疗。

体格检查：皮肤巩膜无黄染，腹部平坦，未见腹壁静脉曲张，腹壁柔软，无压痛，无反跳痛，未触及包块，右肋下可触及肝脏，脾脏肋下未触及，胆囊 Murphy 征（−），肝区叩击痛（−），移动性浊音（−），肠鸣音存在。

辅助检查示 PIVKA-Ⅱ：4 222 mAU/mL，AFP：97.83 ng/mL，TBIL：13.9 μmol/L，ALB：45.1 g/L，INR：1.10，HBV-DNA：2.31×10^2 IU/mL。

肝脏增强 MR（图 2-79）：肝右叶巨块型肝癌，门静脉右支及肝右静脉受累；肝硬化；肝内多发小囊肿；胆囊炎，胆囊多发结石。

Child-Pugh 评分：A5；ECOG-PS 评分：0 分。

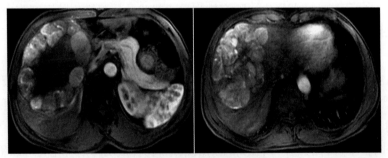

图 2-79　肝脏增强 MR 检查

临床诊断：原发性肝癌（BCLC C 期，CNLC Ⅲa 期）；肝硬化；慢性乙型病毒性肝炎。

（三）MDT 意见

根据《原发性肝癌诊疗规范》（2022 年版）建议，原发性肝癌 CNLC Ⅲa 期患者酌情可考虑 TACE、系统抗肿瘤治疗、手术切除、放疗等治疗手段。

外科评估：患者肿瘤负荷大，伴血管侵犯，一期切除后易复发或因剩余肝体积不足而出现肝功能衰竭，建议降期治疗后再评估是否可手术切除。介入科评估：患者为单个巨块型肝癌，可考虑 TACE、HAIC 及钇 [⁹⁰Y]-SIRT 治疗，钇 [⁹⁰Y]-SIRT 治疗较其他治疗方式更具快速缩瘤优势。肿瘤内科评估：可考虑联合化疗、抗血管生成药物靶向治疗及免疫检查点抑制剂等综合治疗，口服恩替卡韦抗病毒治疗。经 MDT 综合评估，患者接受钇 [⁹⁰Y]-SIRT 局部治疗，联合"信迪利单抗 + 贝伐珠单抗 q3w 静脉滴注"方案进行靶向免疫抗肿瘤治疗，同步抗病毒治疗。

（四）治疗经过

排除相关禁忌证后，患者接受 DSA 和 CBCT 血管造影，精准注射 ⁹⁹ᵐTc-MAA 行 mapping 模拟手术（图 2-80）。腹腔干及肠系膜上动脉造影提示肿瘤由肝左动脉、迷走肝右动脉供血。

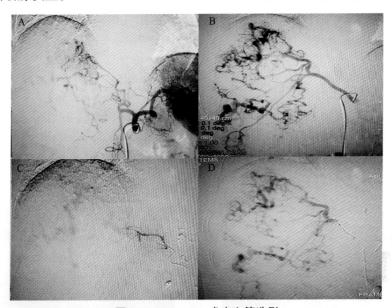

图 2-80　mapping 术中血管造影

DSA 造影示肿瘤主要由肝左动脉分支（A）、迷走肝右动脉（B）供血；采用钢圈对邻近非肿瘤供血肝左动脉分支及胃十二指肠动脉予以保护性栓塞后，超选肝左动脉肿瘤供血分支和迷走肝右动脉，分别注入 1.0、3.0 mCi ⁹⁹ᵐTc-MAA（C、D）

SPECT/CT 平面显像（图 2-81）示肺分流分数 18.3%；结合术中 CBCT 及术前 3D 检查结果，确认右肝灌注区体积 1 987 mL，肿瘤体积 1 566 mL，肝左、右叶非灌注区正常肝体积 625 mL，双肺体积 4 600 mL，TNR=4.0。由于患者右肝灌注区域体积大，为确保肿瘤钇 [⁹⁰Y] 微球注射液注射部位有足够的放射剂量，将肿瘤肝左动脉供血区域 TACE 治疗，对迷走肝右动脉供血区域肿瘤行钇 [⁹⁰Y]-SIRT 治疗。为保护两肺和瘤周正常肝组织不受放射性损害，将目标肿瘤吸收剂量设为 100 Gy。综合考虑，分区模型法计划处方剂量 3.6 GBq，目标肿瘤吸收剂量 100.0 Gy，肺吸收剂量

23.5 Gy，灌注区域正常肝吸收剂量 25.0 Gy。

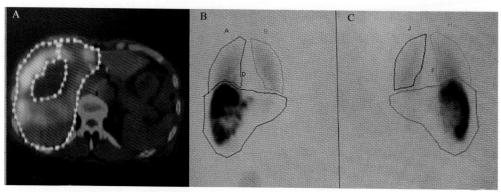

图 2.81 mapping 术后 SPECT/CT 检查

A. 断层扫描见右肝肿瘤 ^{99m}Tc-MAA 聚积良好，无肝外异常分流；B、C. 平面扫描显像示肺分流分数 18.3%

钇 [⁹⁰Y] 微球注射液注射前，先将肿瘤肝左动脉供血区域行 TACE 治疗；微导管置于迷走肝右动脉（图 2-82），与 mapping 术中 ^{99m}Tc-MAA 注射时置管位置（图 2-80D）保持一致。根据预定治疗计划，患者顺利接受 3.6 GBq 钇 [⁹⁰Y] 微球注射液输注，无不良反应，残留率 1%，剂量输注符合预期。钇 [⁹⁰Y] 微球注射液治疗后，PET/CT 扫描验证（图 2-83）。

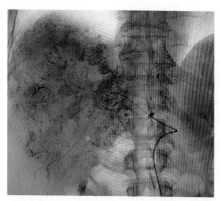

图 2-82 钇 [⁹⁰Y] 微球注射液注射时置管位置

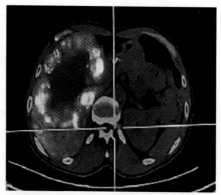

图 2-83 钇 [⁹⁰Y] 微球注射液治疗后 PET/CT 验证

（五）钇 [⁹⁰Y] 微球注射液治疗后随访

患者钇 [⁹⁰Y] 微球注射液治疗前，肝右叶病灶最大截面 14.5 cm×9.7 cm（图 2-79），AFP 97.8 ng/mL，PIVKA-Ⅱ 4 222 mAU/mL；治疗后 1 个月，瘤体缩小至 13.9 cm×9.6 cm（图 2-84A、B），AFP 下降至 39.2 ng/mL，PIVKA-Ⅱ 下降至 1 020 mAU/mL（图 2-85）；治疗后 3 个月，瘤体进一步缩小至 9.5 cm×6.8 cm

（图 2-84C、D），AFP 下降至 8.9 ng/mL，PIVKA-Ⅱ 下降至 51 mAU/mL（图 2-85），患者接受腹腔镜下中肝叶切除 + 胆囊切除 + 肠粘连松解术，术后病理（图 2-86）：肝脏标本 16.6 cm × 13 cm × 6.5 cm，切面可见灰黑色肿块 13 cm × 11 cm × 6 cm，有大量出血坏死，实性、质硬、界清，距肝切缘 0.1 cm。肿块内有 8 cm × 8 cm × 4 cm 大小的空腔，紧贴主瘤可见 2 枚子灶结节，直径为 1.5 cm、1.8 cm；多个剖面广泛取材见有大量出血坏死（坏死率 100%）。胆囊 7 cm × 3.4 cm，壁厚 0.2 ~ 0.6 cm，黏膜粗糙。病理诊断：送检标本各肿块经充分取材，均见大片凝固性坏死，坏死组织内可见散在微球状栓塞剂，以及较大脉管内红色半透明圆球状栓塞剂，未见存活肿瘤细胞，符合肝癌术前综合治疗后坏死性改变，病理完全缓解（pCR）。外科术后 4 个月随访，肿瘤无复发。

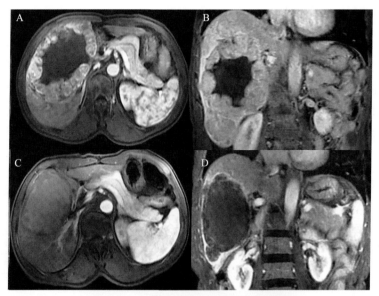

图 2-84　钇 [⁹⁰Y]-SIRT 治疗后 MR 复查

A、B. 钇 [⁹⁰Y] 微球注射治疗后 1 个月，肿瘤缩小，动脉期强化减弱；C、D. 注射后 3 个月，肿瘤持续缩小，动脉期无强化

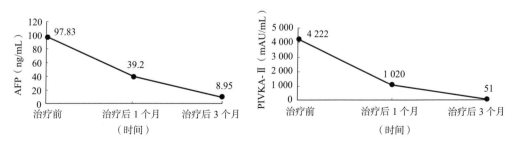

图 2-85　钇 [⁹⁰Y] 微球注射治疗前后 AFP 与 PIVKA-Ⅱ 水平变化

77

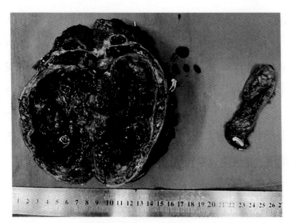

图 2-86　肝部分切除术后中肝叶与胆囊病理标本

（六）案例点评

部分巨块型肝癌患者初诊时，因剩余肝体积不足而不能行一期肝肿瘤切除术，积极转化治疗可使其重获肝癌根治性切除的机会。本案肿瘤体积巨大，LSF 偏高，钇[⁹⁰Y]-SIRT 治疗中灵活联合 TACE 治疗，既确保肿瘤钇[⁹⁰Y]-SIRT 治疗区域达到有效吸收剂量，又避免放射性肺炎的发生。同时，联合靶向免疫治疗提高疗效，使肿瘤快速缩小并成功转化为可外科手术切除。术后病理显示，肿瘤坏死率 100%，符合 pCR。另钇[⁹⁰Y]-SIRT 除具有高效的缩瘤作用外，可使对侧预留肝组织得以再生，提高了大块肝切除的安全性。

海军军医大学第三附属医院东方肝胆外科医院　　葛乃建　黄　剑　王向东　杨业发

案例 14：钇 [⁹⁰Y] 微球注射应用于 CNLC Ia 期原发性肝癌的根治性治疗

（一）病史简介

患者男性，72 岁。因"间断剑突下不适 1 周"至我院门诊就诊，以"冠状动脉粥样硬化性心脏病"收入老年病科。

胸腹部 CT 提示肝左、右叶交界处占位性病变（图 2-87），考虑恶性病变，建议必要时穿刺活检。AFP：2.31 ng/mL，HBsAg（＋），HBcAb（＋），HBV-DNA：< 1 × 10² IU/mL。

个人史：高血压病史 30 余年，血压最高 150/90 mmHg，平素规律口服马来酸左旋氨氯地平片 2.5 mg/ 早，血压控制于 140/90 mmHg 上下，乙型肝炎病史 5 年，规律口服恩替卡韦 0.5 mg 6 个月余。

（二）诊断经过

查体：全身皮肤未见异常，皮肤黏膜无黄染，无蜘蛛痣、肝掌，巩膜无黄染。腹壁静脉无曲张，腹平软，无压痛及反跳痛，未触及包块，肝脾肋下未触及，肝肾区叩击痛（－），移动性浊音（－），肠鸣音未见异常。

PIVKA-Ⅱ：44.75 mAU/mL，TBIL：6.04 μmol/L，ALB：43.42 g/L，INR：0.98。

Child-Pugh 评分：A5；ECOG-PS 评分：0 分。

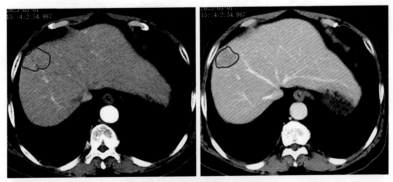

图 2-87　患者入院 CT 检查

临床诊断：原发性肝癌（BCLC A 期，CNLC Ia 期）；慢性乙型病毒性肝炎；冠状动脉粥样硬化性心脏病；高血压 1 级（极高危）；非酒精性脂肪性肝病。

（三）MDT 意见

根据《原发性肝癌诊疗规范》（2022 年版）建议，原发性肝癌 CNLC Ia 期患者视情况可考虑手术切除、消融、肝移植等治疗手段。外科评估意见：患者年龄较大、伴发基础疾病较多（冠状动脉粥样硬化性心脏病、高血压、非酒精性脂肪性肝病），外科切除术及肝移植存在较大风险，若患者家属充分了解并愿承担风险，可考虑上述治疗；超声介入科评估意见：患者病灶位于肝脏左、右叶交界处、紧邻胆囊，如行超声引导下肝肿瘤消融术、可能会造成消融不完全或损伤胆囊，如患者家属同意并愿意承担风险、可尝试相关治疗；介入科评估意见：根据患者目前肝癌分期，首选治疗为手术切除、消融、肝移植等，但目前患者基础疾病较多、肿瘤解剖位置欠佳，2022 年版 BCLC 指南更新对于此类患者如肿瘤最大径 < 8 cm 推荐可行钇 [⁹⁰Y] 微球注射液治疗，因对于此类患者钇 [⁹⁰Y] 微球注射液治疗可达根治性效果，而该患者肿瘤最大径为 3.9 cm，既往相关研究中钇 [⁹⁰Y] 微球注射液治疗较其他治疗方式相比具有快速缩瘤优势，同时辅以替诺福韦抗病毒治疗。经 MDT 综合评估，患者接受钇 [⁹⁰Y] 微球注射液治疗，同时进行替诺福韦抗病毒治疗。

（四）治疗经过

排除相关禁忌证后，患者接受血管造影与 ⁹⁹ᵐTc-MAA 注射模拟手术（mapping）。

mapping 术中造影（图 2-88）结果提示，肿瘤主要由肝右动脉 S8 段供血，疑似肝中动脉 S4 段分支参与供血，SMA、RA 无异常供血。考虑到由 S4 段进行钇 [⁹⁰Y] 微球注射液治疗可能存在风险，因此用 2 枚微钢圈栓塞 S4 段分支动脉，向肝右动脉 S8 段供血动脉注入 3 mCi ⁹⁹ᵐTc-MAA。术后 1 h 内患者完成 SPECT/CT 扫描，提示右肝肿瘤聚集良好，未见肝外异常分流（图 2-89）。

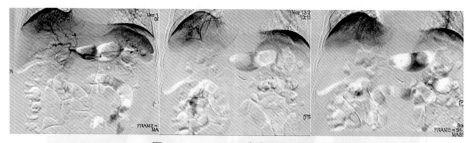

图 2-88　mapping 术中 DSA 检查

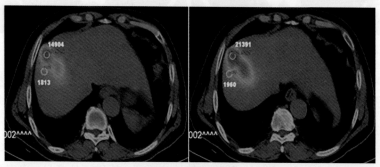

图 2-89　mapping 术后 SPECT/CT 检查

SPECT 平面显像提示肺分流分数 2.55%，结合术中 CBCT 及 SPECT/CT 检查结果，确认右肝灌注区体积 234.964 mL，肿瘤体积 27.591 mL，肝左、右叶非灌注区正常肝体积 1 510.225 mL，双肺体积 2 403 mL，TNR=5.21。计划进行放射性肝段毁损治疗，同时应着重考虑保护正常肝吸收剂量不超过 40 Gy，肺吸收剂量不超过 20 Gy。综合考虑，计划处方剂量 0.3+0.1 GBq，目标肿瘤吸收剂量 200 Gy，肺吸收剂量 0.5 Gy，灌注区域正常肝吸收剂量 38.5 Gy。

钇 [^{90}Y] 微球注射液注射时，微导管置于肝右动脉，与 mapping 术中 ^{99m}Tc-MAA 注射时置管位置保持一致。根据预定的治疗计划，患者实际顺利接受 0.3+0.1 GBq 钇 [^{90}Y] 微球注射液输注，残留率 47.4%，剂量输注符合预期。

完成钇 [^{90}Y] 微球注射液输注后，SPECT/CT 提示钇 [^{90}Y] 微球在肿瘤内分布良好，基本与 ^{99m}Tc-MAA 模拟分布一致，符合预期（图 2-90）。术中及术后患者无不良反应，第 2 天患者出院。

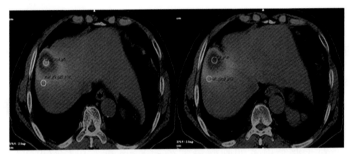

图 2-90　钇 [^{90}Y] 微球注射液注射后 SPECT/CT 检查

（五）术后随访（图 2-91、图 2-92）

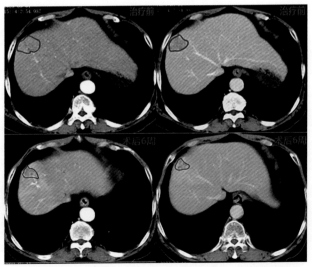

图 2-91　钇 [^{90}Y] 微球注射液治疗前、术后 6 周、术后 3 个月 CT 检查

81

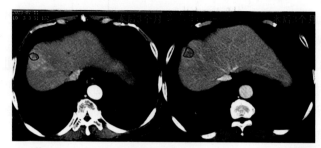

图 2-91　钇 [⁹⁰Y] 微球注射液治疗前、术后 6 周、术后 3 个月 CT 检查（续）

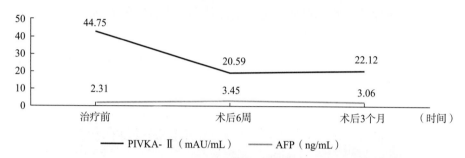

图 2-92　钇 [⁹⁰Y] 微球注射液治疗前后血清 PIVKA-Ⅱ 与 AFP 水平变化

（六）案例点评

　　根治性治疗（切除、移植、消融）是肝癌患者获得长期生存最重要的手段，患者虽处于癌症早期，但目前患者基础疾病较多、肿瘤解剖位置欠佳，2022 年版 BCLC 指南更新对于此类患者如肿瘤最大径 < 8 cm 推荐可行钇 [⁹⁰Y] 微球注射液治疗达根治性效果。

西安国际医学中心医院　白　苇　韩国宏　李　冰　王　喆　袁　洁

案例 15：钇 [⁹⁰Y] 微球注射液应用于 CNLC Ⅱb 期原发性肝癌的降期治疗

（一）病史简介

患者男性，38 岁。因"自感泡沫尿"，至当地医院门诊就诊。

胸腹部 CT 提示肝区多发低密度影。2023 年 1 月 15 日至 18 日在外院治疗，期间查上腹部 MR，提示肝右叶占位，肝癌伴少许出血，肝右叶小囊肿，左肾切除后表现。AFP：3 860 ng/mL，HBsAg（＋）、HBeAg（＋）、HBcAb（＋）。

个人史：10 年前因外伤行左肾切除，有输血史；本次发病后当地医院检查发现乙型肝炎小三阳，口服替诺福韦抗病毒治疗。

（二）诊断经过

入院行 CT 及 MR 检查（图 2-93），提示右肝巨块型肝癌伴瘤内少量出血，周围多发子灶，门静脉右支及肝右静脉受累显影不清，肝硬化，脾大。平素体健，否认"高血压、糖尿病"等慢性病史，本次发病后当地医院检查发现乙型肝炎，尚未正规治疗。

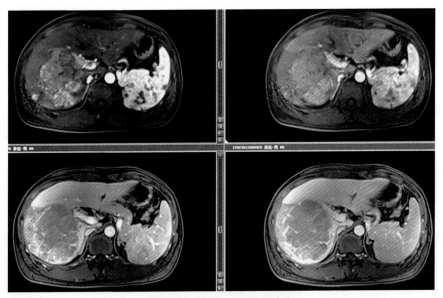

图 2-93　患者入院 MR 检查

查体皮肤巩膜无黄染，腹部平坦，左中腹手术瘢痕，未见腹壁静脉曲张，腹壁柔软，无压痛，无反跳痛，未触及包块，肝脾肋下未触及，胆囊 Murphy 征（－），肝区叩击痛（－），移动性浊音（－），肠鸣音存在。

PIVKA-Ⅱ：6 381.2 mAU/mL，AFP：4 710 ng/mL，TBIL：10.5 μmol/L，ALB：41.9 g/L，INR：1.07，HBV-DNA：1.66×10^2 IU/mL。

Child-Pugh 评分：A5；ECOG-PS 评分：0 分。

临床诊断：原发性肝癌（BCLC B 期，CNLC Ⅱ b 期）；肝硬化，慢性乙型病毒性肝炎；左肝切除术后。

（三）MDT 意见

该患者肿瘤负荷大，周围多发子灶，并门脉右支及肝右静脉侵犯，切除术后容易复发转移，建议行肿瘤学转化治疗降低复发率，转化治疗方案可以选择钇 [⁹⁰Y] 微球注射液治疗，钇 [⁹⁰Y] 微球注射液治疗有强效缩瘤、增大余肝、控制血管内癌栓、较小不良反应的作用。

（四）治疗经过

排除相关禁忌证后，患者接受血管造影与 ⁹⁹ᵐTc-MAA 注射模拟手术（mapping）。

mapping 术中造影（图 2-94）结果提示，肿瘤主要由肝右动脉供血，右膈下动脉参与供血，SMA、RA 无异常供血。考虑到由膈下动脉进行钇 [⁹⁰Y] 微球注射液治疗可能存在风险，因此仅向肝右动脉注入 5 mCi ⁹⁹ᵐTc-MAA。术后 1 h 内患者完成 SPECT/CT 扫描。

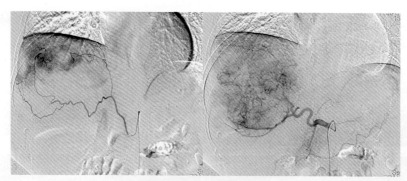

图 2-94　mapping 术中 DSA 检查

SPECT 平面显像（图 2-95）提示肺分流分数 7%，结合术中 CBCT 及 SPECT/CT 检查结果，确认右肝灌注区体积 1 197 mL，肿瘤体积 790 mL，肝左右叶非灌注区正常肝体积 1 058 mL，双肺体积 2 548 mL，TNR=1.94。计划进行放射性肝叶切除治疗，由于患者肺体积较小，因此对于该患者，应着重考虑保护肺吸收剂量不超过 30 Gy，谨慎起见本案例考虑将肺吸收剂量设定在 20 Gy 以下。综合考虑，计划处方剂量 4.66 GBq。

钇 [⁹⁰Y] 微球注射液注射时，微导管置于肝右动脉，与 mapping 术中 ⁹⁹ᵐTc-MAA 注射时置管位置保持一致。根据预定的治疗计划，患者顺利接受 4.66 GBq 钇 [⁹⁰Y]

微球注射液输注。

完成钇 [^{90}Y] 微球注射液输注后,SPECT/CT 提示钇 [^{90}Y] 微球在肿瘤内分布良好,基本与 ^{99m}Tc-MAA 模拟分布一致,符合预期(图 2-96)。术中及术后患者无不良反应,第 7 天患者出院。

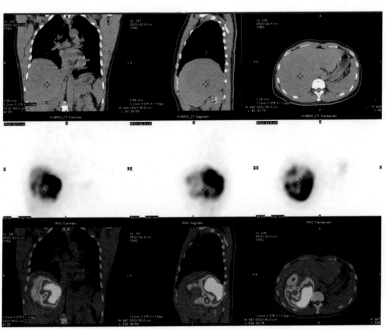

图 2-95　mapping 术后 SPECT/CT 检查

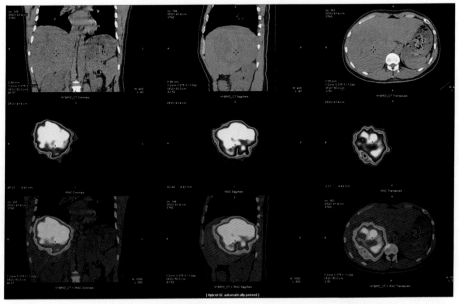

图 2-96　钇 [^{90}Y] 微球注射液注射后 SPECT/CT 检查

（五）术后随访（图 2-97、图 2-98）

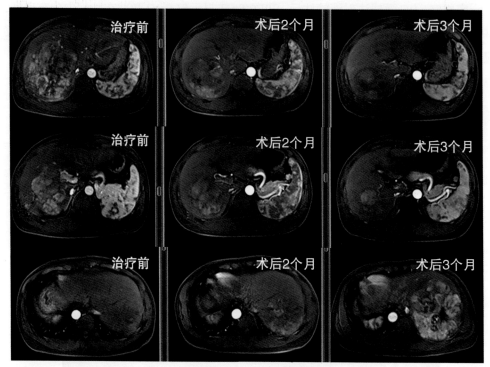

图 2-97　患者 MR 检查

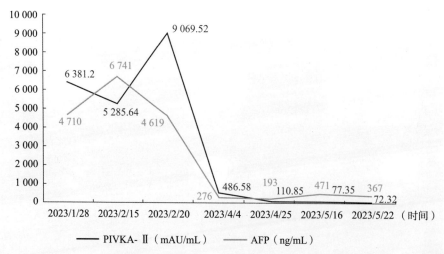

图 2-98　钇 [⁹⁰Y] 微球注射液治疗前后血清 PIVKA-Ⅱ与 AFP 水平变化

患者于 2023 年 6 月 14 日接受右半肝＋胆囊切除，标本（图 2-99）病理检查结果示：肝组织大小 18 cm×8 cm×9 cm，被膜表面隆起，距离肝实质切缘 1 cm 肝切面见肿物灶，肿物大小 7 cm×7 cm×6 cm，界限不清，切面灰黄色，质硬，未见出血，可见坏死，肿物未累及肝被膜、胆管、血管。距离周围 0.5 ~ 0.7 cm，见灰黄色结节多枚，最大径 0.8 ~ 1 cm，质硬，部分坏死。切除组织病理检查结果显示，肿瘤坏死率 90%，未见肝静脉、门静脉主要分支侵犯，未见小血管侵犯。

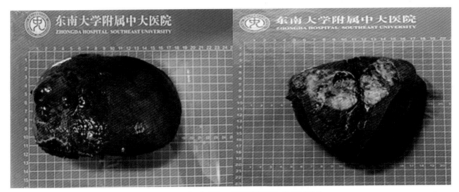

图 2-99　右半肝 + 胆囊切除术后标本

（六）案例点评

外科治疗是肝癌患者获得长期生存最重要的手段，对于肿瘤巨大同时合并多发子灶及血管侵犯，直接手术切除，术后复发率较高，预后差、根据中国肝癌转化治疗专家共识建议需要进行肿瘤学转化治疗。钇 [⁹⁰Y] 微球注射液高效的缩瘤作用和良好的安全性，同时也可提高病理学完全坏死率，是病变局部控制的优选方案，为肝癌转化治疗提供了新的较好的选择。

东南大学附属中大医院　程张军　杜瑞杰　刘加成　张　磊　朱海东

案例 16：钇 [90Y] 微球注射液应用于 CNLC Ⅲa 期原发性肝癌的降期治疗

（一）病史简介

患者男性，65 岁。因"发现肝脏占位 3 个月"就诊。

患者 3 个月前体检发现肝占位，无恶心、呕吐，无腹胀、腹痛，无发热、寒战，无皮肤巩膜黄染等不适，就诊于外院，影像检查明确诊断为肝恶性肿瘤，给予介入、靶向、免疫等综合治疗，现患者为行钇 [90Y] 微球注射液治疗评估入院。

（二）诊断经过

入院行 CT 及 MR 检查（图 2-100），提示右肝见低密度肿块影，86 mm × 91 mm，边界清楚，内见斑片状碘油沉积，增强扫描肿瘤实质轻度不均匀强化，门静脉右支及门脉主干见低密度充盈缺损影，轻度不均匀强化，门脉主干周围可见增多、迂曲血管影。增强扫描肝内另见多发低密度结节影，大者位于肝 S2 段，14 mm × 19 mm，增强扫描病灶边缘见强化。肝内外胆管无扩张。胆囊不大，壁增厚，腔内未见异常密度影。肝固有动脉、胃－十二指肠动脉起自肝总动脉，肝总动脉、脾动脉及胃左动脉起自腹腔干。门静脉海绵样改变。乙型病毒性肝炎多年，口服恩替卡韦治疗；高血压病，血压最高 180/100 mmHg，平素口服药物治疗，血压控制可；2 型糖尿病，应用胰岛素注射治疗，平素血糖控制可。

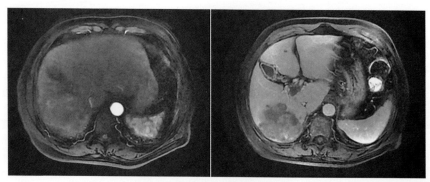

图 2-100　患者入院 MR 检查

查体：全身皮肤及巩膜无黄染。腹部外形平坦，未见胃肠型及蠕动波，腹部触诊柔软，无压痛、反跳痛及肌紧张，无液波震颤，无振水声。腹部未触及包块，肝脾肋下未触及，胆囊未触及，Murphy 征（－）。肝区叩击痛阴性，脾区叩击痛阴性，双侧肾区叩痛阴性，移动性浊音阴性。听诊肠鸣音正常，4 次 /min，无气过水声，无血管杂音。

ALT：20.4 U/L，AST：24.7 U/L，TBIL：8.2 μmol/L，DBIL：4.2 μmol/L，TP：73.6 g/L，ALB：41.4 g/L，AFP：24.22 ng/mL，PIVKA-Ⅱ：27.31 mAU/mL，HBV-DNA：1.12×10^3 IU/mL。

Child-Pugh 评分：A5；ECOG-PS 评分：0 分。

临床诊断：原发性肝癌（BCLC C 期，CNLC Ⅲa 期）、2 型糖尿病、高血压病 3 级、慢性乙型病毒性肝炎、肝硬化、门静脉海绵样变、门静脉瘤栓。

（三）MDT 意见

根据《原发性肝癌诊疗规范》（2022 年版）建议，原发性肝癌 CNLC Ⅲa 期患者视情况可考虑 TACE、系统抗肿瘤治疗、手术切除、放疗等治疗手段。外科评估意见：患者肿瘤负荷大，伴血管侵犯，建议降期治疗后再评估切除可能；介入科评估意见：患者可考虑 TACE、HAIC 及钇［⁹⁰Y］微球注射液治疗，其中钇［⁹⁰Y］微球注射液治疗较其他治疗方式相比具有快速缩瘤优势；肿瘤内科评估意见：患者可考虑抗血管生成靶向治疗联合免疫检查点抑制剂治疗，同时辅以抗病毒治疗。经 MDT 综合评估，患者接受钇［⁹⁰Y］微球注射液治疗，继续抗病毒治疗，并在术后联合"仑伐替尼 + 信迪利单抗"方案进行综合治疗。

（四）治疗经过

排除相关禁忌证后，患者接受血管造影与 ⁹⁹ᵐTc-MAA 注射模拟手术（mapping）。

mapping 术中造影（图 2-101）结果提示，肿瘤主要由肝右动脉供血，无其他异常供血，分别向肝右前动脉和肝右后动脉注入 2.5 和 2.5 mCi ⁹⁹ᵐTc-MAA。术后 1 h 内患者完成 SPECT/CT 扫描（图 2-102）。

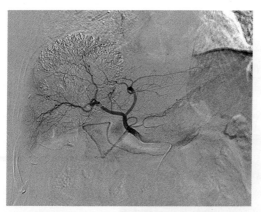

图 2-101　mapping 术中 DSA 检查

根据 ⁹⁹ᵐTc-MAA 模拟评估及术前三维影像精准评估：右肝病灶示踪剂明显聚集，右肝病灶 T/N 为 15.2，余腹部肝外脏器未见示踪剂聚集。肺 / 肝分流率为 7.3%。总肝体积（包含肿瘤）1 651.00 mL，左半肝体积（包含肿瘤）820.1 mL，右半肝体积（包含肿瘤）830.9 mL，左半肝肿瘤体积（包含坏死区）2.3 mL，左半肝坏死区 2.3 mL，右半肝肿瘤体积（包含坏死区）314.3 mL，右半肝坏死区 155.2 mL。计算使用活度 1.1 GBq（右前肝动脉 0.3 GBq，右后肝动脉 0.8 GBq）。

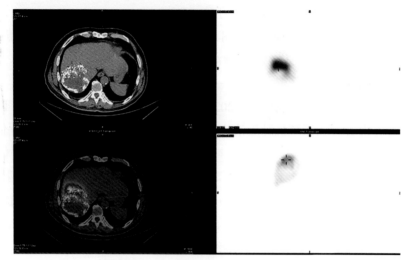

图 2-102　mapping 术后 SPECT/CT 检查

钇 [^{90}Y] 微球注射液注射时，微导管置于肝右前动脉和肝右后动脉，与 mapping 术中 ^{99m}Tc-MAA 注射时置管位置保持一致。根据预定的治疗计划，患者顺利接受 1.1 GBq 钇 [^{90}Y] 微球注射液输注，残留率 5%，剂量输注符合预期。

完成钇 [^{90}Y] 微球注射液输注后，SPECT/CT 提示钇 [^{90}Y] 微球在肿瘤内分布良好，基本与 ^{99m}Tc-MAA 模拟分布一致，符合预期（图 2-103）。术中及术后患者无不良反应，第 2 天患者出院。

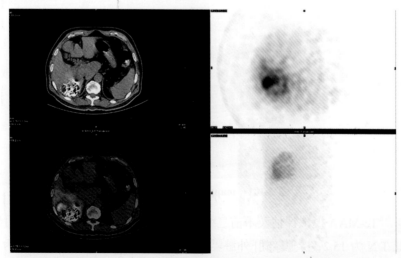

图 2-103　钇 [^{90}Y] 微球注射液治疗后 SPECT/CT 检查

（五）术后随访（图 2-104、图 2-105）

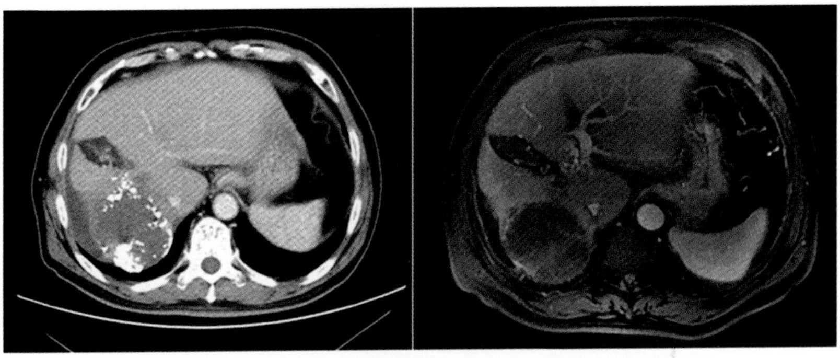

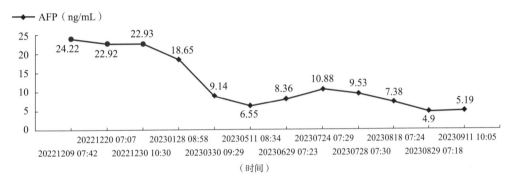

图 2-104　钇 [⁹⁰Y] 微球注射液治疗术后 6 个月 CT/MR 检查

图 2-105　钇 [⁹⁰Y] 微球注射液治疗前后 AFP 水平变化

患者于术后半年接受右半肝切除术＋胆囊切除术＋门静脉切除重建术，标本病理检查结果示：（右半肝）综合治疗后手术切除标本，坏死性瘤床大小 9.5 cm×8 cm×7 cm，未见健活肿瘤细胞残余，瘤周纤维组织增生，慢性炎细胞浸润，泡沫样组织细胞聚集，含铁血黄素沉积，符合治疗后改变。微血管内癌栓（MVI：M0）；未见神经侵犯；未见卫星灶；肿瘤推挤肝脏被膜，未侵犯。肝脏切缘及肝断面血管切缘未见癌浸润。周围肝组织呈缺血性改变，可见肝板萎缩消失，肝窦扩张充血，细小胆管增生，伴慢性炎细胞浸润。局灶肝被膜外见少许肾上腺组织。（门静脉癌栓）血管壁组织，腔内见坏死栓子，并见胆管及动脉。（肝静脉癌栓）血管壁组织，腔内见坏死栓子，部分栓子钙化。

（六）案例点评

一些肿瘤负荷比较重、病变分布范围比较广的患者，开始评估不适合采用钇 [⁹⁰Y] 微球注射液治疗。前期采用系统的靶向免疫，联合局部 TACE，病变得到了一定的控制后，再评估可以采用钇 [⁹⁰Y] 微球注射液治疗。该患者主干有癌栓，门静脉主干得到了比较好的控制，但是出现了门静脉海绵样变性。患者通过钇 [⁹⁰Y] 微球注射液治疗后病变得到了非常好的控制，成功转化降期为可以手术切除。后来通过 MDT 讨论，认为可以手术，最后使用了手术治疗，得到了比较好的临床治愈机会。这个病例也验证了我们中心提出的阶梯式降期转化的策略，是可以让一些比较偏晚的患者，得到钇 [⁹⁰Y] 微球注射液治疗的机会，从而让这些患者得到最大的生存获益。

北京清华长庚医院 冯晓彬　张　琳　黄　鑫　廖　勇　梁　斌

梁子威　刘德庆　李晶晶　贾　波　秦蒙蒙

任春晖　唐慕兰　蒋卫卫

案例 17: 钇 [⁹⁰Y] 微球注射液放射性肝段消融联合靶向免疫治疗肝癌

（一）病史简介

患者，男性，38 岁，因"发现肝脏恶性肿瘤 10 个月，综合治疗后 7 个月"于 2023 年 05 月 16 日就诊我院。

现病史：患者于 2022 年 7 月因进食后腹胀感，大便稀烂，伴尿黄，无畏寒、发热、腹痛、嗳气、反酸，无呕吐，无黑便等不适，期间未行诊治。2022 年 8 月 11 日中山市东凤人民医院上部 MR 示"肝脏多发占位"，2022 年 8 月 23 日东南大学附属中大医院查 AFP 为 557 ng/mL。2022 年 8 月 24 日腹部 MR 增强示"肝右前叶及膈顶处多个富血供占位，考虑原发性多发肝细胞肝癌"。2022 年 9 月于广州复大肿瘤医院行肝脏肿瘤穿刺活检＋不可逆电穿孔消融术，病理提示肝细胞性肝癌，中分化。2022 年 9 月 28 日行肝癌 HAIC，具体方案为奥沙利珀 150 mg+ 氟尿嘧啶 3.0 g+ 亚叶酸钙 0.6 g，因治疗后腹痛及呕吐症状明显，患者未继续行化疗，于 2022 年 12 月 8 日、2022 年 12 月 29 日、2023 年 1 月 17 日、2023 年 1 月 17 日、2023 年 2 月 11 日、2023 年 3 月 6 日、2023 年 3 月 27 日、2023 年 4 月 18 日口服仑伐替尼 8 mg qd ＋替雷利珠单抗 0.2 g q3w 免疫治疗。2023 年 5 月 9 日改用口服多纳非尼 0.2 g 2 次 /d（bid）＋替雷利珠单抗 0.2 g 治疗。现患者为进一步治疗入院，门诊以"肝恶性肿瘤"收入我科。患者自病来，精神、食欲、睡眠一般，大小便正常，体重无明显变化。

既往史：发现乙型肝炎 30 余年，无高血压、糖尿病，无外伤、手术等病史。

个人史、婚育史、家族史无特殊。

（二）诊断经过

患者入院后完善相关检查：

专科查体：皮肤巩膜无黄染，腹稍平坦，腹壁表浅静脉无扩张，未见胃型、肠型及蠕动波。腹肌软，全腹无压痛和反跳痛，未触及肿块，Murphy 征（－）。

2023 年 5 月 16 日腹部增强 CT+CTA（图 2-106）：影像表现为肝脏轮廓光滑，比例正常，肝左右叶交界区可见多发结节状、团片状低密度影，主要分布于肝 S4、S5，较多病灶边界清晰，且增强扫描未见明显强化，范围 4.0 cm×2.4 cm；肝 S4 病灶可见密度欠均匀，大小 3.5 cm×3.6 cm，增强呈"快进快出"强化，内见少许小片状无强化区；门静脉及肝静脉增强后未见明显异常。肝内外胆管未见扩张，胆囊形态正常，其内未见异常密度影。胃内较多内容物；胰腺、脾脏及所见双肾、肾上腺形态正常，右肾中盏可见点状致密影；左肾上分可见小圆形无强化低密度影，直径约 0.2 cm；余平扫及增强未见明显异常密度影。腹膜后及大血管旁未见明显肿大淋巴结。诊断结果：肝内多发不强化低密度灶，考虑肿瘤治疗后液化坏死，肝 S4 强化结节，考虑肝癌；右肾小结石；左肾小囊肿；上腹部 CTA 未见明显异常。

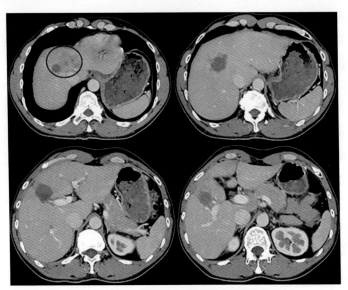

图 2-106　患者入院增强 CT 检查

肝 S4 病灶可见密度欠均匀，大小约 3.5 cm×3.6 cm，增强呈"快进快出"强化，内见少许小片状无强化区，肝 S4、S5，较多病灶边界清晰，且增强扫描未见明显强化，范围约 4.0 cm×2.4 cm

血常规示白细胞：$6.40×10^9$/L，血小板：$128×10^9$/L，红细胞：$4.78×10^{12}$/L，血红蛋白：136 g/L。

血生化示 ALT/AST：24/28 U/L，ALB：38.1 g/L，TBIL：17.2 μmol/L。

病毒及肿瘤标志物：AFP 253.24 ng/mL，HBsAg（＋），HBcAb（＋），HBeAb（＋），丙肝抗体定量（－）。

Child-Pugh 评分：A 级；ECOG-PS 评分：0 分。

临床诊断：肝恶性肿瘤（BCLC B 期，CNLC Ⅱb 期）。

（三）MDT 意见

根据《原发性肝癌诊疗规范》（2022 年版）建议，原发性肝癌 CNLC Ⅱb 期患者视情况可考虑 TACE、系统抗肿瘤治疗、手术切除等治疗手段。外科评估意见：患者肿瘤多发，既往行介入治疗后副作用大，经靶向免疫治疗后多个肿瘤已失去活性，目前仅 S4 肿瘤有活性表现，可行手术切除治疗，但患者因既往行介入手术治疗疼痛较重，对手术治疗极为恐惧，不愿意接受手术治疗。可使用钇 [^{90}Y] 微球注射液行肝段消融，既可覆盖杀灭 S4 段有活性肿瘤，又可覆盖肿瘤坏死区域，避免肿瘤复燃。介入科及核医学科会诊评估意见：患者可考虑 TACE、HAIC、手术切除及钇 [⁹⁰Y] 微球注射液治疗，因患者对 TACE、HAIC 及手术切除拒绝，钇 [⁹⁰Y] 微球注射液治疗疼痛及不良反应发生率较低，可作为优选方法。肿瘤内科评估意见：患者目前行介入及靶向免疫治疗后多个肿瘤已坏死，CT 未见明显活性表现，可使用钇 [⁹⁰Y] 微球注射液行肝段消融，对肿瘤有活性部分进行治疗，并预防肿瘤坏死区域出现复发现象。经 MDT 综合评估，患者接受钇 [⁹⁰Y] 微球注射液治疗，并在术后继续联合靶向免疫行综合治疗。

（四）治疗经过

排除相关禁忌证后，患者接受血管造影与 ⁹⁹ᵐTc-MAA 注射模拟手术（mapping）。

mapping 术中造影结果提示，肝左及肝右动脉部分分支稍增粗迂曲，肝动脉期可见多个斑片状肿块染色，门静脉显影尚可；利用同轴微导管（ASAHI）技术依次超选至肝右动脉二分支及肝左动脉一分支血管，再次造影确认供血动脉后；经微导管依次注入 ⁹⁹ᵐTc-MAA 1、2、2 mCi（注射时间 9:04、9:27、9:41），注射过程顺利。术后 1 h 内患者完成 SPECT/CT 扫描（图 2-107）。

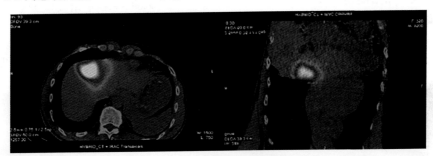

图 2-107　mapping 术后 SPECT/CT 检查

提示非目标治疗肝脏组织放射性浓聚少，余肝体积足够

平面显像（图 2-108）提示肺分流分数 4.7%，结合术中 CBCT 及 SPECT/CT 检查结果，确认肝灌注区体积 60.7 mL，肿瘤体积 22.8 mL，肝左右叶非灌注区正常肝体积 1 217.5 mL，双肺体积 3 133.6 mL，TNR=2.9。计划进行放射性肝段切除治疗。综合考虑，计划处方剂量 0.3 GBq，目标肿瘤吸收剂量 400 Gy，肺吸收剂量 0.8 Gy，灌注区域正常肝吸收剂量 137.9 Gy。

利用同轴微导管（ASAHI）技术超选至肝右动脉二分支及肝左动脉一分支血管，造影确认供血动脉后，与此前 mapping 图像对比，确定导管头端位置一致后；经微导管分别序贯以 0.3、0.2、0.3 GBq 钇 [⁹⁰Y] 微球注射液混悬液。术后继续予仑伐替尼 8 mg qd+ 替雷利珠单抗 200 mg 每 21 天 1 次（q21d）行靶向免疫治疗。

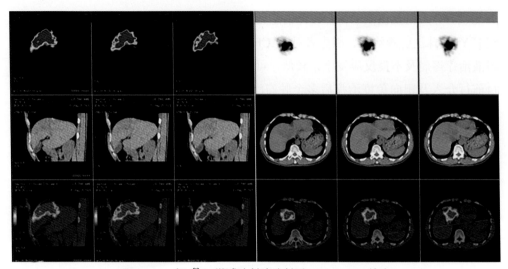

图 2-108　钇 [⁹⁰Y] 微球注射液注射后 SPECT/CT 检查

提示肝左右叶交界区结节、肿块放射性浓聚，考虑钇 [⁹⁰Y] 树脂微球分布

（五）术后随访

肝内见多个类圆形异常信号灶，边界清晰，较大者大小 3.1 cm×2.5 cm，T_1WI 呈高低混杂信号，T_2WI 呈等 – 稍高信号，DWI 未见弥散受限，增强扫描未见明显强化（图 2-109）。

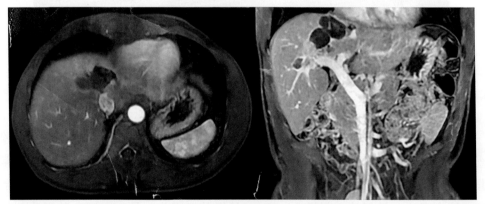

图 2-109　钇 [⁹⁰Y] 微球注射液术后 3 个月增强 MR 检查

肝左右叶交界区多发稍低密度结节、团块影，病灶中心区域糖代谢稀疏，边缘区域糖代谢稍增高，考虑治疗后炎性反应性改变（图 2-110）。

肿瘤指标变化情况见图 2-111。

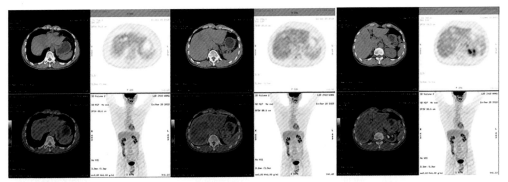

图 2-110　钇 [^{90}Y] 微球注射液治疗术后 4 个月 PET/CT 检查

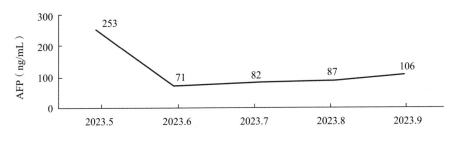

图 2-111　AFP 指标变化情况

（六）案例点评

综合治疗是肝癌患者获得长期生存的重要手段，经过积极治疗后好转的患者，应该及时采取手术切除等治愈性治疗方法，该患者对肝内局部活性病灶控制采用放射性肝段消融，取得了肝脏肿瘤完全缓解。对于一些没有外科切除手术的适应证，并且经过介入、化疗、靶向免疫治疗后效果欠佳的患者，钇 [^{90}Y] 微球注射液具有的强效缩瘤效果，可以应用放射性肝段消融作用，使肿瘤完全坏死，达到类似射频消融的疗效，并且具有良好的安全性和舒适性，以极少的不适带来较好的肿瘤治疗效果，在患者条件许可时值得选用。

暨南大学附属第一医院　曹明溶　程　勇　弓　健　李　强
　　　　　　　　　　　　李承志　刘康寿　刘玉龙　相乐阳

案例 18：钇 [⁹⁰Y] 微球注射液应用于 CNLC Ⅱb 期多发性肝癌的转化治疗

（一）病史简介

患者男性，39 岁。因"体检 B 超发现肝占位 3 周"入院。

（二）诊断经过

平素体健，否认"高血压、糖尿病"等慢性病史。本次发病检查发现乙型肝炎，即开始规律口服恩替卡韦抗病毒治疗。

体格检查：皮肤巩膜无黄染，腹部平坦，未见腹壁静脉曲张，腹壁柔软，无压痛，无反跳痛，未触及包块，右肋下可触及肝脏，脾脏肋下未触及，胆囊 Murphy 征（－），肝区叩击痛（－），移动性浊音（－），肠鸣音存在。

辅助检查示 PIVKA-Ⅱ：393 mAU/mL，AFP：1 178 ng/mL，TBIL：20.6 μmol/L，ALB：47.6 g/L，INR：1.00，HBV-DNA：1.32×10^2 IU/mL。

肝脏增强 MR（图 2-112）：肝右叶下段块状型肝癌，伴右肝内多发子灶形成，最大病灶 9.4 cm × 7.4 cm，血供丰富。

Child-Pugh 评分：A5；ECOG-PS 评分：1 分。

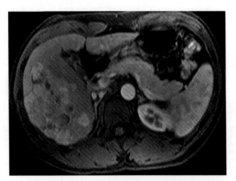

图 2-112　肝脏增强 MR 检查

提示肝右叶下段块状型肝癌伴右肝内多发子灶

临床诊断：原发性肝癌（BCLC B 期，CNLC Ⅱb 期）；肝硬化；慢性乙型病毒性肝炎。

（三）MDT 意见

根据《原发性肝癌诊疗规范》（2022 年版）建议，原发性肝癌 CNLC Ⅱb 期患者可酌情考虑 TACE、系统性抗肿瘤及手术切除等治疗。

外科评估：患者肿瘤巨大，伴多发子灶，外科术后易复发转移，影响预后。建议转化治疗后再评估外科切除的可能性。介入科评估：可考虑 TACE、HAIC 及钇 [⁹⁰Y]-SIRT 治疗。肿瘤多发但局限于肝脏右叶，采用钇 [⁹⁰Y]-SIRT 治疗较其他治疗方式更具快速缩瘤优势。肿瘤内科评估：可考虑联合化疗和抗血管生成靶向治疗，继续恩替卡韦抗病毒治疗。经 MDT 综合评估，患者接受钇 [⁹⁰Y]-SIRT 治疗，同时口服"仑伐替尼"靶向综合治疗和恩替卡韦抗病毒治疗。

（四）治疗经过

排除相关禁忌证后，患者接受 DSA 和 CBCT 血管造影，精准注射 ⁹⁹ᵐTc-MAA 行 mapping 模拟手术（图 2-113）。

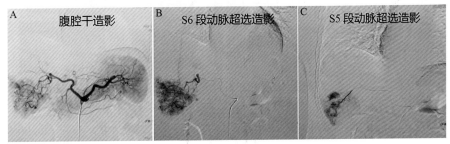

图 2-113　mapping 术中血管造影

A. 腹腔干 DSA 造影，B、C. 明确肿瘤由肝右动脉 S6、S5 段分支供血，分别注入 2.0、1.0 mCi ⁹⁹ᵐTc-MAA

SPECT/CT 平面显像（图 2-114）示肺分流分数 26.0%；结合术中 CBCT 及术前 3D 检查结果，确认右肝灌注区体积 446.5 mL，肿瘤体积 207.3 mL，肝左右叶非灌注区正常肝体积 794 mL，双肺体积 3 354 mL，TNR=4.26。分区模型法计划处方剂量 1.3 GBq（其中 S6 段为 0.8 GBq、S5 段为 0.5 GBq），目标肿瘤吸收剂量 150.0 Gy，肺吸收剂量 8.8 Gy，灌注区域正常肝吸收剂量 34.9 Gy。

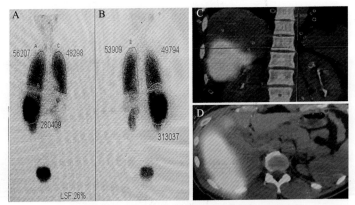

图 2-114　mapping 术后 SPECT/CT 检查

A、B. 平面扫描示 LSF 26%；C、D. 断面扫描示右肝肿瘤 ⁹⁹ᵐTc-MAA 聚积良好，未见肝外异常分流

钇 [⁹⁰Y] 微球注射液注射时，微导管置于肝右动脉分支，与 mapping 术中 ⁹⁹ᵐTc-MAA 注射时置管位置（图 2-113）保持一致。根据预定的治疗计划，患者顺利接受 1.3 GBq 钇 [⁹⁰Y] 微球注射液输注，残留率 6%，剂量输注符合预期。钇 [⁹⁰Y] 微球注射液治疗后，PET-CT 扫描验证（图 2-115）。

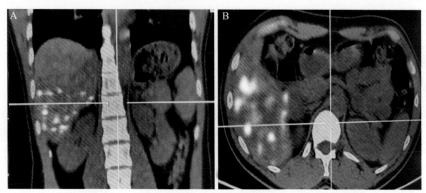

图 2-115　钇 [⁹⁰Y] 微球注射液注射后 PET/CT 验证

A. 影像冠状面与 B. 横断面示微球在肿瘤内分布良好，与 ⁹⁹ᵐTc-MAA 模拟基本一致，符合预期

（五）钇 [⁹⁰Y]-SIRT 随访

患者接受钇 [⁹⁰Y]-SIRT 治疗后，疗效十分显著（图 2-112、图 2-116、图 2-117）。治疗前，肝右叶最大病灶 9.4 cm × 7.4 cm，AFP：1 178 ng/mL；治疗后 1.5 个月，肿瘤体积缩小至 7.2 cm × 4.0 cm，AFP 下降至 7.1 ng/mL；治疗后 3 个月，瘤体缩小至 5.9 cm × 4.9 cm，AFP 下降至 1.6 ng/mL，患者接受右肝肿瘤切除 + 胆囊切除术。术后病理：右肝脏标本 16 cm × 12 cm × 8 cm，切面可见灰白暗红色肿块 7 cm × 5 cm × 4.5 cm，界清，有出血坏死，实性，质硬，肿瘤距肝切缘 2.3 cm。主瘤旁子灶 1 枚，大小 2 cm × 1.8 cm；距主瘤 1.8 cm 见子灶 1 枚，大小 1.5 cm × 1 cm；距主瘤 6.5 cm 见子灶 2 枚，直径 0.7 cm、0.8 cm。胆囊 8 cm × 3 cm，壁厚 0.2 cm ～ 0.3cm，黏膜粗糙。

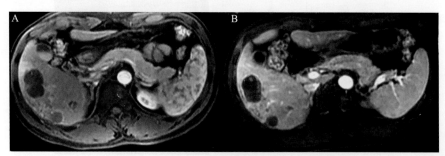

图 2-116　钇 [⁹⁰Y]-SIRT 治疗后肝脏增强 MR 复查

A. 术后 1.5 个月；B. 术后 3 个月，肿瘤体积逐步缩小，血供明显减弱

主瘤可见大片凝固性坏死，存活肿瘤约占 50%；主瘤旁子灶基本为凝固性坏死；主瘤旁 1.8 cm 子灶见存活肿瘤细胞 80%；距主瘤 6.5 cm 子灶见存活肿瘤细胞 60%。病理诊断：肝细胞癌，粗梁型，Ⅲ级，MVI ＝ M2。术后随访至今约 6 个月无复发。

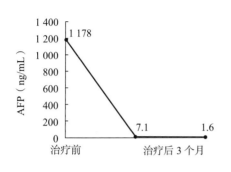
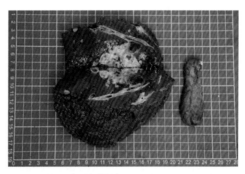

图 2-117　钇 [⁹⁰Y] 微球注射液治疗前后 AFP 水平变化（左）及右肝肿瘤＋胆囊切除术后标本（右）

（六）案例点评

外科切除治疗是肝癌患者获得长期生存最重要的手段之一。不可切除肝癌通过介入降期与转化治疗，部分患者可重获根治性切除的机会。钇 [⁹⁰Y] 微球注射液的高效缩瘤作用和良好的安全性，为肝癌转化治疗提供新的介入选择。本病例初诊时，右肝巨大肝癌伴右肝内多发子灶，肝胆外科评估难以根治切除，影响长期预后。钇 [⁹⁰Y] 微球注射液治疗后 3 个月，肿瘤出现明显坏死缩小，主病灶由 9.4 cm × 7.4 cm 缩小至 5.9 cm × 4.9 cm，AFP 由 1 178 ng/mL 降至 1.6 ng/mL，疗效评估为 PR（mRECIST），成功转化切除。但术后病理证实，肿瘤病灶仍多处残存活性。提示肝癌钇 [⁹⁰Y] 微球注射液成功降期后，应积极转化为外科手术切除，提高远期疗效。

海军军医大学第三附属医院东方肝胆外科医院　葛乃建　王向东　杨业发

案例 19：钇 [⁹⁰Y] 微球注射液应用于巨大肝癌新辅助治疗病例

（一）病史简介

患者男性，49 岁，因 "右侧腹痛 2 年余" 于 2022 年 7 月 15 日就诊我院。

现病史：患者 2 年前无明显诱因出现右侧腹痛，呈阵发性，多在餐后活动时出现，无恶心、呕吐，无腹胀、腹泻、便秘，无畏寒、发热。至当地医院行 B 超检查提示：肝右叶不均质回声团块。

既往史：高血压 3 级、2 型糖尿病、右手第四及第五指外伤骨折行手术治疗；否认乙型肝炎等传染病史。

个人史、婚育史、家族史无特殊。

（二）诊断经过

患者入院后完善相关检查：

专科查体：皮肤巩膜无黄染，腹稍平坦，腹壁表浅静脉无扩张，未见胃型、肠型及蠕动波。腹肌软，全腹无压痛和反跳痛，未触及肿块，Murphy 征（－）。

影像学检查：2022 年 7 月 21 日行 MR（图 2-118），提示肝脏右叶可见一巨大类圆形肿块，大小 7.3 cm × 5.6 cm × 6.6 cm，周围可见包膜，边界清，T1WI 呈混杂稍低信号，T2WI 呈混杂稍高信号，DWI 呈高信号，病灶中心信号不均匀，增强扫描动脉期明显不均匀强化，门静脉迅速减退，延迟期呈低信号，普美显 40 min 未见明显摄取；门静脉及肝静脉未见明显异常。胆囊形态大小正常，壁不厚，其内未见异常信号灶。胰腺、脾脏及所见双肾形态正常，平扫及增强未见异常信号影。腹膜后及大血管旁未见明显肿大淋巴结影。扫描所见脾静脉迂曲。

相关实验室检查：AFP 66 840 ng/mL，TBIL 17.5 μmol/L，ALB 39.7 g/L，INR 1.20。

Child-Pugh 评分：A5 级；ECOG-PS 评分：0 分。

临床诊断：肝恶性肿瘤（BCLC B 期，CNLC Ⅰ b 期）；慢性乙型病毒性肝炎；腔隙性脑梗死（双侧丘脑 大脑后动脉）。

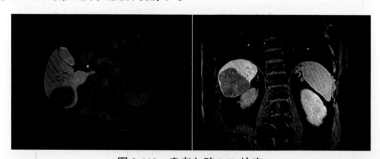

图 2-118　患者入院 MR 检查

（三）MDT 意见

根据《原发性肝癌诊疗规范》（2022 年版）建议，原发性肝癌 CNLC Ⅰb 期患者视情况可考虑手术切除、消融、肝移植等治疗手段。外科评估意见：患者肿瘤负荷大，边界不清楚，合并 MVI 可能性大，属于超米兰标准患者，直接手术切除复发率高，建议先辅助治疗后再手术切除；介入科会诊评估意见：患者可考虑 TACE、HAIC 及钇 [^{90}Y] 微球注射液治疗，其中钇 [^{90}Y] 微球注射液治疗较其他治疗方式相比具有强效缩瘤、控制癌栓及增大残余肝的优势；核医学科评估意见：患者适合钇 [^{90}Y] 微球注射液治疗。经 MDT 综合评估，患者接受钇 [^{90}Y] 微球注射液新辅助治疗，降期后手术治疗。

（四）治疗经过

排除相关禁忌证后，患者接受血管造影与 ^{99m}Tc-MAA 注射模拟手术（mapping）。

mapping 术中造影（图 2-119）结果提示，肝右动脉部分分支增粗迂曲，肝动脉期见团块状肿块染色，门静脉期肿瘤染色减退，门静脉显影可。术后 1 h 内患者完成 SPECT/CT 扫描。

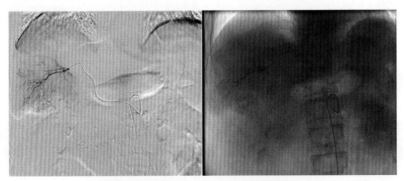

图 2-119 mapping 术中 DSA 检查

SPECT 平面显像（图 2-120）提示肺分流分数 17.17%，结合术中 CBCT 及 SPECT/CT 检查结果，确认右肝灌注区体积 246.27 mL，肿瘤体积 157 mL，肝左右叶非灌注区正常肝体积 1 070 mL，双肺体积 2 124 mL，TNR=8.187。计划进行放射性肝叶切除治疗，由于患者肺体积较小，因此对于该患者，应着重考虑保护肺吸收剂量不超过 30 Gy，谨慎起见本案例考虑将肺吸收剂量设定在 20 Gy 以下。综合考虑，计划处方剂量 1.3 GBq，目标肿瘤吸收剂量 300 Gy，肺吸收剂量 17.6 Gy，灌注区域正常肝吸收剂量 36.6 Gy。

利用同轴微导管（ASAHI）技术超选至肝右动脉，再次造影确认供血动脉后；经微导管序贯以 1.36 Gbq 钇 [^{90}Y] 微球注射液，注射过程顺利，患者无诉特殊不适。

钇 [^{90}Y] 微球注射液术后 SPECT/CT 提示肝右后叶见稍低密度软组织肿块，可见放射性浓聚，以肿瘤中心区域为著，扫描范围内双肺及胃肠道未见异常放射性分布（图2-121）。

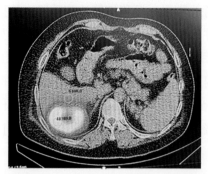

图2-120　mapping术后SPECT/CT检查

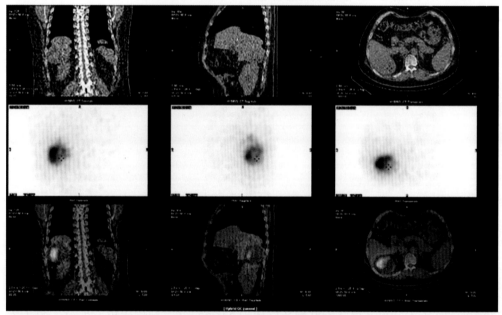

图2-121　钇[⁹⁰Y]微球注射液注射后SPECT/CT检查

（五）术后随访（图2-122、表2-1）

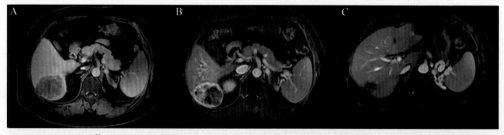

图2-122　钇[⁹⁰Y]微球注射液术前（A）、术后1个月（B）、术后14个月（C）MR检查

表 2-1　钇 [⁹⁰Y] 微球注射液术前、术后实验室检查

项目	术前	术后 3 d	术后 1 个月	术后 2 个月	术后 6 个月
AFP（ng/mL）	> 54 000	> 54 000	21 155	19 535	1.84
CA199（U/mL）	94.1	–	82.3	75.3	73.0
CEA（ng/mL）	1.14	–	1.94	1.43	2.23
ALB（g/L）	33.4	–	32.8	35.4	–
TBIL（μmol/L）	31.5	33.9	21.2	23.6	26.3
ALT（U/L）	25	31	26	20	27
AST（U/L）	36	44	45	34	29

　　患者于 2023 年 2 月 3 日在全麻下腹腔镜下肝右后叶下段切除术，大体所见：（肝肿物）肝组织一块，6.2 cm×4.6 cm×2.5 cm，查见一灰白灰黄结节，直径 4.6 cm，切面灰白灰黄，质中，实性，呈小叶状结构，可见坏死。与周围肝组织界限尚清。病理检查：送检组织为坏死结节，其内未见明显存活的肿瘤细胞，见纤维组织增生，较多淋巴细胞、浆细胞及泡沫样组织细胞浸润，结节周边肝组织呈肝硬化病理改变，小胆管增生，在结节内及周边肝组织中见较多弥散分布的树脂微球，结合临床，符合钇 [⁹⁰Y] 微球注射液治疗后肿瘤病理 pCR 改变（图 2-123）。

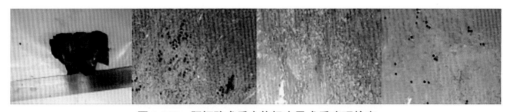

图 2-123　肝切除术后大体标本及术后病理检查

　　肝癌切除术后 2023 年 9 月 2 日行 MR，对比 2023 年 5 月 2 日 MR，现片示肝脏右叶局部缺如，呈局部病灶切除术后改变，术区周围肝可见斑片状异常信号影，T1WI 呈等稍低信号，T2WI 呈稍高信号，DWI 未见明显高信号影，门静脉及肝静脉未见明显异常。胆囊形态大小正常，壁不厚，其内见泥沙样 T2WI 低信号 T1WI 高信号灶。胰腺、脾脏及所见双肾形态正常，平扫及增强未见异常信号影。腹膜后及大血管旁未见明显肿大淋巴结影。脾旁见多发迂曲静脉影。

　　（六）案例点评

　　外科治疗是肝癌患者获得长期生存最重要的手段，然而多数肝癌患者发现时已是中晚期，单纯手术切除治疗术后肿瘤复发率高，尤其是超米兰标准患者，肿瘤越大治疗效果越差，肿瘤较大时手术风险也更大。因此迫切需要强效缩瘤手段进行新辅助治疗或者降期转化。钇 [⁹⁰Y] 微球注射液用于治疗肝恶性肿瘤，具有强效缩瘤效

果、控制血管内癌栓、余肝增生、较小不良反应的特点，在巨大肝癌的新辅助及降期转化治疗中有巨大的优势。钇 [^{90}Y] 微球注射液治疗后手术切除的患者，复发率低，可显著提高生存获益。该患者通过钇 [^{90}Y] 微球注射液治疗由术前 CNLC Ib 期新辅助治疗后降期为 CNLC Ia 期，并且术后病理显示肿瘤完全坏死，充分体现了钇 [^{90}Y] 微球注射液新辅助治疗降期的优势。目前钇 [^{90}Y] 微球注射液作为肝癌的"核武器"因其"精准、高效、安全、个性化"的特点广泛受国内外外科医生关注，期待在多学科合作模式下可以帮助更多可切除患者取得手术后更少复发、更长生存、更好生活质量的治愈性疗效。

暨南大学附属第一医院　曹明溶　程勇　弓健　李强
李承志　刘康寿　刘玉龙　相乐阳

案例 20：钇 [⁹⁰Y] 微球注射液应用于 CNLC Ⅲa 期原发性肝癌的阶梯式降期治疗

（一）病史简介

患者男性，72 岁。因"发现肝占位 4 个月"就诊。

患者 4 个月前检查发现肝占位，进一步行腹部核磁见右肝巨大占位，大小 10 cm×12 cm，穿刺病理考虑肝细胞癌，伴随上腹痛、腹胀、纳差，无恶心呕吐，无发热、寒战，无皮肤巩膜黄染等不适，后于我科行 2 次 HAIC 联合靶向治疗，现为行钇 [⁹⁰Y] 微球注射液治疗，门诊以"肝恶性肿瘤"收入院。

（二）诊断经过

入院行 CT 及 MR 检查（图 2-124），提示肝脏形态欠规整、肝缘光滑，右半肝实质内见类圆形肿块，大小 85 mm×70 mm×63 mm（se3，im17），较前缩小，增强扫描动脉期强化不明显。肝 S6 段见类圆形无强化低密度影，大小同前。肠系膜上静脉、门静脉主干及分支内见充盈缺损，范围较前略缩小，增强扫描强化不明显。门静脉走行区周围见多发迂曲侧支血管影。食管下段黏膜下见血管影。胆囊不大，壁不厚，腔内见结节状高密度影，大者 10 mm×8 mm。腹盆腔见少量积液，较前减少。既往：2 型糖尿病 20 余年，使用胰岛素治疗，平素血糖控制可；亚临床甲状腺功能减退 20 余年，平时口服 2 片左甲状腺素钠片；高血压病多年，血压最高 160/100 mmHg，药物治疗血压控制可；左冠状动脉狭窄、高脂血症，规律口服阿托伐他汀及波立维二级预防。否认肝炎病史。

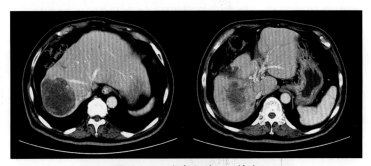

图 2-124　患者入院 CT 检查

查体：全身皮肤、巩膜无黄染，腹部平坦，未见胃、肠型及蠕动波，未见腹壁静脉曲张，腹胀，上腹压痛，无反跳痛及肌紧张，未触及包块，Murphy 征（-），肝脾肋下未触及，肝肾区叩痛（-）。腹部叩诊鼓音，移动性浊音（-）。肠鸣音 4 次 /min。

AFP：261.43 ng/mL，PIVKA-Ⅱ：23.76 mAU/mL，ALT：20.2 U/L，AST：24.5 U/L，TBIL：14.5 μmol/L，DBIL：7.3 μmol/L，TP：69.7 g/L，ALB：31.2 g/L，HBV-DNA：< 30 IU/mL，INR：1.16。

Child-Pugh 评分：B7；ECOG-PS 评分：1 分。

临床诊断：原发性肝癌（BCLC C 期，CNLC Ⅲa 期），门静脉瘤栓，2 型糖尿病、高血压病 2 级、冠状动脉粥样硬化性心脏病、亚临床甲状腺功能减退、高脂血症。

（三）MDT 意见

根据《原发性肝癌诊疗规范》（2022 年版）建议，原发性肝癌 CNLC Ⅲa 期患者视情况可考虑 TACE、系统抗肿瘤治疗、手术切除、放疗等治疗手段。外科评估意见：患者肿瘤负荷大，伴血管侵犯，建议降期治疗后再评估切除可能；介入科评估意见：患者可考虑 TACE、HAIC 及钇 [⁹⁰Y] 微球注射液治疗，其中钇 [⁹⁰Y] 微球注射液治疗较其他治疗方式相比具有快速缩瘤优势；肿瘤内科评估意见：患者可考虑抗血管生成靶向治疗联合免疫检查点抑制剂治疗。经 MDT 综合评估，患者接受钇 [⁹⁰Y] 微球注射液治疗，并继续行全身综合治疗。

（四）治疗经过

排除相关禁忌证后，患者接受血管造影与 ⁹⁹ᵐTc-MAA 注射模拟手术（mapping）。

mapping 术中造影（图 2-125）结果提示，肿瘤主要由肝右动脉供血，分别于右前肝动脉及右后肝动脉注射 2.5 mCi 和 2.5 mCi ⁹⁹ᵐTc-MAA。术后 1 h 内患者完成 SPECT/CT 扫描（图 2-126）。

⁹⁹ᵐTc-MAA 模拟结果显示肝脏肿瘤示踪剂明显聚集，周围肝脏组织示踪剂聚集稀疏。肺 / 肝分流率为 3.7%，病灶 T/N 为 10.5。未见明显异常肝脏外示踪剂聚集。术前三维影像精准评估：患者总肝体积（包含肿瘤）1 395.42 mL，肿瘤体积 207.87 mL，右半肝体积（包含肿瘤）633.80 mL，左半肝体积 761.62 mL。拟定活度 1.8 GBq，右前动脉 1.1 GBq，右后动脉 0.7 GBq，肿瘤吸收剂量 315 Gy。

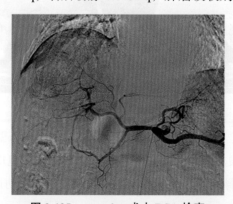

图 2-125　mapping 术中 DSA 检查

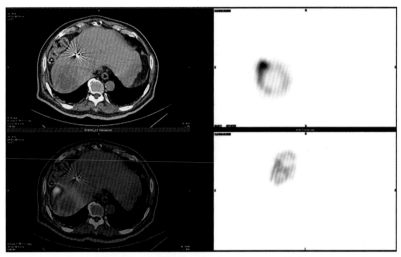

图 2-126　mapping 术后 SPECT/CT 检查

钇 [^{90}Y] 微球注射液注射时，微导管置于右前肝动脉及右后肝动脉，与 mapping 术中 ^{99m}Tc-MAA 注射时置管位置保持一致。根据预定的治疗计划，患者顺利接受 1.8 GBq 钇 [^{90}Y] 微球注射液输注，残留率 5%，剂量输注符合预期。

完成钇 [^{90}Y] 微球注射液输注后，SPECT/CT 提示钇 [^{90}Y] 微球在肿瘤内分布良好，基本与 ^{99m}Tc-MAA 模拟分布一致，符合预期（图 2-127）。术中及术后患者无不良反应，第 2 天患者出院。

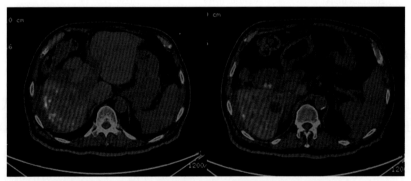

图 2-127　钇 [^{90}Y] 微球注射液注射后 SPECT/CT 检查

（五）术后随访

患者术后定期复查（图 2-128、图 2-129），继续全身治疗，维持仑伐替尼 4 mg qd，未行局部治疗，病灶控制稳定。

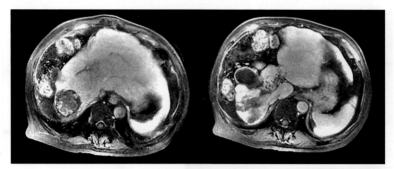

图 2-128　钇 [⁹⁰Y] 微球注射液治疗术后 6 个月 MR 检查

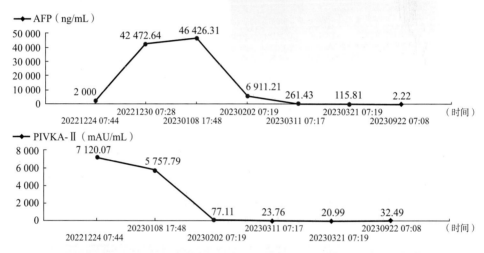

图 2-129　钇 [⁹⁰Y] 微球注射液治疗前后血清 AFP 与 PIVKA-Ⅱ 水平变化

（六）案例点评

　　该患者开始不适合钇 [⁹⁰Y] 微球注射液治疗，诊断是肝癌 CNLC Ⅲa 期，但是病灶范围比较广。对于这类患者目前采用的策略是阶梯式的降期转化。阶梯式的降期转化就是开始不适合采用钇 [⁹⁰Y] 微球注射液治疗的患者，先采用常规的 HAIC 联合靶向免疫治疗，通过肿瘤负荷进一步控制后，再采用钇 [⁹⁰Y] 微球注射液治疗，从而让患者得到更大的获益。该患者是典型的开始不适合钇 [⁹⁰Y] 微球注射液治疗，通过前期阶梯式降期转化的策略后，成功转化为可以采用钇 [⁹⁰Y] 微球注射液治疗的病例。并且通过钇 [⁹⁰Y] 微球注射液治疗得到了非常好的效果。这个也是我们钇 [⁹⁰Y] 微球注射液阶梯式降期转化比较有代表性的病例。

北京清华长庚医院　　冯晓彬　黄　鑫　贾　波　蒋卫卫　李晶晶
　　　　　　　　　　　梁　斌　梁子威　廖　勇　刘德庆　秦蒙蒙
　　　　　　　　　　　任春晖　唐慕兰　张　琳

案例 21：钇 [^{90}Y] 微球注射液放射性肿瘤消融、治疗根治性手术禁忌早期肝癌一例

（一）病史简介

患者男性，72 岁，因"发现肝脏占位 7 天"于 2023 年 4 月 6 日就诊我院。

现病史：患者 7 天前体检时肝脏彩超提示肝内低回声占位。无恶心、呕吐，无腹胀、腹痛无畏寒、发热，无右侧季肋区疼痛及压痛。我院上腹部 MR 提示：肝 S4、S8 段结节（2 个），考虑肝细胞癌可能性大。

既往史：乙型肝炎病史 60 多年，自诉规律行抗病毒治疗；2 个月前有脑梗死病史，目前规律服用硫酸氢氯吡格雷（波立维）1 片，qd，丁苯酞（思必普）1 片，qd；否认高血压、糖尿病、外伤、输血及药物过敏史，预防接种史不详。

个人史、婚育史、家族史无特殊。

（二）诊断经过

患者入院后完善相关检查：

专科查体：皮肤巩膜无黄染，腹稍平坦，腹壁表浅静脉无扩张，未见胃型、肠型及蠕动波。腹肌软，全腹无压痛和反跳痛，未触及肿块，Murphy 征（－）。

影像学检查：

2023 年 4 月 7 日行 PET-CT 提示肝 S4、S8 稍低密度结节、肿块，糖代谢增高，考虑肝恶性肿瘤。纵隔 5、10、11 组多发淋巴结，糖代谢增高，考虑炎性反应性改变可能。结肠肝曲结节状糖代谢增高，不除外腺瘤、息肉等病变，请进一步肠镜检查综合评估；左肾小的平滑肌血管脂肪瘤；右肾囊肿；其余体部显像未见氟脱氧葡萄糖（FDG）代谢明显异常增高灶。

2023 年 4 月 8 日行上腹部增强 CT（图 2-130），提示肝脏轮廓光滑，比例正常；肝 S4、S8 见两个类圆形稍低密度影，边界尚清楚，病灶大小分别为 2.4 cm×3.2 cm×3.9 cm、1.9 cm×1.5 cm；动态增强动脉期明显强化，门静脉期迅速减退呈低密度，延迟期病灶呈低密度；门静脉及肝静脉未见受累及充盈缺损。腹膜后及大血管旁见数个稍肿大淋巴结影，最大短径 0.8 cm。

相关实验室检查：

血常规示白细胞：6.09×10^9/L，血小板：128.3×10^9/L，红细胞：4.51×10^{12}/L，血红蛋白：143.9 g/L。

血生化示 ALT/AST：20/24 U/L，ALB：41.6 g/L，TBIL：8.3 μmol/L。

ICG_{R15}：10.9%。

肿瘤标志物：AFP 6.51 ng/mL。

病毒全套：HBsAg（＋），HBcAb（＋），丙肝抗体定量（－）。

Child-Pugh 评分：A 级；ECOG-PS 评分：0 分。

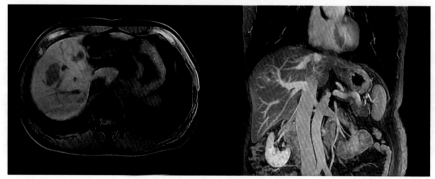

图 2-130　患者入院前 MR 检查

肝 S4、S8 段见两个结节，较大约 3.8 cm×2.7 cm×3.2 cm，较小直径约 1.4cm；腹膜后及大血管旁见数个稍肿大淋巴结影，最大短径 0.6 ～ 0.8 cm

临床诊断：肝恶性肿瘤（BCLC B 期，CNLC Ⅱa 期）；慢性乙型病毒性肝炎；腔隙性脑梗死（双侧丘脑大脑后动脉）。

（三）MDT 意见

根据《原发性肝癌诊疗规范》（2022 年版）建议，原发性肝癌 CNLC Ⅱa 期患者视情况可考虑手术切除、TACE、消融 /TACE、肝移植等治疗手段。外科评估意见：患者肿瘤位于肝中叶，可行肝中叶切除，但患者 2 个月内有脑梗死病史，一直服用抗凝药物，神经内科会诊麻醉及手术均有较大风险，患者知晓手术风险后，拒绝外科手术治疗。选择行钇 [⁹⁰Y] 微球注射液放射性肿瘤消融治疗替代手术切除疗效。介入科与核医学会诊评估意见：患者可考虑 TACE、HAIC 及钇 [⁹⁰Y] 微球注射液治疗，其中钇 [⁹⁰Y] 微球注射液治疗较大剂量内放射可以达到类似手术切除效果，较其他介入治疗方式有较高的肿瘤完全病理坏死率。肿瘤内科评估意见：患者可考虑联合免疫检查点抑制剂治疗，同时辅以抗病毒治疗。经 MDT 综合评估并与患者沟通（患者是医生），患者接受钇 [⁹⁰Y] 微球注射液治疗，同时进行抗病毒治疗。

（四）治疗经过

排除相关禁忌证后，患者接受血管造影与 ⁹⁹ᵐTc-MAA 注射模拟手术（mapping）。

mapping 术中造影结果提示，肿瘤主要由肝右动脉供血，SMA、RA 无异常供血。向肝右动脉注入 2 mCi ⁹⁹ᵐTc-MAA（注射时间 11:48、12:08）。术后 1 h 内患者完成 SPECT/CT 扫描（图 2-131）。

SPECT 平面显像提示肺分流分数 1.6%，结合术中 CBCT 及 SPECT/CT 检查结果，确认靶肿瘤区灌注体积 59 mL，靶肿瘤体积 2 mL，肝左右叶非灌注区正常肝体积 1 488 mL，双肺体积 3 187 mL，TNR=11.4。计划进行放射性肝叶切除治疗，计划处方剂量 0.2 GBq，目标肿瘤吸收剂量 300 Gy，肺吸收剂量 0.1 Gy，灌注区域正常肝吸收剂量 26.3 Gy。

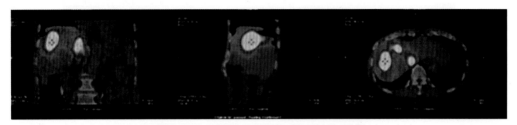

图 2-131　mapping 术后 SPECT/CT 检查

钇 [^{90}Y] 微球注射液注射时，微导管置于肝右动脉，与此前 mapping 图像对比，确定导管头端位置一致后，经微导管序贯分别以 0.2 Gbq 钇 [^{90}Y] 微球注射液。

钇 [^{90}Y] 微球注射液治疗术后 SPECT/CT 检查（图 2-132）提示肝 S4、S8 见稍低密度结节、肿块影，肝左内叶、肝右叶及尾状叶可见异常放射性浓聚，以结节、肿块中心区域为著；余肝未见放射性浓聚。术中及术后患者无不良反应。

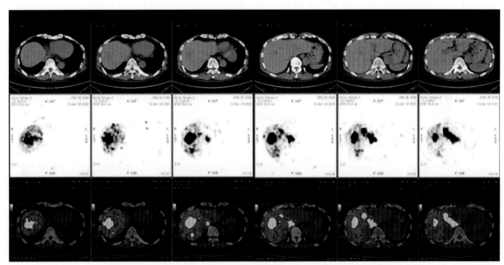

图 2-132　钇 [^{90}Y] 微球注射液注射后 SPECT/CT 检查

（五）术后随访

术后 3 个月随访，影像检查提示肝 S4、S8 结节，考虑肝细胞癌治疗后改变，肝 S8 病灶较前缩小，肝 S4 病灶较前相仿，2 枚病灶内肿瘤完全坏死（图 2-133）。

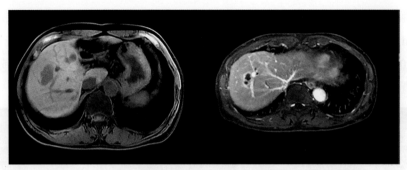

图 2-133　钇 [⁹⁰Y] 微球注射液治疗术前、术后 3 个月 MR 检查

（六）案例点评

外科治疗是肝癌患者获得长期生存最重要的手段，早期肝癌如无手术禁忌应遵循指南首选外科手术切除，但临床上有少数患者因为高龄、严重基础疾病或者其他原因拒绝手术。对这类患者需要选择其他有效安全的治疗方法。钇 [⁹⁰Y] 微球选择性内放射治疗具有强效缩瘤、控制血管内癌栓、较小的不良反应，在患者经济条件许可的情况下是一种很好的治疗选择。采用较大的辐射剂量治疗可以达到放射性肝段、肝叶或者肿瘤消融效果。本例患者肿瘤靶病灶剂量 300 Gy，随诊肿瘤完全坏死，达到与热消融相同的作用。钇 [⁹⁰Y] 微球注射液强效的肿瘤控制和良好的安全性，为不宜手术切除的早期肝癌患者提供了新的治疗选择方法。

暨南大学附属第一医院　曹明溶　程　勇　弓　健　李　强

李承志　刘康寿　刘玉龙　相乐阳

案例 22：钇 [⁹⁰Y] 微球注射液应用于 CNLC Ⅲb 期原发性肝癌降期治疗

（一）病史简介

患者男性，60 岁。4 个月前因"痛风性关节炎"入住内分泌科。

上腹部 CT 提示肝右叶占位性病变。PIVKA-Ⅱ：847.91 mAU/mL。给予对症镇痛、抗炎等治疗后出院。1 周前于我院肝胆外科查腹部磁共振：肝左叶、右叶多发异常信号影，考虑恶性病变并肝内转移瘤，肝门区、心膈角及腹膜后多发淋巴结转移。肿瘤标志物：PIVKA-Ⅱ检测 1 422.07 mAU/mL，AFP 131.60 ng/mL，CEA 9.18 ng/mL。

（二）诊断经过

入院行胸腹部 CT 检查（图 2-134），提示新见右肺上叶及左肺多发结节，转移瘤待排；肝右叶占位性病变较前范围明显增大；新见下腔静脉旁及肝门、胰头周围多发肿大淋巴结，考虑转移瘤；心脏右侧旁淋巴结较前增大，考虑转移瘤。近 1 个月，患者神志清，精神尚可，食欲差，间断低热，最高体温 37.5℃，以下午、傍晚明显，睡眠可，大小便正常，体重未见明显变化。

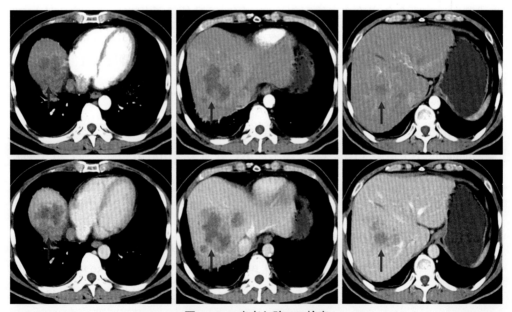

图 2-134　患者入院 CT 检查

个人史：高血压病史 20 年余，最高血压达 160/110 mmHg，口服硝苯地平控释片 30 mg，1 次 /d，厄贝沙坦 0.15 g，1 次 /d 降压治疗，血压控制可；乙型病毒性肝炎病史 20 余年，口服恩替卡韦 0.5 mg，1 次 /d；痛风性关节炎病史。

查体皮肤巩膜无黄染，腹部平坦，未见腹壁静脉曲张，腹壁柔软，无压痛，无反跳痛，未触及包块，肝脾肋下未触及，胆囊 Murphy 征（–），肝区叩击痛（+），肝浊音界存在，移动性浊音（–），肠鸣音正常。

TBIL：7.49 μmol/L，ALB：34.24 g/L，INR：1.08，HBV-DNA $< 2.00 \times 10^2$ IU/mL。Child-Pugh 评分：A6；ECOG-PS 评分：0 分。

临床诊断：原发性肝癌（BCLC C 期，CNLC Ⅲb 期）；慢性乙型病毒性肝炎；高血压。

（三）MDT 意见

根据《原发性肝癌诊疗规范》（2022 年版）建议，原发性肝癌 CNLC Ⅲb 期患者视情况可考虑系统抗肿瘤治疗、TACE、放疗等治疗手段。外科评估意见：患者肿瘤负荷大，伴血管侵犯、肝外转移，建议降期治疗后再评估切除可能；介入科评估意见：患者目前已属晚期肝癌，CNLC 分期Ⅲb、BCLC 分期 C，首先应考虑以系统治疗为主，同时可考虑 TACE、HAIC 及钇 [⁹⁰Y] 微球注射液治疗针对肝内病灶进行治疗，其中钇 [⁹⁰Y] 微球注射液治疗较其他治疗方式相比具有快速缩瘤优势、对肝功能损害较小，与系统治疗联合更为安全；肿瘤内科评估意见：患者可考虑抗血管生成靶向治疗联合免疫检查点抑制剂治疗，同时可酌情给予相应局部治疗。经 MDT 综合评估，患者接受钇 [⁹⁰Y] 微球注射液治疗，同时可在术后给予系统治疗，目前国内外首选系统治疗方案为"阿替利珠单抗 + 贝伐珠单抗，q3w 静脉滴注"方案，向患者家属告知后，决定进行该综合治疗。

（四）治疗经过

排除相关禁忌证后，患者接受血管造影与 ⁹⁹ᵐTc-MAA 注射模拟手术（mapping）。

mapping 术中造影（图 2-135）结果提示，肿瘤主要由肝右动脉供血，肝中动脉参与供血，SMA、RA 无异常供血。考虑提高肝右叶病灶治疗效果，遂使用 4 枚微钢圈栓塞 S4 段供血动脉，因此仅向肝右动脉注入 3 mCi ⁹⁹ᵐTc-MAA。术后 1 h 内患者完成 SPECT/CT 扫描。

SPECT 平面显像（图 2-136）提示肺分流分数 9.93%，结合术中 CBCT 及 SPECT/CT 检查结果，确认右肝灌注区体积 714.874 mL，肿瘤体积 592.498 mL，肝左右叶非灌注区正常肝体积 1 509.5–714.874=794.626 mL，双肺体积 3 715.642 mL，TNR=3.24。计划进行放射性肝叶切除治疗，同时应着重考虑保护正常肝吸收剂量不超过 40 Gy，肺吸收剂量不超过 20 Gy。综合考虑，计划处方剂量 1.6+0.1 GBq，目标肿瘤吸收剂量 120 Gy，肺吸收剂量 7.7 Gy，灌注区域正常肝吸收剂量 37.5 Gy。

钇 [⁹⁰Y] 微球注射液注射时，微导管置于肝右动脉，与 mapping 术中 ⁹⁹ᵐTc-MAA 注射时置管位置保持一致。根据预定的治疗计划，患者顺利接受 1.6+0.1 GBq 钇 [⁹⁰Y] 微球注射液输注，残留率 12.5%，剂量输注符合预期。

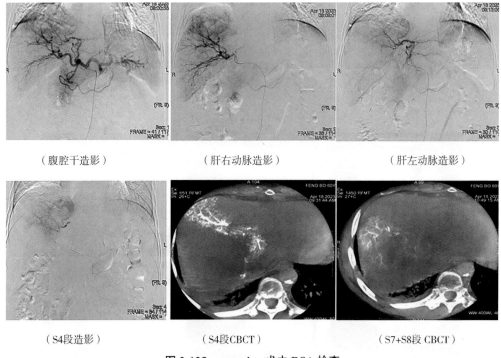

|（腹腔干造影）|（肝右动脉造影）|（肝左动脉造影）|
|（S4段造影）|（S4段CBCT）|（S7+S8段 CBCT）|

图 2-135 mapping 术中 DSA 检查

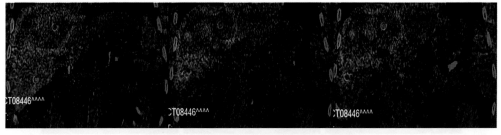

图 2-136 mapping 术后 SPECT/CT 检查

完成钇 [⁹⁰Y] 微球注射液输注后，SPECT/CT 提示钇 [⁹⁰Y] 微球在肿瘤内分布良好，基本与 ⁹⁹ᵐTc-MAA 模拟分布一致，符合预期（图2-137）。术中及术后患者无不良反应，第 2 天患者出院。

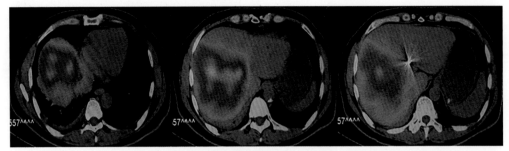

图 2-137　钇 [⁹⁰Y] 微球注射液注射后 SPECT/CT 检查

（五）术后随访（图 2-138、图 2-139）

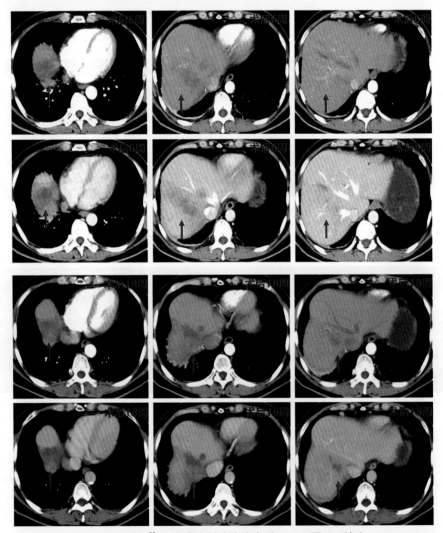

图 2-138　钇 [⁹⁰Y] 微球注射液治疗术后 6、18 周 CT 检查

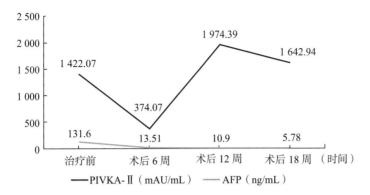

图 2-139　钇 [90Y] 微球注射液治疗前后血清 PIVKA-Ⅱ 与 AFP 水平变化

（六）案例点评

该患者为晚期肝癌患者，CNLC 分期Ⅲb 期，除肝内病灶外，患者合并淋巴结转移及血管侵犯，对于此类患者，延长患者生存为首要治疗目标，而首选治疗方案应以系统结合局部治疗为主，患者系统治疗方案为阿替利珠单抗＋贝伐珠单抗，同时因患者肝内病灶负荷较大，如选用常规介入治疗模式、对肝功能损伤较大且效果欠佳，故给予钇 [90Y] 微球注射液治疗，经治疗 18 周，患者肿瘤负荷较前明显减小，RECIST 评价及 mRECIST 评价均达到 PR。

西安国际医学中心医院　白　苇　韩国宏　李　冰　王　喆　袁　洁

案例 23：钇 [⁹⁰Y] 微球注射液联合靶向免疫治疗 CNLC Ⅲb 期肝癌

（一）病史简介

患者男性，36 岁，因"突发脐周剧烈腹痛 1 h"至当地医院急诊。腹部 CT 平扫（2023 年 9 月 14 日）提示肝硬化、脾大、门静脉高压改变；肝内不规则低密度影，胆囊显示欠清；右肾小结石；腹膜后多发增大淋巴结，盆腔少量积液。AFP：972.1 ng/mL，CA199：28.9 U/mL。诊断肝恶性肿瘤，给予止痛对症处理。

（二）诊断经过

患者来我院住院，要求钇 [⁹⁰Y] 微球注射液治疗。

体格检查：皮肤巩膜无黄染，腹部平坦，未见腹壁静脉曲张，腹壁柔软，无压痛，无反跳痛。肝脏右肋缘下可触及，质硬，边缘锐，无明显压痛。脾脏左肋缘下可触及，质地中等，表面光滑。胆囊 Murphy 征（−），肝区叩击痛（−），移动性浊音（−），肠鸣音存在。

辅助检查示 AFP：1 194 ng/mL，PIVKA-Ⅱ：71 593 mAU/mL，TBIL：22.2 μmol/L，ALB：34.5 g/L，INR：1.1，HBV-DNA：1.19×10^5 IU/mL。

肝脏 MR（2023 年 9 月 18 日，图 2-140）：肝右叶巨块型肝癌（13.7 cm×11.9 cm），周围异常灌注可能；门脉主干及右支癌栓，肝右静脉受侵；肝门部及腹膜后淋巴结转移；肝硬化，脾大，肝门部海绵样变性；两侧胸腔少量积液；两下肺慢性炎症。

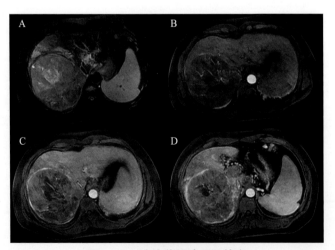

图 2-140　治疗前肝脏 MR 检查

肝右叶巨块型肝癌（13.7 cm×11.9 cm）；A. T2WI 呈高信号影；B、C. 增强后动脉期不均匀强化；门脉主干及右支癌栓，右肝静脉受侵；D. 肝门及腹膜后淋巴结转移

Child-Pugh 评分：B7；ECOG 评分：1 分。

临床诊断：原发性肝癌（BCLC C 期，CNLC Ⅲb 期）；慢性乙型病毒性肝炎；乙肝后肝硬化；门静脉高压；脾功能亢进。

（三）MDT 意见

根据《原发性肝癌诊疗规范》（2022 年版）建议，原发性肝癌 CNLC Ⅲb 期患者可酌情考虑 TACE、靶向免疫、放疗等治疗方案。

外科评估：患者肿瘤负荷大，伴门静脉右支及主干癌栓，右肝静脉受侵，肝门部及腹膜后淋巴结转移，不建议手术切除。介入科评估：患者可考虑 TACE、HAIC 及钇 [⁹⁰Y] 微球注射液治疗，后者较其他疗法更具快速缩瘤优势。肿瘤内科评估：可考虑抗血管生成靶向治疗，同时联合免疫检查点抑制剂治疗，辅以抗病毒治疗。经 MDT 综合评估，结合患者意愿，采用钇 [⁹⁰Y] 微球注射液治疗，联合"仑伐替尼 + 帕博利珠单抗"靶向免疫治疗及抗病毒治疗。

（四）治疗经过

排除相关禁忌证后，患者接受 DSA 与 CBCT 血管造影（图 2-141）。鉴于经肾上腺动脉注射钇 [⁹⁰Y] 微球注射液风险和 S6 段瘤周存在较多正常肝组织，相应肿瘤供血动脉采用吡柔比星、碘化油和明胶海绵颗粒进行 TACE。行 mapping 模拟手术，从肝右动脉肿瘤供血分支精准注入 5 mCi ^{99m}Tc-MAA。之后，行 SPECT/CT 检查（图 2-142）。

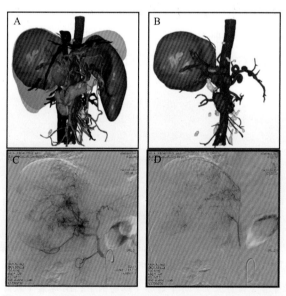

图 2-141 肝脏 MR 三维成像及 mapping 术中 DSA 造影

A、B.肝三维成像和 C.腹腔干造影，肿瘤主要由肝右动脉和右肾上腺动脉供血，右膈下动脉与肠系膜上动脉无肿瘤供血；D.右肾上腺动脉和 S6 段肿瘤供血动脉分别给予 TACE

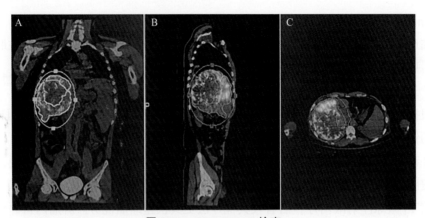

图 2-142　SPECT/CT 检查

A 冠状面；B 矢状面；C 横断面

SPECT/CT 平面显像提示肺分流分数 21.0%，结合 CBCT 及术前 3D 检查结果，确认右肝灌注区体积 1 327.1 mL，肿瘤体积 1 364.6 mL，肝左右叶非灌注区正常肝体积 431.0 mL，双肺体积 2 928.9 mL，TNR=1.10。分区模型法计算放射剂量。患者灌注区域内正常肝较多，余肝/标化肝体积比例不足 30%。巨块肿瘤需钇[⁹⁰Y] 微球多，总放射剂量大；但患者肺分流分数相对较高，理论上应将肺吸收剂设定在 30 Gy 以下。为慎重起见，本案例 S6 段瘤周正常肝脏较多，肿瘤供血动脉采用吡柔比星、碘油、微球和明胶海绵颗粒进行 TACE，既减少需钇[⁹⁰Y] 微球注射液治疗的肿瘤体积，又保护了正常肝组织免受放射性损害。注射钇[⁹⁰Y] 微球注射液时，球囊封堵肝中静脉（图 2-143），以降低肝–肺分流量。计划处方剂量 3.0 GBq，目标肿瘤吸收剂量 91 Gy，肺吸收剂量 32.2 Gy，灌注区域正常肝吸收剂量 82.7 Gy。

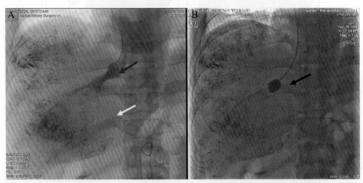

图 2-143　钇 [⁹⁰Y] 微球注射液注射时 DSA 球囊堵塞及微导管注药位置

A. 微导管（白箭头）、肝中静脉（红箭头）；B. 球囊（黑箭头）

钇 [⁹⁰Y] 微球注射液注射时，微导管置于肝右动脉，与 mapping 术中 ⁹⁹ᵐTc-MAA 注射时置管位置一致（图 2-143 A）。根据预定的治疗计划，患者顺利接受 3.0 GBq

钇 [^{90}Y] 微球注射液输注，残留率 1%，剂量输注符合预期。注药术中及术后患者无不良反应，第 2 天出院。

（五）钇 [^{90}Y] 微球注射液治疗术后随访（图 2-144、图 2-146）

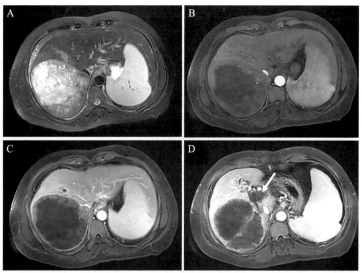

图 2-144　钇 [^{90}Y] 微球注射液治疗后 1 个月（2023 年 10 月 26 日）复查肝脏 MR

肝癌体积缩小（12.9 cm×11.3 cm），A. T2WI 呈高低混杂信号影，B、C. 瘤体强化不明显，门静脉癌栓（白箭头）、D. 肝门及腹膜后淋巴结缩小，肿瘤活性明显降低

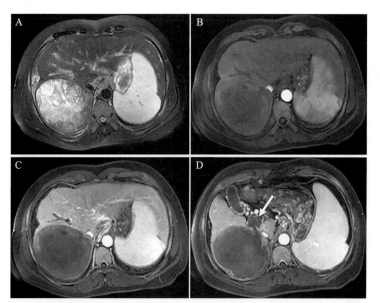

图 2-145　钇 [^{90}Y] 微球注射液治疗后 3 个月（2023 年 12 月 20 日）复查肝脏 MR

肿瘤持续缩小（11.9 cm×9.8 cm），A. T2WI 呈高低混杂信号影，B、C. 强化不明显，门脉癌栓（白箭头）、D. 肝门及腹膜后淋巴结较前（2023 年 10 月 26 日）相仿

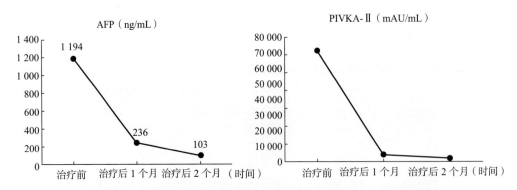

图 2-146　钇 [90Y] 微球注射液治疗前后血清 AFP 与 PIVKA-Ⅱ 水平变化

（六）案例点评

近年来的循证医学证据表明，以局部联合靶向免疫为基础的综合治疗可显著改善中晚期肝癌患者的预后。该患者局部采用钇 [90Y] 微球注射液治疗，与其他介入治疗方式相比，肿瘤控制能力更具优势。由于患者肿瘤巨大伴门静脉主干癌栓，右肝静脉受侵，灌注区域内正常肝较多，余肝 / 标化肝体积比例不足 30%，mapping 提示 LSF 相对较高，不能行右肝放射性肝叶切除治疗。为提升肿瘤的吸收剂量及钇 [90Y] 微球注射液治疗的安全性，术中将右肾上腺动脉和肝 S6 段肿瘤供血动脉，采用吡柔比星、碘油、微球和明胶海绵颗粒进行 TACE，既减少需钇 [90Y] 微球注射液治疗的肿瘤体积，又保护了正常肝组织免受放射性损害。注射钇 [90Y] 微球注射液时，球囊封堵肝中静脉减少肝 – 肺分流，降低放射性肺炎的发生率。钇 [90Y] 微球注射液介入术后，辅以靶向免疫、免疫及抗病毒等综合治疗，以期提高疗效。随访结果，AFP 及 PIVKA-Ⅱ 持续显著下降；MR 示肝肿瘤及门静脉癌栓坏死明显，活性较治疗前明显降低，肝门和腹膜后淋巴结缩小，近期疗效显著。远期疗效有待进一步随访观察。

海军军医大学第三附属医院东方肝胆外科医院　刘　学　徐振远　杨业发

案例 24：钇 [⁹⁰Y] 微球注射液应用于 CNLC Ⅰa 期原发性肝癌的放射性肝段切除治疗

（一）病史简介

患者男性，67 岁。主诉"发现肝占位 2 周"，2022 年 9 月 13 日入院就诊。

肝脏 CTA 示：右肝占位，原发性肝癌首先考虑，门静脉高压伴胃底静脉曲张；肝功能正常，乙型肝炎系列：HBsAg（＋），HBsAb（＋），HBeAg（－），HBcAb（＋），HBeAb（＋），HBV-DNA（＋）；AFP：136 ng/mL，PIVKA-Ⅱ：352 mAU/mL。

（二）诊断经过

入院行 CTA 检查（图 2-147），右肝占位，首先考虑原发性肝癌，门静脉高压伴胃底静脉曲张。

现病史：2 周前患者当地医院体检，查腹部 B 超提示右肝占位，后患者至外院查肝脏增强 CT 示：右肝后段肿块，考虑肝细胞性肝癌。PET-CT 示：右肝后叶上段（S7）肿块，FDG 代谢轻度增高，考虑肝细胞性肝癌可能，肝硬化。AFP：136 ng/mL。建议手术切除，患者及家属商量后拒绝手术，为行钇 [⁹⁰Y] 微球注射液治疗来我院。

既往史：乙型肝炎肝硬化病史 30 年，未规律抗病毒治疗。

Child-Pugh 评分：A5；ECOG-PS 评分：0 分。

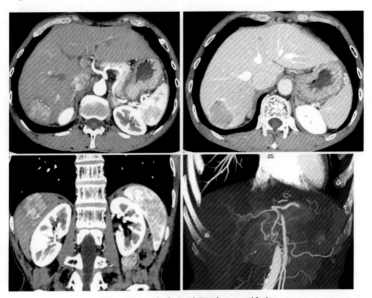

图 2-147　患者入院肝脏 CTA 检查

临床诊断：原发性肝癌（BCLC-A，CNLC Ⅰa）；肝硬化、慢性乙型病毒性肝炎。

（三）治疗经过

排除相关禁忌证后，患者于 2022 年 9 月 16 日接受血管造影与 ^{99m}Tc-MAA 注射模拟手术（mapping）。

mapping 术中造影（图 2-148）结果提示，肿瘤主要由肝右后动脉供血，结合 DSA 和 CBCT 排除了膈下动脉和肝内其他可能分支供血，因此在肝右后动脉（红色箭头所示位置）注射 3 mCi ^{99m}Tc-MAA，CBCT 下灌注体积 322 mL。术后 1 h 内患者完成 SPECT/CT 扫描。

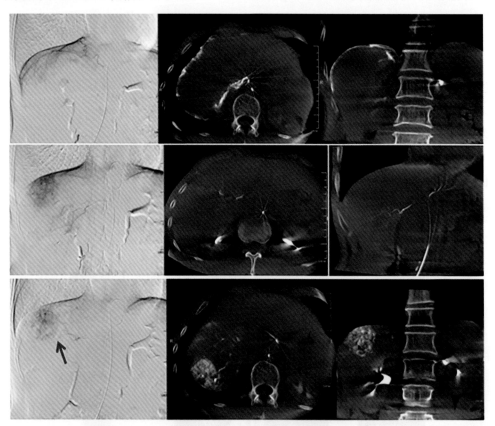

图 2-148 mapping 术中 DSA 检查

SPECT 平面显像（图 2-149）提示肺分流分数 3.8%，结合术前 CTA、术中 CBCT 及 SPECT/CT 扫描结果，确定全肝体积 1 318 mL，肿瘤体积 38 mL，灌注体积 322 mL，肝左右叶非灌注区正常肝体积 996 mL，双肺体积 6 344 mL，TNR=18.1。以分区模型法计算：计划处方剂量 0.6 GBq，目标肿瘤吸收剂量 400 Gy，肺吸收剂量 0.6 Gy，灌注区域正常肝吸收剂量 22 Gy。

2022 年 9 月 21 日，患者正式接受钇 [⁹⁰Y] 微球注射液肝动脉注射，根据治疗计划，术中微导管置管位置保持与 mapping 术中 ^{99m}Tc-MAA 注射时置管位置一致，患者顺利接受 0.59 GBq 钇 [^{90}Y] 微球注射液输注，输注完成率 98.33%，剂量输注符合预期。

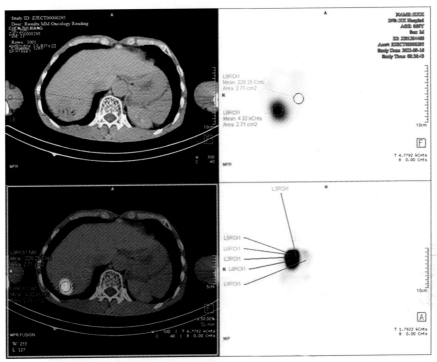

图 2-149　mapping 术后 SPECT/CT 检查

完成钇 [^{90}Y] 微球注射液输注后，SPECT/CT、PET/MR 提示肿瘤放射性分布良好（图 2-150），与术前 ^{99m}Tc-MAA 高度一致，符合预期。术中及术后患者无不良反应，第 2 天患者出院。

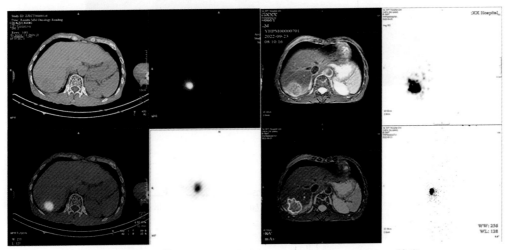

图 2-150　钇 [^{90}Y] 微球注射液注射后 SPECT/CT、PET/MR 检查

案例 24：钇 [^{90}Y] 微球注射液应用于 CNLC Ⅰa 期原发性肝癌的放射性肝段切除治疗

（四）术后随访（图 2-151 ~ 图 2-153）

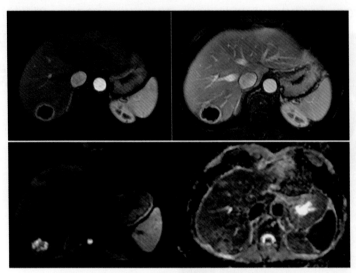

图 2-151　钇 [⁹⁰Y] 微球注射液治疗后 35 天 MR

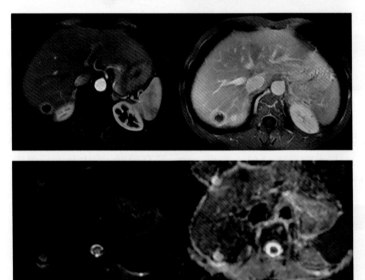

图 2-152　钇 [⁹⁰Y] 微球注射液治疗后 6 个月 MR

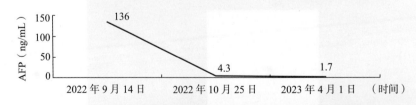

图 2-153　钇 [⁹⁰Y] 微球注射液治疗前后 AFP 水平变化

（五）案例点评

根据 CNLC 与治疗路线图，对于可切除肿瘤的患者仍以手术为主，外科治疗仍然是患者获得长期生存最重要的手段。对于不愿意接受手术切除或消融治疗的早期肝癌患者，钇 [^{90}Y] 微球注射液治疗具有治疗精准、高效、创伤小，不良反应轻微的优点，能有效控制肿瘤进展，显著延长患者生存时间。

浙江大学医学院附属第一医院　　彭志毅　苏星辉　张岳林

案例 25：钇 [⁹⁰Y] 微球注射液应用于 CNLC Ib 期原发性肝癌的降期治疗

（一）病史简介

患者男性，80 岁。因"感冒"至当地医院门诊就诊。行腹部超声检查示：肝内占位性病变。行腹部 CT 增强示：肝右叶占位，考虑肝癌可能。肝硬化、脾大、门静脉高压。右侧股骨头坏死并右侧髋关节骨性关节炎可能。

AFP：26.06 ng/mL。2022 年 6 月至 7 月在外院保肝治疗。

个人史：吸烟 50 余年，每天 20 支，戒烟 10 年，饮酒 50 余年，每天半斤，戒酒 10 年。患者既往有"右侧股骨头坏死"病史；有"前列腺增生"病史。

（二）诊断经过

入院行上中腹盆 CT 增强检查（图 2-154），提示肝右肝占位，周围子灶，门静脉右支及胆管局部受压，肝硬化，脾大。平素体健，否认"高血压、糖尿病"等慢性病史。

查体皮肤巩膜无黄染，腹平软，未见腹壁静脉曲张，未触及明显包块，无压痛及反跳痛，胆囊 Murphy 征（−），肝区叩击痛（−），肝脏肋下未触及，脾脏未触及，肝肾区无叩击痛，腹部移动性浊音（−），肠鸣音正常。脊柱生理曲度存在，活动度受限，胸背部压痛及叩击痛，四肢肌力 5 级，肌张力未见增高及减低，双下肢无水肿。

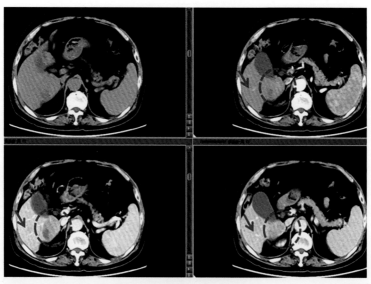

图 2-154　患者入院 CT 检查

PIVKA-Ⅱ：3 667 mAU/mL，AFP：16 ng/mL，TBIL：43.5 μmol/L，ALB：37.2 g/L，INR：1.27。

Child-Pugh 评分：B7；ECOG-PS 评分：1 分。

临床诊断：原发性肝癌（BCLC A 期，CNLC Ⅰb 期）；肝硬化，右侧酒精性股骨头坏死。

（三）MDT 意见

根据《原发性肝癌诊疗规范》（2022 年版）建议，原发性肝癌 CNLC Ⅰb 期患者视情况可考虑 TACE、系统抗肿瘤治疗、手术切除、放疗等治疗手段。该患者可行手术切除，但周围伴子灶，直接切除后复发率较高，完全坏死率较低，建议行降期治疗。降期治疗方案可考虑 TACE、HAIC 及钇 [⁹⁰Y] 微球注射液治疗，其中钇 [⁹⁰Y] 微球注射液治疗强效缩瘤、控制血管内癌栓、有较小的不良反应，且较其他介入治疗方式有较高的肿瘤完全病理坏死率。

（四）治疗经过

排除相关禁忌证后，患者接受血管造影与 ⁹⁹ᵐTc-MAA 注射模拟手术（mapping）。

mapping 术中造影结果提示，肿瘤主要由肝右动脉供血，SMA、RA 无异常供血，向肝右动脉注入 4 mCi ⁹⁹ᵐTc-MAA。术后 1 h 内患者完成 SPECT/CT 扫描。

SPECT 平面显像（图 2-155）提示肺分流分数 14.33%，结合术中 CBCT 及 SPECT/CT 检查结果，确认右肝灌注区体积 82 mL，肿瘤体积 86 mL，肝左右叶非灌注区正常肝体积 892 mL，双肺体积 2 666 mL，TNR=1.41（肿瘤区）。综合考虑，计划处方剂量 3.036 GBq，目标肿瘤吸收剂量 85 Gy，肺吸收剂量 23.8 Gy。

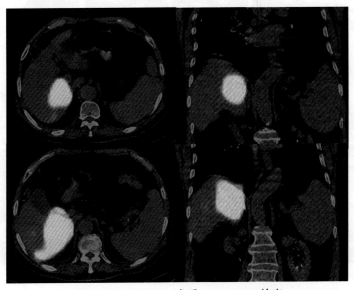

图 2-155　mapping 术后 SPECT/CT 检查

钇[⁹⁰Y]微球注射液注射时，微导管置于肝右动脉，与mapping术中⁹⁹ᵐTc-MAA注射时置管位置保持一致。根据预定的治疗计划，患者顺利接受3.0 GBq钇[⁹⁰Y]微球注射液输注。

完成钇[⁹⁰Y]微球注射液输注后，SPECT/CT提示钇[⁹⁰Y]微球在肿瘤内分布良好（图2-156），基本与⁹⁹ᵐTc-MAA模拟分布一致，符合预期。术中及术后患者无不良反应，第3天患者出院。

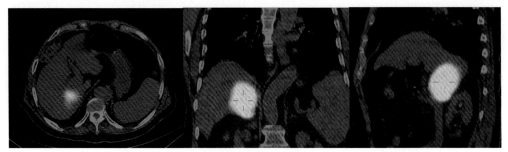

图2-156　钇[⁹⁰Y]微球注射液注射后SPECT/CT检查

（五）术后随访（图2-157、图2-158）

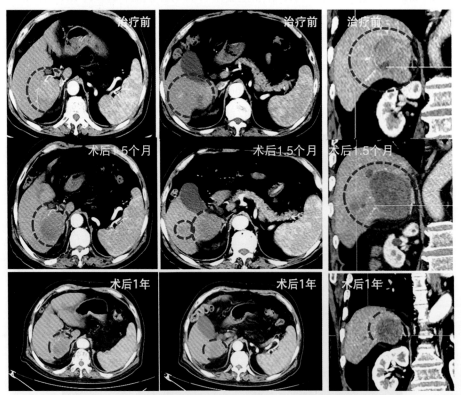

图2-157　钇[⁹⁰Y]微球注射液治疗前、术后1.5个月、术后1年CT检查

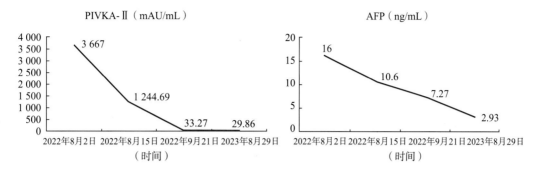

图 2-158　钇 [^{90}Y] 微球注射液治疗前后血清 PIVKA-Ⅱ 与 AFP 水平变化

（六）案例点评

外科治疗是肝癌患者获得长期生存最重要的手段，早期肝癌如无手术禁忌应遵循指南首选外科手术切除，但临床上有少数患者因为高龄、严重基础疾病或者其他原因拒绝手术。对这类患者需要选择其他有效安全的治疗方法。钇 [^{90}Y] 微球注射液治疗具有强效缩瘤、控制血管内癌栓、较小不良反应的作用，同时可以提高病理学完全坏死率，从而降低术后复发率，为不宜手术切除的早期肝癌患者提供了新的治疗选择方法。

东南大学附属中大医院　程张军　杜瑞杰　刘加成　张　磊　朱海东

案例 26：钇 [^{90}Y] 微球注射液治疗胆管细胞癌

（一）病史简介

患者男性，59 岁。患者 9 个月前发现胆管细胞癌（在外院行胆囊切除术＋肝门部淋巴结活检＋腹腔灌注化疗术）。患者 1 个月前外院复查示肿瘤进展，随后行化疗（吉西他滨＋奥沙利铂）＋靶向治疗（仑伐替尼）＋免疫治疗［度伐利尤单抗（英飞凡）］。现患者为求进一步治疗来我院，门诊以"胆管癌综合治疗术后"收治入院。

（二）诊断经过

入院行增强 CT 检查（图 2-159）示：肝内胆管扩张，左侧为著；肝门区见稍低密度影，增强扫描呈轻度强化；胆囊未见明确显示；脾旁见结节状软组织密度影，增强方式同脾脏；双肾囊肿；右肾结石。

否认高血压、冠心病、糖尿病等慢性病史，否认肝炎、结核等传染病史。

全身皮肤黏膜无黄染，膜软，无压痛及反跳痛，Murphy 征阴性，肝脾肋下未及，移动性浊音阴性，肠鸣音正常，双肾区无叩痛，双下肢无水肿。

ALB：38.70 g/L；HBsAb：378.44 mIU/mL，HBeAb：0.09 S/CO，HBcAb：5.11 S/CO，2023 年 5 月 30 日凝血功能＋AT3：抗凝血酶Ⅱ活性 79.8%。

肿瘤标志物 CA50：44.626 U/mL，CA199：53.8 U/mL，CEA：2.03 ng/mL。

ECOG 体态评分：0 分。

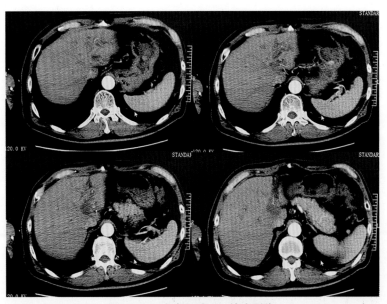

图 2-159 患者入院 CT 检查影像

（三）MDT 意见

外科评估意见：患者 9 个月前外院外科手术活检确定为胆管细胞癌，肝内病变邻近肝门，无法再次外科手术。介入科评估意见：患者为胆管细胞癌，血供较传统的肝细胞癌稍差，传统的 TACE 疗效有限，可考虑钇 [^{90}Y] 微球注射液治疗；钇 [^{90}Y] 微球注射液治疗不良反应较小，较其他治疗方式相比还具有快速缩瘤优势。肿瘤内科评估意见：传统的化疗对胆管细胞癌疗效有限，患者可考虑在钇 [^{90}Y] 微球注射液治疗的基础上继续联合靶向免疫治疗。经 MDT 综合评估并与患者及家属沟通后，患者接受钇 [^{90}Y] 微球注射液治疗，同时术后继续联合靶向（仑伐替尼）＋免疫（英飞凡）治疗。

（四）治疗经过

排除相关禁忌证后，患者接受血管造影与 ^{99m}Tc-MAA 注射模拟手术（mapping）。

mapping 术中造影结果提示，肿瘤主要由肝左动脉 2 个分支及肝中动脉参与供血，分别注入 1、1、1.5 mCi 的 ^{99m}Tc-MAA。术后 1 h 内患者完成 SPECT/CT 扫描。

SPECT 平面显像（图 2-160）提示肺分流分数 3.8%，结合术中 CBCT 及 SPECT/CT 检查结果。总肝体积 1 365.29 mL。肝左（大）灌注区域体积 212.10 mL，肝中灌注区域体积 178.5 mL，肝左（小）灌注区域体积 68.15 mL。肿瘤体积：肝左（大），27.12 mL；肝左（小），15 mL；肝中，18.39 mL；总肿瘤体积 60.51 mL。双肺体积 3 297.13 mL，TNR=1.97。综合考虑，计划处方剂量肝左（大）：0.8×46.2%=0.37 GBq，肝左（小）：0.8×14.9%=0.12 GBq，肝中 A：0.8×39%=0.31 GBq，目标肿瘤吸收剂量 140 Gy，肺吸收剂量 1.5 Gy，灌注区域正常肝吸收剂量 70 Gy。

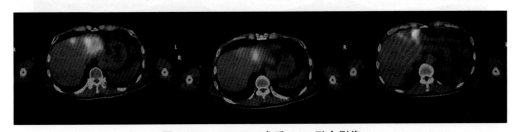

图 2-160　mapping 术后 ECT 融合影像

钇 [^{90}Y] 微球注射液注射时，微导管置于肝左动脉 2 个分支及肝中动脉，与 mapping 术中 ^{99m}Tc-MAA 注射时置管位置保持一致。根据预定的治疗计划，患者顺利接受钇 [^{90}Y] 微球注射液输注。

完成钇 [^{90}Y] 微球注射液输注后，SPECT/CT 提示钇 [^{90}Y] 微球覆盖肿瘤区域良好（图 2-161），基本与 ^{99m}Tc-MAA 模拟分布一致，符合预期。术中及术后患者无不良反应，出院后继续靶向（仑伐替尼）＋免疫（英飞凡）治疗。

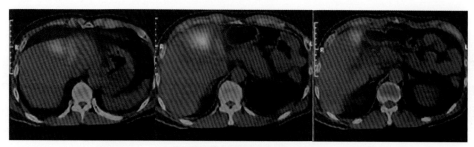

图 2-161　钇 [⁹⁰Y] 微球注射液注射后 SPECT/CT 检查

（五）术后随访

术后 3 个月复查肿瘤标志物（降为）正常，CA50：13.483 U/mL，CA199：11.9 U/mL，CEA：3.54 ng/mL。术后 3 个月腹部增强 MR 复查提示胆管癌综合治疗后，中上腹未见明显异常弥散受限高信号，肝内胆管扩张较前好转（图 2-162）。

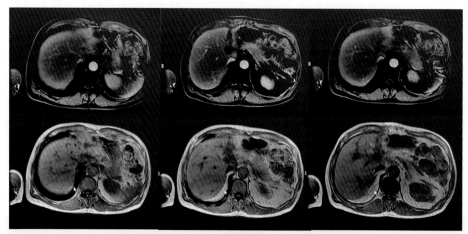

图 2-162　术后 3 个月腹部增强 MR 复查影像

（六）案例点评

一般胆管癌治疗手段有限，预后较差。该患者外院外科手术活检确定为胆管细胞癌，经过治疗后病变仍有进展，病变邻近肝门，无法再次外科手术，传统的化疗对胆管细胞癌疗效也比较有限，临床上治疗较为棘手。钇 [⁹⁰Y] 微球注射液治疗是国内引进的一种全新的治疗方法，通过肝动脉插管，向肿瘤供血动脉内注入放射性的钇 [⁹⁰Y] 微球注射液，可以选择性向肿瘤发出高能量、低渗透性的辐射快速控制肿瘤，同时保护正常的肝脏组织，具有良好的安全性。该患者使用钇 [⁹⁰Y] 微球注射液治疗，邻近肝门部的胆管细胞癌得到有效控制，取得了良好的疗效。

武汉大学人民医院　　胡红耀　赵　辉

案例 27：钇 [⁹⁰Y] 微球注射液应用于 CNLC Ⅲa 期原发性肝癌的降期治疗

（一）病史简介

患者女性，76 岁。突然出现右侧上腹部间断隐痛不适，无恶心、呕吐，可耐受，至当地医疗机构行腹部 B 超示"肝占位"，未进行进一步诊治，后持续不缓解，于 2022 年 6 月 28 日至我院行传染病检查示：HBsAg 弱阳性，HBAg（－），HBeAg（－），HBeAb（＋），HBcAb（＋），肿瘤标志物示 CEA：1.50 ng/mL，AFP：145 ng/ml，CA125：19.25 U/mL，CA：199 9.03 U/mL。

发现"高血压病"7 年余，最高时血压 140/90 mmHg，口服"硝苯地平"药物治疗，现血压控制可。发现乙型病毒性肝炎 1d，未进行治疗。

个人史：生于郑州市，久居郑州市。否认疫区、疫情、疫水接触史，否认化学性物质、放射性物质、有毒物质接触史，否认吸毒史，无吸烟、饮酒。

（二）诊断经过

入院腹部超声及造影（图 2-163）提示肝实质弥漫性损伤，肝 S2 段低回声超声造影符合恶性改变，门静脉左支横部及矢状部低回声超声造影符合恶性改变。

平素体健，否认糖尿病，否认心血管疾病，2014 年因脑出血在郑州市第一人民医院治疗，否认结核、疟疾病史，否认手术史、外伤史，否认输血史、献血史，否认食物、药物史，预防接种史随社会。

AFP：6.05 ng/mL，TBIL：0.76 mg/dl，ALB：4.45 g/dl，INR：1.14，HBV-DNA 低于最低检测下限。

Child-Pugh 评分：A5；ECOG-PS 评分：0 分。

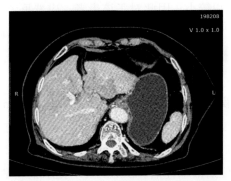

图 2-163　入院 CT 检查

临床诊断：原发性肝癌（CNLC Ⅲa 期）；高血压，慢性乙型病毒性肝炎。

（三）MDT 意见

Ⅱ级护理，软质饮食，按介入科常规护理。完善血常规、凝血四项、血糖、离子、肝肾功能、乙肝、丙肝、抗 HIV、梅毒等血常规检查，完善病情评估和诊疗方案。暂给予对症支持治疗，待结果回示制订下一步治疗方案。依据患者病情变化情况，及时向患者沟通并调整治疗方案。患者原发性肝癌介入治疗后，计划给予经皮肝动脉造影 + 超选择肝动脉造影 + 钇[^{90}Y]微球注射液。

（四）治疗经过

排除相关禁忌证后，患者接受血管造影与 ^{99m}Tc-MAA 注射模拟手术（mapping）。

mapping 术中造影（图 2-164）结果提示，肿瘤主要由肝右动脉供血，右膈下动脉参与供血，SMA、RA 无异常供血考虑到由膈下动脉进行钇[^{90}Y]微球注射液治疗可能存在风险，因此仅向肝右动脉注入 5 mCi ^{99m}Tc-MAA。术后 1 h 内患者完成 SPECT/CT 扫描。

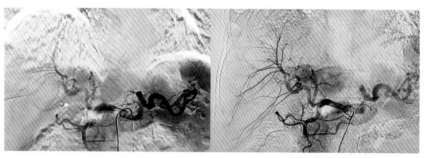

图 2-164　mapping 术中 DSA 检查

SPECT 平面显像（图 2-165）提示肺分流分数 2%，结合术中 CBCT 及 SPECT/CT 检查结果，确认左肝灌注区体积 203.3 mL，肿瘤体积 24.8 mL，肝左右叶非灌注区正常肝体积 1 185.4 mL，双肺体积 2 296.7 mL，TNR=2。计划进行放射性肝叶切除治疗，由于患者肺体积较小，因此对于该患者，应着重考虑保护肺吸收剂量不超过 30 Gy，谨慎起见本案例考虑将肺吸收剂量设定在 20 Gy 以下。综合考虑，计划处方剂量 0.4 GBq，目标肿瘤吸收剂量 160 Gy，灌注区域正常肝吸收剂量 80 Gy，肺吸收剂量 0.6 Gy。

钇[^{90}Y]微球注射液注射时，微导管置于肝右动脉，与 mapping 术中 ^{99m}Tc-MAA 注射时置管位置保持一致。根据预定的治疗计划，患者顺利接受 0.5 GBq 钇[^{90}Y]微球注射液输注，残留率 5%，剂量输注符合预期。

完成钇[^{90}Y]微球注射液输注后，SPECT/CT 提示钇[^{90}Y]微球在肿瘤内分布良好（图 2-166），基本与 ^{99m}Tc-MAA 模拟分布一致，符合预期。术中及术后患者无不良反应。

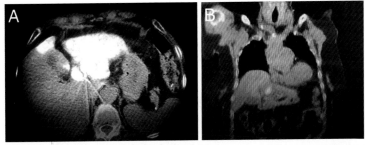

图 2-165　mapping 术中 CBCT（A）及 ^{99m}Tc-MAA SPECT/CT 检查（B）

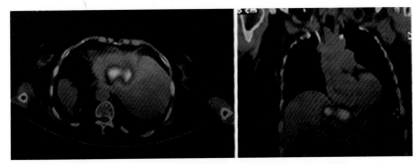

图 2-166　钇 [^{90}Y] 微球注射液注射后 SPECT/CT 检查

（五）术后随访

术后 3 个月随访，增强 MR 示肿瘤疗效评估为 CR；术后 13 个月随访，MR 示肝左叶病灶边缘结节样强化，疑为存活肿瘤可能（图 2-167、表 2-2）。后期患者在外院接受左叶残余病灶切除治疗。

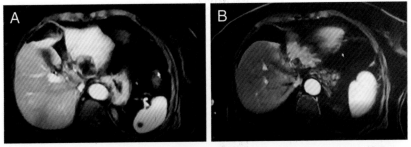

图 2-167　钇 [^{90}Y] 微球注射液术后 3 个月（A）、13 个月（B）MR 检查

表 2-2　治疗前后肿瘤大小、肝功能及肿瘤标志物水平变化

随访时间	肿瘤大小（mm）	TBIL（mg/dL）	ALB（g/L）	ALT（U/L）	AST（U/L）	INR	ALP（U/L）	ECOG	ALBI分级	AFP（ng/mL）
术前	59×38	0.76	4.45	17	18	1.14	80	0	1	6.05
术后 3 个月	39×37	1.1	4.31	21	17	1.17	74	0	1	0.83

（六）案例点评

原发性肝癌是我国常见恶性肿瘤，其传统治疗方式包括手术、放疗、介入、药物系统治疗等。钇 [⁹⁰Y] 微球选择性内放射治疗是一种综合了介入治疗与局部放疗的新兴肝癌治疗技术，能够选择性地经肿瘤供血血管将具有肿瘤杀伤效应剂量的放射微球注射到肿瘤内，而对正常肝脏影响较小。

河南省肿瘤医院　程洪涛　胡鸿涛　黎海亮

案例 28：钇 [⁹⁰Y] 微球注射液应用于 CNLC Ⅲa 期原发性肝癌的降期治疗

（一）病史简介

患者男性，67 岁。2023 年 2 月 8 日因"体检发现肝占位 1 周"就诊。

胸腹部 MR 提示右肝肿瘤，肝癌伴出血考虑，大小 7.6 cm × 6.8 cm，门静脉右前支、肝右静脉受累；肝功能正常，Child-Pugh 评分：A5；AFP：3.7 ng/mL；PIVKA-Ⅱ：51 mAU/mL；ICG_{R15}：12.1%。全肝体积 1 508 mL，左肝体积 389 mL。

（二）诊断经过

入院行 MR 检查（图 2-168），提示右肝肿瘤，肝癌伴出血考虑，大小 7.6 cm × 6.8 cm，门静脉右前支、肝右静脉受累。

平素体健，否认"高血压、糖尿病"等慢性病史，乙型肝炎病史 1 年。

查体皮肤巩膜无黄染，腹部平坦，未见腹壁静脉曲张，腹壁柔软，无压痛，无反跳痛，未触及包块，肝脾肋下未触及，胆囊 Murphy 征（–），肝区叩击痛（–），移动性浊音（–），肠鸣音存在。

Child-Pugh 评分：A5；ECOG-PS 评分：0 分。

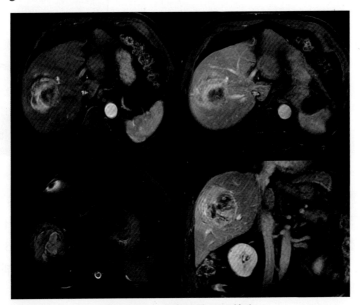

图 2-168　患者入院 MR 检查

临床诊断：原发性肝癌（BCLC-C，CNLC Ⅲa）；慢性乙型病毒性肝炎。

（三）MDT 意见

外科评估意见：患者肿瘤巨大，伴血管侵犯，建议降期治疗后再评估切除可能；介入科评估意见：患者可考虑 TACE、HAIC 及钇[90Y]微球注射液治疗，其中钇[90Y]微球注射液治疗与其他治疗方式相比具有快速缩瘤、增大余肝体积等优势；肝病内科评估意见：患者可考虑继续替诺福韦抗病毒治疗。经 MDT 综合评估，患者接受钇[90Y]微球注射液治疗，同时进行替诺福韦抗病毒治疗。

（四）治疗经过

排除相关禁忌证后，患者于 2023 年 2 月 16 日接受血管造影与 99mTc-MAA 注射模拟手术（mapping）。

mapping 术中造影（图 2-169）结果提示，肿瘤主要由肝右动脉供血，IPA、SMA 无异常供血，考虑到对正常肝实质的保护，因此将右下的正常肝供血分支（黑色箭头所示）进行预防性栓塞；然后在右肝动脉（红色箭头所示位置）注射 99mTc-MAA，CBCT 下灌注体积 981 mL。术后 1 h 内患者完成 SPECT/CT 扫描。

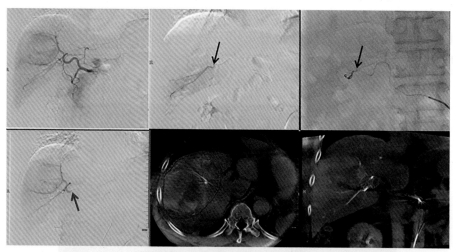

图 2-169   mapping 术中 DSA 检查

SPECT 平面显像（图 2-170）提示肺分流分数 1.83%，结合术中 CBCT 及 SPECT/CT 扫描结果，右肝灌注区体积 981 mL，肿瘤体积 172.2 mL，肝左右叶非灌注区正常肝体积 527 mL（余肝占比 35%），双肺体积 4 904 mL，TNR=3.21。以分区模型法计算，计划处方剂 2.0 GBq，目标肿瘤吸收剂量 220 Gy，肺吸收剂量 1.2 Gy，灌注区域正常肝吸收剂量 60 Gy。

2023 年 2 月 23 日，患者正式行钇[90Y]微球注射液肝动脉注射，根据计划，术中微导管置于肝右动脉。根据预定的治疗计划，患者顺利接受 1.9 GBq 钇[90Y]微球注射液输注，输注完成率 95%，剂量输注符合预期。

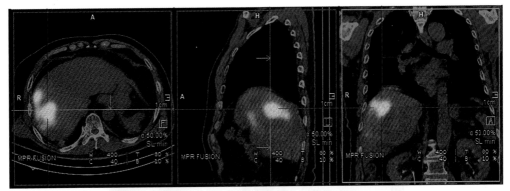

图 2-170　mapping 术后 SPECT/CT 检查

完成钇 [⁹⁰Y] 微球注射液输注后，SPECT/CT 提示肿瘤放射性分布良好（图 2-171），与术前 ⁹⁹ᵐTc-MAA 高度一致，符合预期。术中及术后患者无不良反应，第 2 天患者出院。

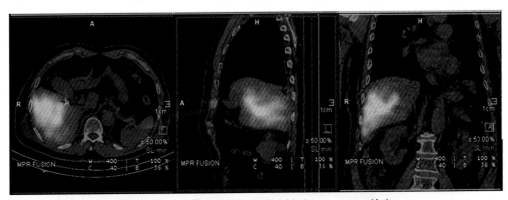

图 2-171　钇 [⁹⁰Y] 微球注射液注射后 SPECT/CT 检查

（五）术后随访（图 2-172、图 2-173）

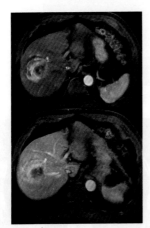
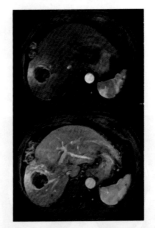

2023 年 2 月 9 日（直径 7.6 cm）　　2023 年 5 月 10 日（直径 4.5 cm）　　2023 年 7 月 6 日（直径 4.2 cm）

图 2-172　钇 [⁹⁰Y] 微球注射液治疗前、治疗后 3 个月、治疗后 5 个月肝脏增强 MR

案例 28：钇 [⁹⁰Y] 微球注射液应用于 CNLC Ⅲa 期原发性肝癌的降期治疗

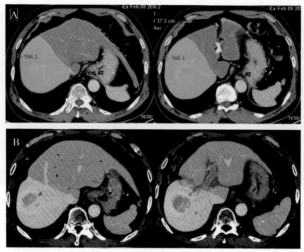

图 2-173　钇 [⁹⁰Y] 微球注射液治疗前后肝体积变化

A：治疗前，全肝体积 1 508 mL，左肝体积 389 mL（25.8%）；ICG_{R15}：12.1%；B：钇 [⁹⁰Y] 微球注射液治疗后 5 个月肝脏增强 CT：全肝体积 1 173.4 mL，左肝体积 623.3 mL（53.1%），ICG_{R15}：17.8%，左肝增大 60%

患者于 2023 年 7 月 11 日腹腔镜右半肝切除术，术后病理（图 2-174、图 2-175）提示：高分化肝细胞癌伴坏死，符合治疗后改变，周围肝组织情况，结节性肝硬化，肝细胞萎缩伴肝窦扩张淤血，轻度脂肪变性；免疫组化：GPC-3（－），GS（＋），CD34（血窦＋），CK7（灶＋），网染（肝板增厚），AFP（＋－），Hepatocyte（＋）。

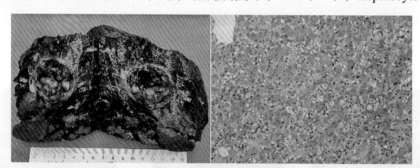

图 2-174　右半肝切除术后标本及病理检查

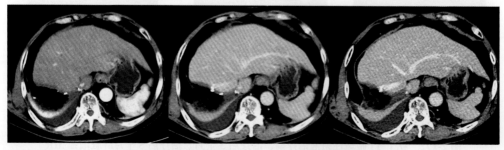

图 2-175　右半肝切除术后 1 个月复查腹部增强 CT

案例 28：钇 [⁹⁰Y] 微球注射液应用于 CNLC Ⅲa 期原发性肝癌的降期治疗

（六）案例点评

外科治疗是肝癌患者获得长期生存最重要的手段，通过降期转化治疗后，部分患者可重新获得根治性切除的机会。钇 [⁹⁰Y] 微球注射液高效的缩瘤作用和良好的安全性，为肝癌转化治疗提供新的选择。

浙江大学医学院附属第一医院肝胆胰介入中心　彭志毅　苏星辉　张岳林

案例 29：钇 [⁹⁰Y] 微球注射液应用于高龄难治性肝癌患者姑息性治疗

（一）病史简介

患者男性，79 岁。因"肝癌切除术后 7 年，多次射频、介入术后复发"入院。

2015 年于外院诊断肝占位，考虑肝癌，行右肝癌局部切除术。后定期复查提示肝癌反复复发，于 2019 年 11 月行"右肝癌局部切除术"，2020 年 3 月行"右肝癌局部切除术 + 左肝切除术"。2020 年 10 月于我院因肝癌复发行第一次射频治疗，并口服索拉菲尼靶向治疗 1 个月，因出现手足综合征不良而停药。2021 年 7 月、12 月复查均提示复发病灶，遂于我院行 2 次介入栓塞治疗。2022 年 3 月，因肝癌复发，行第二次射频治疗。本次复查提示肝内复发病灶，拟行钇 [⁹⁰Y] 微球注射液治疗入院。

既往史：慢性乙型肝炎病史 20 余年，先规律口服"富马酸丙芬替诺福韦"抗病毒治疗；2015 年 6 月因腹主动脉瘤并血栓形成于外院行腹主动脉支架植入术，术后规律抗凝治疗半年；余既往史无特殊。

个人史：生于原籍，无长期外地居住史，文化程度初中，既往从事检验工作，已退休；无疫区居住史，无疫水、疫源接触史，无饮酒史。

（二）诊断经过

患者老年男性，复发性肝癌，2022 年 5 月再次于我院门诊复查，完善影像提示肝内复发病灶可能。CT 提示（图 2-176）肝癌术后改变，肝 Ⅴ 段术区旁及肝 Ⅷ 段结节，考虑复发可能；肝 Ⅴ、Ⅵ 段结节，考虑异型增生结节可能；肝硬化、肝内胆管扩张。

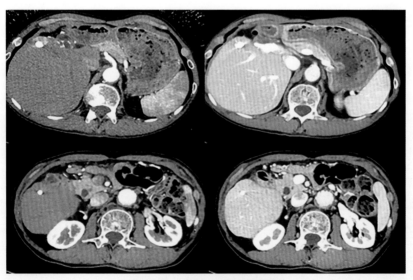

图 2-176　患者入院 CT 检查

查体皮肤巩膜无黄染，腹部平坦，腹部见手术瘢痕，未见腹壁静脉曲张，腹壁柔软，无压痛，无反跳痛，未触及包块，肝脾肋下未触及，胆囊 Murphy 征（－），肝区叩击痛（－），移动性浊音（－），肠鸣音存在。

PIVKA-Ⅱ：37 mAU/mL，AFP：3.59 ng/mL，TBIL：14.6 μmol/L，ALB：45.6/L，INR：1.08。

Child-Pugh 评分：A5；ECOG-PS 评分：1 分。

临床诊断：原发性肝癌（BCLC A4 期，CNLC Ⅰb 期）；肝硬化，慢性乙型病毒性肝炎。

（三）MDT 意见

根据《原发性肝癌诊疗规范》（2022 年版）建议，原发性肝癌 CNLC Ⅰb 期患者视情况可考虑 TACE、消融、手术切除、肝移植等治疗手段。放射科评估意见：该患者 3 次手术切除，仅剩余部分右肝，体积较小；阅片可见肝内 2 处复发病灶，总体病灶体积较小。外科评估意见：患者多次手术治疗，加之复发病灶分散，剩余肝体积不足，无外科手术指征。介入组评估意见：患者多次血管介入治疗，血管条件较差，介入治疗效果待定，可选择钇 [^{90}Y] 微球注射液治疗，较其他治疗方式相比具有增加正常肝体积、对血管损伤较小等优势。肿瘤内科评估意见：患者复发性肝癌，肝内病灶多发，可结合靶向＋免疫治疗，但考虑患者高龄，既往用药副作用明显，可暂介入姑息性治疗为主。经 MDT 综合评估，患者接受钇 [^{90}Y] 微球注射液治疗，同时进行抗病毒治疗。

（四）治疗经过

排除相关禁忌证后，患者接受血管造影与 ^{99m}Tc-MAA 注射模拟手术（mapping）。

mapping 术中造影结果提示，肿瘤主要由肝右动脉供血，SMA、RA 无异常供血。术中向肝右动脉注入 ^{99m}Tc-MAA。术后 1 h 内患者完成 SPECT/CT 扫描（图 2-177）。

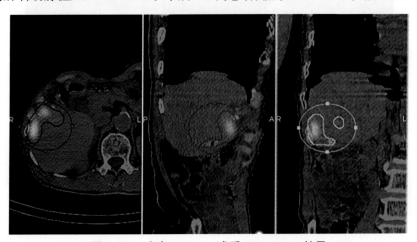

图 2-177　患者 mapping 术后 SPECT/CT 结果

SPECT平面显像提示肺分流分数9.3%，结合术中CBCT及SPECT/CT检查结果，确认右肝灌注区体积35.66 mL，肿瘤体积18 mL，肝体积770.94 mL，双肺体积5 287.44 mL，TNR=0.9～1。由于患者高龄，3次外科手术及多次射频及介入治疗史，残肝体积较少，肝内肿瘤分散。综合考虑，计划处方剂量0.3 GBq，目标肿瘤吸收剂量135 Gy，肺吸收剂量0.7 Gy，灌注区域正常肝吸收剂量135 Gy。

钇[⁹⁰Y]微球注射液注射时，微导管置于肝右动脉，与mapping术中⁹⁹ᵐTc-MAA注射时置管位置保持一致。根据预定的治疗计划，患者顺利接受0.3 GBq（偏少）钇[⁹⁰Y]微球注射液输注，剂量输注符合预期。

完成钇[⁹⁰Y]微球注射液输注后，SPECT/CT提示钇[⁹⁰Y]微球在肿瘤内分布良好（图2-178），基本与⁹⁹ᵐTc-MAA模拟分布一致，符合预期。术中及术后患者无不良反应。

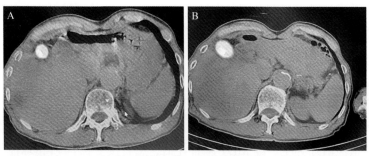

图2-178　患者钇mapping（A）及钇[⁹⁰Y]微球注射液术后（B）SPECT/CT结果

（五）术后随访

该患者术前及术后3个月动态复查AFP及PIVKA-Ⅱ处于正常范围，肿瘤未见明显活性（图2-179）。

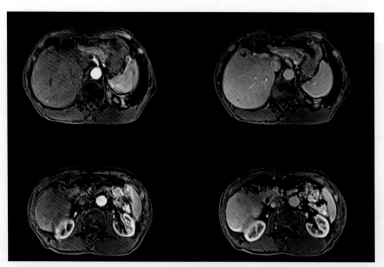

图2-179　钇[⁹⁰Y]微球注射液治疗术后3个月MR检查

（六）案例点评

该患者为多次手术及血管介入治疗后复发，且余肝体积较小，难以再次行手术切除；钇 [^{90}Y] 微球注射液治疗后有控制肿瘤进展、增加正常肝体积、对血管损伤较小等优势，对于姑息性治疗的患者来说，总体 OS 可以得到延长，且患者生活质量更好。

陆军军医大学西南医院　蔡　萍　陈海蕾　陈志宇　黄定德

邵明华　谭斌彬　张　辉　张　余

（一）病史简介

患者男性，60 岁。因"发现肝恶性肿瘤 4 个月"来诊。

患者 4 个月前体检行腹部 B 超发现肝占位，进一步完善腹部 CT 检查，考虑原发性肝癌，外院给予靶向免疫等综合治疗，效果不佳，患者无恶心、呕吐，无腹胀、腹痛，无发热、寒战，无皮肤巩膜黄染等不适，为行钇 [⁹⁰Y] 微球注射液介入治疗入院。

（二）诊断经过

入院行 CT 及 MR 检查（图 2-180），提示右半肝占位性病变，符合肝细胞癌、肝多发囊肿、胆囊腺肌症、右肾血管平滑脂肪瘤（乏脂型）可能，少量盆腔积液。平素体健，否认"高血压、糖尿病"等慢性病史。乙型病毒性肝炎 40 年，具体治疗过程不详，近期规律口服恩替卡维。

查体：全身皮肤及巩膜无黄染。腹部外形平坦，未见胃肠型及蠕动波，腹部触诊柔软，右上腹轻压痛，无反跳痛及肌紧张，无液波震颤，无振水声。腹部未触及包块，肝脾肋下未触及，胆囊未触及，Murphy 征（−）。肝区叩击痛阴性，脾区叩击痛阴性，双侧肾区叩痛阴性，移动性浊音阴性。听诊肠鸣音正常，4 次 /min，无气过水声，无血管杂音。

AFP：11.52 ng/mL，PIVKA-Ⅱ：3 762.27 mAU/mL，ALT：20.4 U/L，AST：21.7 U/L，TBIL：11.3 μmol/L，DBIL：5.2 μmol/L，TP：65.7 g/L，ALB：38.3 g/L，HBV-DNA：< 30 IU/mL。

Child-Pugh 评分：A5；ECOG-PS 评分：0 分。

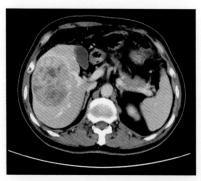

图 2-180　患者入院 CT 检查

临床诊断：原发性肝癌（BCLC C 期，CNLC Ⅲa 期）；慢性乙型病毒性肝炎。

（三）MDT 意见

根据《原发性肝癌诊疗规范》（2022 年版）建议，原发性肝癌 CNLC Ⅲa 期患者视情况可考虑 TACE、系统抗肿瘤治疗、手术切除、放疗等治疗手段。外科评估意见：患者肿瘤负荷大，伴血管侵犯，建议降期治疗后再评估切除可能；介入科评估意见：患者可考虑 TACE、HAIC 及钇［⁹⁰Y］微球注射液治疗，其中钇［⁹⁰Y］微球注射液治疗较其他治疗方式相比具有快速缩瘤优势；肿瘤内科评估意见：患者可考虑抗血管生成靶向治疗联合免疫检查点抑制剂治疗，同时继续抗病毒治疗。经 MDT 综合评估，患者接受钇［⁹⁰Y］微球注射液治疗，同时进行抗病毒治疗，并在术后给予"仑伐替尼＋信迪利单抗"靶向免疫方案进行综合治疗。

（四）治疗经过

排除相关禁忌证后，患者接受血管造影与 ⁹⁹ᵐTc-MAA 注射模拟手术（mapping）。

mapping 术中造影（图 2-181）结果提示，可见右肝动脉起源于肠系膜上动脉，左肝及中肝动脉起源于腹腔干，肿瘤供血主要来源于右前肝动脉，在右前肝动脉开口处注射 ⁹⁹ᵐTc-MAA。术后 1 h 内患者完成 SPECT/CT 扫描（图 2-182）。

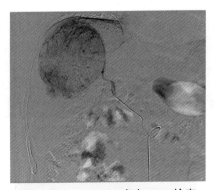

图 2-181　mapping 术中 DSA 检查

患者右肝病灶示踪剂明显聚集，右肝病灶 T/N 为 5.6，余肝脏实质未见示踪剂聚集，肺 / 肝分流率为 7.32%。术前三维影像精准评估患者巨大肿瘤位于右半肝，肿瘤压迫侵犯右侧肝蒂及肝右静脉。门静脉分为左右支，肝动脉变异，肝动脉起源于肠系膜上动脉，绕行于门静脉及胆总管背侧，总肝体积（包含肿瘤）1 345.08 mL，标准肝体积 =1 246.1 mL，肿瘤体积 =348.39 mL，S1=42.49 mL，左半肝体积 =272.18 mL，右半肝体积（包含肿瘤）=1 030.41 mL。钇［⁹⁰Y］微球注射液微球活度 1.6 GBq，目标肿瘤剂量 150 Gy，肝脏剂量 26.8 Gy，肺剂量 6.9 Gy。

钇［⁹⁰Y］微球注射液注射时，微导管置于肝右动脉，与 mapping 术中 ⁹⁹ᵐTc-MAA 注射时置管位置保持一致。根据预定的治疗计划，患者顺利接受 1.6 GBq 钇［⁹⁰Y］微球注射液输注，残留率 6%，剂量输注符合预期。

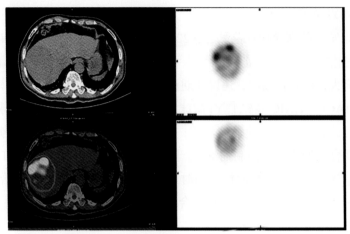

图 2-182　mapping 术后 SPECT/CT 检查

完成钇 [⁹⁰Y] 微球注射液输注后，SPECT/CT 提示钇 [⁹⁰Y] 微球在肿瘤内分布良好（图 2-183），基本与 ⁹⁹ᵐTc-MAA 模拟分布一致，符合预期。术中及术后患者无不良反应，第 2 天患者出院。

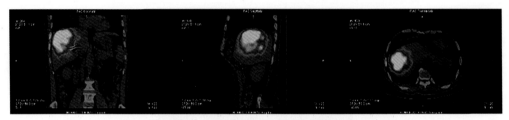

图 2-183　钇 [⁹⁰Y] 微球注射液注射后 SPECT/CT 检查

（五）术后随访（图 2-184、图 2-185）

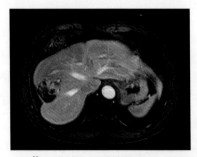

图 2-184　钇 [⁹⁰Y] 微球注射液治疗术后 6 个月 MR 检查

患者于术后半年接受 S7+8 段切除，标本病理检查结果示：（肝 S7、8 段肿瘤）钇 [⁹⁰Y] 微球注射液治疗后手术标本：肝细胞癌，脂肪性肝炎样型，中分化。瘤床大小 4cm×3.5cm×2.5cm，其中可见 25% 健活肿瘤细胞残余，大部分位于肿瘤与正常肝组织交界区，小部分位于肿瘤中央，肿瘤周围可见大量淋巴细胞、浆细胞及组织细胞反应。其余瘤床为坏死、出血及增生的纤维组织，并可见钇 [⁹⁰Y] 微球（肿瘤周边较肿瘤中央微球密度高），符合钇 [⁹⁰Y] 微球注射液治疗后改变。未见微血管内癌栓（MVI：M0），未见神经侵犯，未见卫星灶，肿瘤未累及肝脏被膜。肝脏切缘未见癌浸润。周围肝组织近癌旁肝窦淤血伴出血，肝板萎缩，间质黏液变性，静脉扩张，肝窦及门静脉、肝静脉分支内可见钇 [⁹⁰Y] 微球。远癌旁肝小叶结构良好，可见点状大小泡混合性脂肪变，汇管区未见著变，未见钇 [⁹⁰Y] 微球。

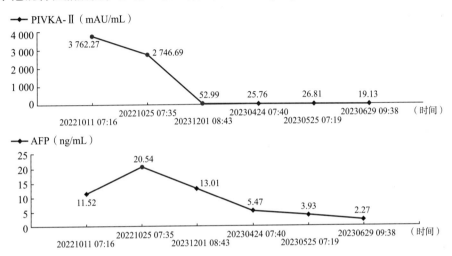

图 2-185　钇 [⁹⁰Y] 微球注射液治疗前后血清 PIVKA-Ⅱ 与 AFP 水平变化

（六）案例点评

从影像学表现是典型的肝细胞癌，分期上是 CNLC Ⅲa 期的患者。因为肿瘤比较大，一期不可手术切除，患者在外院进行了靶向免疫的降期转化，疗效不佳。钇 [⁹⁰Y] 微球注射液评估本例是合适的患者，并进行钇 [⁹⁰Y] 微球注射液治疗，联合靶向免疫治疗。治疗后病变控制比较理想，从 SPECT/CT 上看术后 AFP 和血清 PIVKA-Ⅱ 快速下降，逐渐恢复到正常水平。一般患者钇 [⁹⁰Y] 微球注射液治疗后 3 个月就可以手术，该患者由于其他原因半年手术，手术后病理结果提示，肿瘤有部分存活。存活与钇 [⁹⁰Y] 微球注射液治疗后的手术时间有关，由于时间跨度比较长，肿瘤可能有一部分进展，但是患者还是得到了比较好的治疗。从这方面来说，钇 [⁹⁰Y] 微球注射液联合系统的靶向免疫治疗，对于巨块型的肝癌是一种非常好的降期转化的治疗手段。

北京清华长庚医院　冯晓彬　黄　鑫　贾　波　蒋卫卫　李晶晶

梁　斌　梁子威　廖　勇　刘德庆　秦蒙蒙

任春晖　唐慕兰　张　琳

案例 31：钇 [^{90}Y] 微球注射液应用于巨大肝内胆管细胞癌的降期治疗

（一）病史简介

患者男性，48 岁。因"右上腹触及包块"，至当地医院门诊就诊，查磁共振示肝右叶巨大占位伴肝内多发子灶，考虑原发性肝癌伴门静脉右支癌栓形成，右肝静脉、中肝静脉以及右叶胆内管受侵，下腔静脉局部受压，肝门肿大淋巴结可见。AFP：2.13 ng/mL，HBV-DNA：< 15 IU/mL。

个人史：慢性乙型肝炎病史 20 年，恩替卡韦抗病毒治疗中。

（二）诊断经过

入院行 CT 及 MR 检查（图 2-186），提示右肝巨大占位，周围多发异常强化灶，门静脉右支显影不清，肝硬化，脾大。平素体健，否认"高血压、糖尿病"等慢性病史，慢性乙型肝炎病史 20 年，恩替卡韦抗病毒治疗中。

查体皮肤巩膜未见黄染，浅表淋巴结无肿大。颈软，气管居中，无颈静脉怒张，无甲状腺肿大。胸廓无畸形，两肺呼吸音清，未及明显干湿啰音。腹部平软，未见胃肠型及蠕动波，未见曲张静脉，Murphy 征（－）。肝右肋下 4 指。脾未及，腹肌反跳痛及肌紧张，未扪及明显肿物，移动性浊音阴性。

CEA：1.49 ng/mL，CA199：233 ng/mL，TBIL：11.7 μmol/L，ALB：41 g/L，INR：1.06。

Child-Pugh 评分：A5；ECOG-PS 评分：1 分。

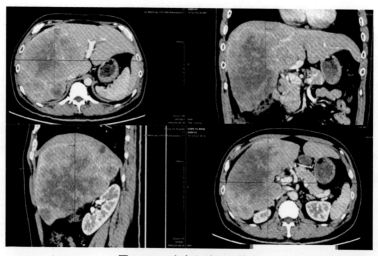

图 2-186　患者入院 CT 检查

行经皮肝穿刺活检，病理及免疫组化结果提示肝低分化癌，低分化胆管癌可能。

临床诊断：肝内胆管细胞癌；慢性乙型病毒性肝炎。

（三）MDT 意见

根据《原发性肝癌诊疗规范》（2022 年版）建议，原发性肝癌 CNLC Ⅲa 期患者视情况可考虑 TACE、系统抗肿瘤治疗、手术切除、放疗等治疗手段。患者肿瘤负荷大，且伴有门静脉右支癌栓形成，建议考虑 TACE、HAIC 及钇 [⁹⁰Y] 微球注射液治疗，其中钇 [⁹⁰Y] 微球注射液治疗较其他治疗方式相比具有快速缩瘤优势，等待肿瘤降期后再行外科切除。

（四）治疗经过

排除相关禁忌证后，患者接受血管造影与 ⁹⁹ᵐTc-MAA 注射模拟手术（mapping）（图 2-187）。

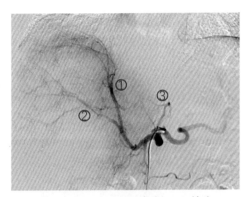

图 2-187　mapping 术中 DSA 检查

向肝右动脉两分支分别注入 2.5 mCi ⁹⁹ᵐTc-MAA。术后 1 h 内患者完成 SPECT/CT 扫描（图 2-188）。SPECT 平面显像提示肺分流分数 19.7%，结合术中 CBCT 及 SPECT/CT 检查结果，确认肝灌注区体积 2 034 mL，灌注区肿瘤体积 1 038 mL，肝左右叶非灌注区正常肝体积 1 461 mL，双肺体积 4 113 mL，TNR=0.87 ~ 1.01（肿瘤区）。综合考虑，计划处方剂量 2.85 GBq，目标肿瘤吸收剂量 55 Gy，肺吸收剂量 23 Gy，灌注区域正常肝吸收剂量 200 Gy。

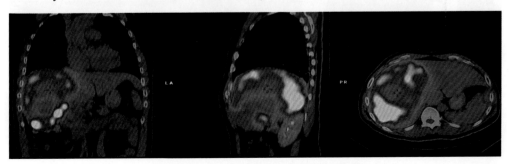

图 2-188　mapping 术后 SPECT/CT 检查

钇 [^{90}Y] 微球注射液注射时，微导管置于肝右动脉（图 2-189），与 mapping 术中 ^{99m}Tc-MAA 注射时置管位置保持一致。根据预定的治疗计划，分别向两分支输注 1.6、1.2 GBq 钇 [^{90}Y] 微球注射液，残留率 5%，剂量输注符合预期。

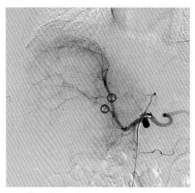

图 2-189　钇 [^{90}Y] 微球注射液注射时置管位置 DSA 影像

完成钇 [^{90}Y] 微球注射液输注后，SPECT/CT 提示钇 [^{90}Y] 微球在肿瘤内分布良好（图 2-190），基本与 ^{99m}Tc-MAA 模拟分布一致，符合预期。术中及术后患者无不良反应，术后第 2 天患者出院。

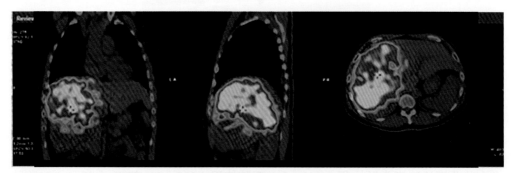

图 2-190　钇 [^{90}Y] 微球注射液注射后 SPECT/CT 检查

（五）术后随访（图 2-191、图 2-192）

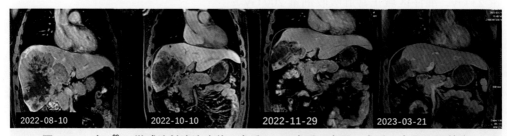

图 2-191　钇 [^{90}Y] 微球注射液治疗前、术后 45d、术后 3 个月、术后 7 个月 MR 检查

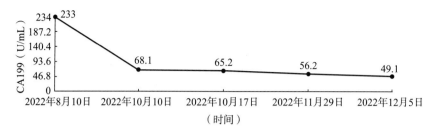

图 2-192 钇 [^{90}Y] 微球注射液治疗前后 CA199 水平变化

患者术前可触及肝位于右肋下 4 指，术后 8 天再次查体肝肋下未及。患者于 2023 年 6 月 5 日接受右半肝＋胆囊切除，标本病理检查结果示，肝组织大小 16 cm×15 cm×8 cm，紧邻被膜见肿物灶，肿物大小 12 cm×11 cm×6 cm，界限不清，质中，未见出血，可见坏死，距离肿瘤 1.5 cm，见灰黄色结节，直径 1.2 cm，质中，部分坏死。切除组织病理检查结果显示，大部分为彻底凝固性坏死组织，未见明确肿瘤残留。

（六）案例点评

外科治疗是肝癌患者获得长期生存最重要的手段，钇 [^{90}Y] 微球注射液治疗具有强效缩瘤、控制门脉癌栓、较小不良反应等优势，在患者经济条件许可的情况下是一种很好的治疗选择。通过降期转化治疗后，部分患者可重新获得根治性切除的机会。

东南大学附属中大医院 程张军 杜瑞杰 刘加成 张 磊 朱海东

案例 32：高龄伴 COPD 患者的肝癌钇 [⁹⁰Y] 微球注射液放射性消融治疗

（一）病史简介

患者男性，90 岁。因"气喘伴双下肢水肿 1 个月"至当地医院就诊。胸部 CT 平扫提示两侧肺气肿，右侧胸腔少量积液，肝区见低密度影；随即肝脏增强 CT 扫描，证实肝右前叶上段占位，考虑原发性肝癌。

（二）诊疗经过

既往有慢性阻塞性肺疾病（COPD）及心功能不全史 4 年余。

体格检查：皮肤巩膜无黄染，桶状胸，腹部平坦，未见腹壁静脉曲张，腹壁柔软，无压痛，无反跳痛，未触及包块，肝脾肋下未触及，胆囊 Murphy 征（−），肝区叩击痛（−），移动性浊音（−），肠鸣音存在。

辅助检查示 PIVKA-Ⅱ：163 mAU/mL，AFP：36.4 ng/mL，TBIL：7.5 µmol/L，ALB：40.6 g/L，INR：1.04，HBV-DNA < 50 IU/mL。

肝脏增强 MR（图 2-193）：肝右前叶上段块状型占位，最大截面 6.5 cm × 5.0 cm，动脉期强化明显，门静脉期有退出，考虑肝细胞癌。胸部平扫CT（图 2-194）：两侧肺气肿，右侧少量胸腔积液。

Child-Pugh 评分：A5；ECOG-PS 评分：1 分。

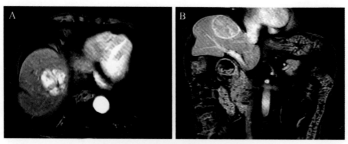

图 2-193　肝脏增强 MR 检查

肝 S8 段肝癌，动脉期明显强化（A），门静脉期有退出（B）

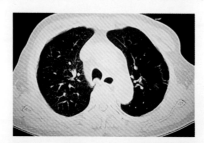

图 2-194　胸部 CT 平扫示两侧肺气肿

临床诊断：原发性肝癌（BCLC A 期，CNLC Ⅰb 期）；慢性阻塞性肺病；心功能不全。

（三）MDT 意见

根据《原发性肝癌诊疗规范》（2022 年版）建议，原发性肝癌 CNLC Ⅰb 期患者可酌情考虑 TACE、手术切除、肝移植等治疗手段。

外科评估：患者高龄，心肺功能差，不能满足外科手术条件。介入科评估：肝癌病灶 > 5.0 cm，难以根治消融。MR 影像学上，肿瘤表现为块状富血供结节，可考虑 TACE 或钇 [^{90}Y] 微球注射液治疗。前者常需反复多次，且为姑息性；后者单次高剂量微球注射液，即可达到放射性消融肿瘤的目的，且不良反应少。肿瘤内科评估：患者高龄，有 COPD 和心功能不全病史，建议先行局部治疗。暂不考虑全身化疗、抗血管生成靶向药物或免疫检查点抑制剂治疗。经 MDT 综合评估，患者接受钇 [^{90}Y] 微球注射液治疗，围手术期注意加强对心肺功能监测，控制肺部钇 [^{90}Y] 微球注射液放射性吸收剂量，防止放射性肺炎的发生。

（四）治疗经过

排除相关禁忌后，患者接受 DSA 和 CBCT 血管造影，精准注射 ^{99m}Tc-MAA 注射行 mapping 模拟手术（图 2-195、图 2-196）。

SPECT/CT 平面显像（图 2-196）示肺分流分数 2.6%；结合术中 CBCT 及术前三维检查结果，确认右肝灌注区体积 79.5 mL，肿瘤体积 64.8 mL，肝左右叶非灌注区正常肝体积 846.4 mL，双肺体积 2 944.7 mL，TNR=7.1。分区模型法计划处方剂量 0.4 GBq，目标肿瘤吸收剂量 284.0 Gy，肺吸收剂量 0.6 Gy，灌注区域正常肝吸收剂量 40.0 Gy。2 支责任血管计划处方剂量均为 0.2 GBq，考虑到抽取难度和输注残留，各加 0.1 GBq。术中患者实际输注钇 [^{90}Y] 微球注射液 0.6 GBq（图 2-197），无不良反应，残留率 1%，剂量输注符合预期。钇 [^{90}Y] 微球注射液治疗后，PET-CT 扫描验证（图 2-198）。

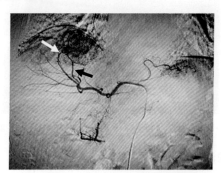

图 2-195　mapping 术中血管造影

DSA 造影示肿瘤由肝右动脉 2 个分支血管供血（黑、白箭头）；分别注入 1.0 mCi（黑箭头）、0.5 mCi（白箭头）^{99m}Tc-MAA

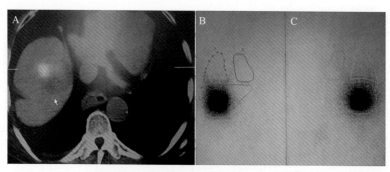

图 2-196　mapping 术后 SPECT/CT 检查

断层扫描（A）见肝 S8 段肿瘤 ⁹⁹ᵐTc-MAA 聚积良好，无肝外异常分流；平面扫描显像（B、C）示 LSF 2.6%

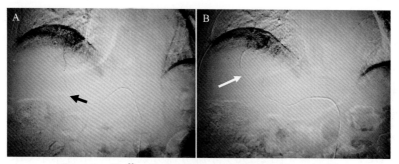

图 2-197　钇 [⁹⁰Y] 微球注射液注射时置管位置 DSA 影像

钇 [⁹⁰Y] 微球注射液注射时，微导管置于肝右动脉 2 个分支血管，分别注入微球 0.3（黑箭头）、0.3 GBq（白箭头），与 mapping 术中 ⁹⁹ᵐTc-MAA 注射时置管位置保持一致（图 2-195）。钇 [⁹⁰Y] 微球在肿瘤内分布良好，基本与 ⁹⁹ᵐTc-MAA 模拟分布一致，符合预期（图 2-198）。

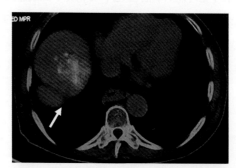

图 2-198　钇 [⁹⁰Y] 微球注射液注射后 PET/CT 验证

（五）钇 [⁹⁰Y] 微球注射液治疗后随访

患者接受钇 [⁹⁰Y] 微球注射液治疗前，肝右叶病灶 6.5 cm×5.0 cm（图 2-193），AFP 36.43 ng/mL；治疗后 3 个月，瘤体缩小至 3.0 cm×2.4 cm（图 2-199），AFP

下降至 0.67 ng/mL（图 2-200）。

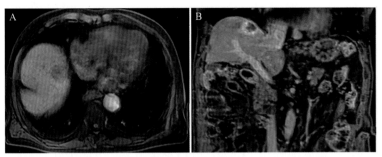

图 2-199　钇 [^{90}Y] 微球注射液治疗后 3 个月 MR 复查

肝 S8 肿瘤明显缩小，动脉期无强化（A）；静脉期瘤周见反应性环形强化（B）

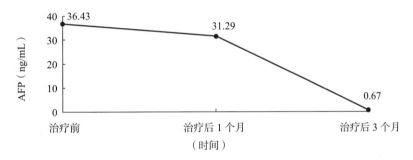

图 2-200　钇 [^{90}Y] 微球注射液治疗前后 AFP 水平变化

（六）案例点评

外科治疗是大肝癌患者获得长期生存最重要的手段。部分患者因高龄或合并重要脏器功能障碍，不能行根治性手术切除。循证医学表明，对于直径 > 5 cm 的肝癌而言，射频、微波或冷冻等消融手段，往往难以达到肿瘤完全消融的目的。本案患者 90 岁高龄，伴 COPD 和心功能不全，成功接受了肝癌钇 [^{90}Y] 微球注射液治疗，目标肿瘤吸收剂量达 284 Gy，肺吸收剂量仅为 0.6 Gy。既达到肝癌放射性消融的目的，又很好地保护了 COPD 患者的肺组织及伴严重肝硬化的瘤周肝组织。该疗法患者耐受性好，安全性高，痛苦少，仅需治疗一次。为不能接受外科切除和消融治疗的肝癌患者，提供了又一具有根治潜能的新的治疗手段。

海军军医大学第三附属医院东方肝胆外科医院　葛乃建　王向东　杨业发

案例 33：钇 [⁹⁰Y] 微球注射液应用于 CNLC Ⅲa 期原发性肝癌的降期治疗

（一）病史简介

患者女性，61 岁。因"发现肝癌 1 年余"就诊。

患者于 2021 年 10 月因乏力行腹部 B 超发现肝占位就诊于我院，行腹部 CT 提示肝巨大占位，考虑肝细胞癌，LR-5，肝内多发结节，考虑小肝癌，后于我院行 4 次局麻下 TACE，术后恢复尚可，患者病程中无恶心、呕吐，无腹胀、腹痛，无发热、寒战，无皮肤、巩膜黄染等不适，现为行钇 [⁹⁰Y] 微球注射液治疗来院。

（二）诊断经过

入院行 CT 及 MR 检查（图 2-201），提示右半肝见巨大肿块，大小 8.7 cm × 7.3 cm × 8.1 cm，较前缩小，在 T1WI 及 T2WI 上均呈高低混杂信号，增强扫描动脉期肿块内部分实性成分呈结节样强化，内见片状无强化区，肝胆期呈低摄取，肿块内部无强化区范围较前增大。肝右叶另见多枚结节状延迟期低强化灶，病灶较前增多，部分病灶增大，强化模式呈快进快出。右心膈角区及腹膜后见多发肿大淋巴结影，大者短径约 15 mm。右半肝巨大肿块，较前缩小，肝内多发结节，考虑肝细胞癌结节，较前增多，部分病灶增大，右心膈角区及腹膜后肿大淋巴结，考虑转移。乙型病毒性肝炎 20 余年，口服抗病毒药物［阿德福韦酯 10 mg，每晚 1 次（qn）+ 恩替卡韦 0.5 mg，qn］治疗，未定期复查病毒载量。发现糖尿病 4 年余，不规律服用格列齐特 40 mg，bid，未规律监测血糖。否认其他慢病史。

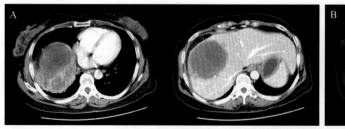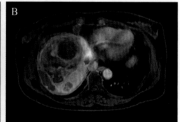

图 2-201　患者入院影像检查

A：CT 检查，肝脏增强扫描动脉期肿块内部分实性成分呈结节样强化，内见片状无强化区；B：MR 检查，肝胆期呈低摄取，肿块内部无强化区范围较前增大

查体：全身皮肤及巩膜无黄染，腹部平坦，未见胃、肠型及蠕动波，未见腹壁静脉曲张，腹软，无压痛、反跳痛及肌紧张，未触及包块，Murphy 征（-），肝脾肋下未触及，肝肾区叩痛（-）。腹部叩诊鼓音，移动性浊音（-）。肠鸣音 4 次 /min。

AFP：1 054.82 ng/mL，PIVKA-Ⅱ 5 065.12 mAU/mL，ALT：38.6 U/L，AST：42.0 U/L，TBIL：13.7 μmol/L，DBIL：5.3 μmol/L，ALB：41.6 g/L，HBV-DNA：1.14 × 10⁴ IU/mL。

Child-Pugh 评分：A5；ECOG-PS 评分：0 分。

临床诊断：原发性肝癌（BCLC C 期，CNLC Ⅲa 期），慢性乙型病毒性肝炎，腹腔淋巴结肿大、纵隔淋巴结肿大、2 型糖尿病。

（三）MDT 意见

根据《原发性肝癌诊疗规范》（2022 年版）建议，原发性肝癌 CNLC Ⅲa 期患者视情况可考虑 TACE、系统抗肿瘤治疗、手术切除、放疗等治疗手段。外科评估意见：患者肿瘤负荷大，多次常规介入治疗 + 全身治疗效果不佳，目前尚无法手术切除；介入科评估意见：患者常规介入治疗效果不佳，考虑抵抗，可行钇 [⁹⁰Y] 微球注射液治疗；肿瘤内科评估意见：患者可继续考虑抗血管生成靶向治疗联合免疫检查点抑制剂治疗，必要时可更换靶向免疫药物。

（四）治疗经过

排除相关禁忌证后，患者接受血管造影与 ⁹⁹ᵐTc-MAA 注射模拟手术（mapping）。mapping 术中造影结果提示，肿瘤主要由肝右动脉供血，双侧膈下动脉参与供血，SMA、RA 无异常供血（图 2-202）。

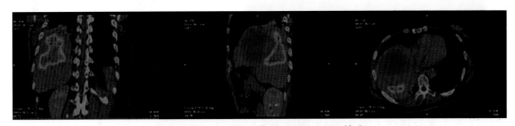

图 2-202 mapping 术后 SPECT/CT 检查

考虑到由左膈下动脉进行钇 [⁹⁰Y] 微球注射液治疗可能存在风险，给予左膈下动脉肿瘤分支栓塞处理，因此向肝右动脉、右膈下动脉分别注入 2.5、2.5 mCi ⁹⁹ᵐTc-MAA。术后 1 h 内患者完成 SPECT/CT 扫描。

根据 ⁹⁹ᵐTc-MAA 模拟评估：①右肝 S7、8 病灶伴示踪剂聚集，T/N 为 4.4，囊变区示踪剂聚集稀疏，右肝 S5、6 段肝实质不均匀示踪剂聚集增高，余腹部脏器未见聚集。②肺 / 肝分流率为 6.1%。术前三维影像精准评估：①门静脉分为左右支，肝固有动脉分为左右支，肝左动脉发出肝中动脉，肝右动脉走行于肝总管腹侧；存在右后下静脉。总肝体积（包含肿瘤）1 710.67 mL，肿瘤体积 615.39 mL，S1 46.38 mL，左外叶 462.76 mL，肝中叶（包含肿瘤）937 mL，右后叶 304.95mL；

标准肝体积 1 147.9 mL，使用活度 1.0 GBq（其中膈动脉分支 0.6 GBq，右肝动脉 0.4 GBq），目标肿瘤吸收剂量 150 Gy，肝脏吸收剂量 26.8 Gy，肺吸收剂量 6.9 Gy。

钇 [^{90}Y] 微球注射液注射时，微导管置于肝右动脉与右膈动脉，与 mapping 术中 ^{99m}Tc-MAA 注射时置管位置保持一致。根据预定的治疗计划，患者顺利接受 1.0 GBq 钇 [^{90}Y] 微球注射液输注，残留率 8%，剂量输注符合预期。

完成钇 [^{90}Y] 微球注射液输注后，SPECT/CT 提示钇 [^{90}Y] 微球在肿瘤内分布良好（图 2-203），基本与 ^{99m}Tc-MAA 模拟分布一致，符合预期。术中及术后患者无不良反应，第 2 天患者出院。

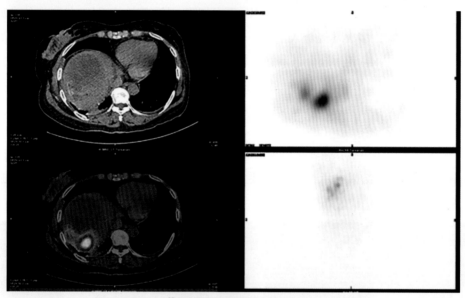

图 2-203　钇 [^{90}Y] 微球注射液注射后 SPECT/CT 检查

（五）术后随访（图 2-204、图 2-205）

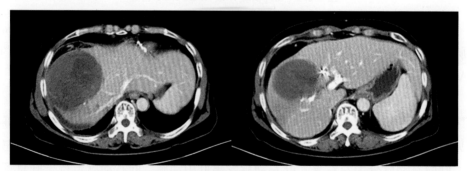

图 2-204　钇 [^{90}Y] 微球注射液治疗术后 6 个月 CT 检查

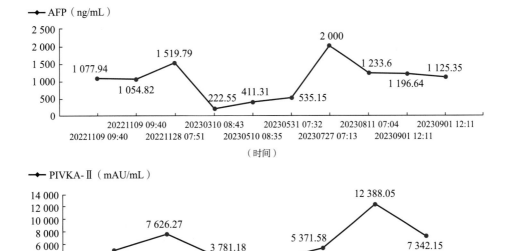

图 2-205　钇 [⁹⁰Y] 微球注射液治疗前后血清 AFP 与 PIVKA-Ⅱ水平变化

患者术后未规律靶向及免疫治疗，半年后复查再次发现肿瘤复发，给予常规介入治疗，复查有效，继续随访。

（六）案例点评

钇 [⁹⁰Y] 微球注射液是肝细胞癌有效的局部治疗措施，但仍需要配合全身治疗才能发挥最大效果；对于部分膈动脉来源血供肿瘤，可安全注射钇 [⁹⁰Y] 微球注射液。

北京清华长庚医院　冯晓彬　黄　鑫　贾　波　蒋卫卫　李晶晶

梁　斌　梁子威　廖　勇　刘德庆　秦蒙蒙

任春晖　唐慕兰　张　琳

案例 34：钇 [^{90}Y] 微球注射液介入治疗后手术切除一例

（一）病史简介

患者男性，45 岁，主因"发现肝肿物 9 个月、钇 [^{90}Y] 微球注射液介入治疗后 7 个月"入院。

患者 2021 年 9 月无明显诱因出现纳差、厌油腻食物，无恶心呕吐、上腹部疼痛、无发热寒战、无皮肤巩膜黄染等不适。就诊于云南省医院，完善化验、CT 检查，发现肝脏 11 cm 左右占位，诊断为肝细胞癌，建议靶向、免疫等综合治疗。2021 年 10 月于我院就诊，经院 MDT 讨论，符合钇 [^{90}Y] 微球注射液介入治疗适应证，于 2021 年 11 月至海南博鳌医院行钇 [^{90}Y] 微球注射液介入治疗，术后恢复可。术后每 2 个月复查肝脏 CT，肿瘤大小及肿瘤标志物较前好转，最近一次 CT 显示肝脏肿瘤缩小至 4 cm×5 cm×6 cm 大小。

（二）诊断经过

现患者为行肿物切除就诊于我院肝胆外科，门诊以"肝恶性肿瘤"收入院。

既往慢性乙型病毒性肝炎病史 3 年，口服恩替卡韦治疗；高血压病 2 年，血压最高 150/90 mmHg，自述血压控制良好。

专科查体：全身皮肤、巩膜无黄染，未见蜘蛛痣、肝掌；腹部平坦，无胃肠型及蠕动波，腹式呼吸存在，腹壁静脉无曲张，腹壁柔软，无压痛、反跳痛及肌紧张，Murphy 征（−），肝脏未触及，脾脏未触及，腹部无包块，肝浊音界存在，移动性浊音阴性，肝脾区无叩痛，双侧肾区无叩痛，肠鸣音正常，4 次 /min，无气过水声，血管无杂音。

辅助检查：腹部 MR（普美显）：肝脏形态规整、肝缘光滑，各叶比例正常。肝右叶见卵圆形肿块影，在 T1WI 及 T2WI 上呈等高混杂信号影，大小 4.9 mm×3.9 mm，边界较清，周围可见水肿带，增强扫描未见明确强化。门静脉不宽，门静脉分支受压改变。肝内外胆管无扩张。胆囊不大，壁不厚，腔内未见异常密度影。胰腺饱满，实质内未见异常密度影。胰管无扩张，胰周脂肪间隙清楚。脾脏形态、位置、大小未见异常，实质内未见异常密度影。腹腔内及腹膜后未见肿大淋巴结。肝周可见少量积液。腹部 CT 增强提示肝脏恶性肿瘤治疗后，肝 S5、8 段边缘不规则，局部凹陷；右半肝可见肿块影，大小 46 mm×55 mm，较前明显缩小，病灶边界较清，肿块密度不均匀，病灶中央呈更低密度坏死，病灶边缘可见不均匀轻度强化，周围肝实质可见动脉期一过性强化，仍见肝右动脉分支供血。腹腔内及腹膜后未见肿大淋巴结。腹盆腔内未见积液征象（图 2-206 ~ 图 2-208）。

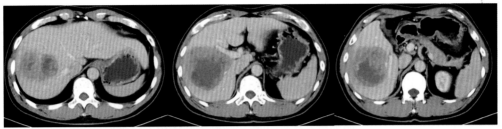

图 2-206　钇 [⁹⁰Y] 微球注射液介入治疗前腹部增强 CT

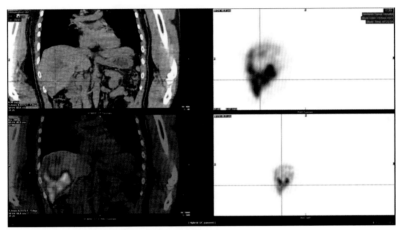

图 2-207　钇 [⁹⁰Y] 微球注射液介入治疗后验证

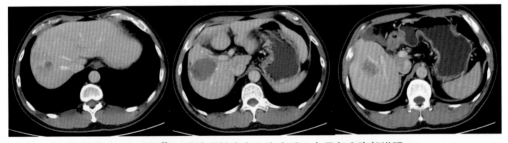

图 2-208　钇 [⁹⁰Y] 微球注射液介入治疗后 7 个月复查腹部增强 CT

　　临床诊断：结合患者既往病史及辅助检查结果，诊断考虑：肝恶性肿瘤（CNLC Ⅰb 期，BCLC A 期）钇 [⁹⁰Y] 微球注射液介入治疗后，慢性乙型病毒性肝炎，高血压病 1 级。

　　（三）MDT 意见

　　本案例为国内第 2 例经钇 [⁹⁰Y] 微球注射液介入治疗的患者，初始诊断为原发性肝癌（CNLC Ⅲa 期，BCLC C 期），不可手术切除，经 MDT 讨论后给予钇 [⁹⁰Y] 微球注射液治疗，恢复顺利，肿瘤逐渐缩小，AFP 术后 3 个月降至正常，未复升，再次评估肿瘤为 CNLC Ⅰb 期、BCLC A 期，符合手术治疗指征，遂计划行手术切除。

经三维重建评估，患者肿瘤位于Ⅶ、Ⅷ段，肿瘤侵犯门静脉Ⅷ段支，肝右静脉受侵；左半肝代偿增生；肝动脉变异，肝右动脉起源于肠系膜上动脉，走行于肝总管背侧，右后动脉南绕；门静脉主干无变异，Ⅴ段门静脉发自门静脉右后支（图 2-209）。患者总肝体积（包含肿瘤）1 229 mL，肿瘤体积 62 mL，尾状叶 71.4 mL，左半肝 441 mL，右前叶体积 305 mL，右后叶体积为 399 mL。患者肝脏储备功能 ICG_{R15} 3.9%，标准肝体积为 1 342.8 mL，如果行右半肝切除，则剩余肝体积占标准肝体积的 35.4%。

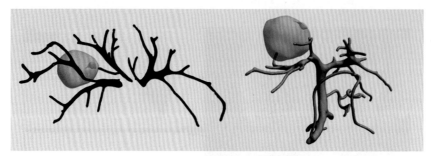

图 2-209　肿瘤与周边脉管三维重建

（四）残余病灶手术切除

术后患者恢复总体顺利，切口甲级愈合，术后顺利出院。定期复查无明显异常。无胆管损伤、术后出血、胆漏等并发症发生。病理检查（图 2-210）提示（右半肝）肝脏肿瘤钇[⁹⁰Y]微球注射液治疗后手术标本，肝组织内结节镜下未见健活肿瘤细胞，瘤床大小 5.5 cm×5.5 cm×6 cm，瘤床均为肿瘤性坏死，局部见坏死后钙化，纤维组织增生伴玻璃样变性，慢性炎细胞浸润，泡沫样组织细胞聚集，含铁血黄素沉积，符合治疗后改变。未见微血管内瘤栓（MVI：M0），未见神经侵犯。肝脏切缘未见肿瘤浸润。周围肝组织部分小叶结构紊乱，少许肝细胞大 – 小泡混合性脂肪变性；部分区域肝窦扩张，多量急慢性炎细胞浸润；汇管区纤维组织增生，纤维间隔形成，小胆管增生，多量急慢性炎细胞浸润，中度界面炎。特染：网状纤维染色、Masson 染色（汇管区纤维组织增生）。综上，结合临床，符合肝脏肿瘤治疗后改变，取材切片中未见明确健活肿瘤细胞。周围肝纤维化（G2S2 ~ G2S3）。

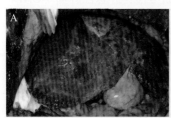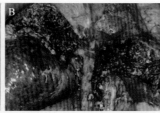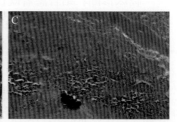

图 2-210　肝脏肿瘤手术标本

A：肝脏及肿瘤；B：肝切除后断面；C：组织病理检查

（五）案例点评

该患者初始诊断为不可切除肝脏巨大肿瘤，位于肝右叶，伴乙型病毒性肝炎病史；与首例不同的是，该患者钇 [^{90}Y] 微球注射液介入治疗后 AFP 持续下降，稳定在正常值内，未出现复升的表现，提示肿瘤细胞无活跃增生表现，肿瘤治疗效果明显，患者观察至术后 7 个月才确定手术治疗，且术后病理证实未见明确健活肿瘤细胞，钇 [^{90}Y] 微球注射液介入治疗在该患者中达到了与根治性手术切除同样的效果。因此，钇 [^{90}Y] 微球注射液介入治疗转化降期成功后是否需要继续手术切除值得进一步研究。

北京清华长庚医院　　冯晓彬　黄　鑫　贾　波　蒋卫卫　李晶晶
梁　斌　梁子威　廖　勇　刘德庆　秦蒙蒙
任春晖　唐慕兰　张　琳

案例 35：钇 [⁹⁰Y] 微球注射液应用于 CNLC Ⅲa 期巨大原发性肝癌的降期治疗

（一）病史简介

患者男性，68 岁。因患者以"发现肝癌 20 天"为主诉入院，20 天前患者因"右上腹疼痛 4 天"于我院就诊，于外院行 CT 示：肝肿瘤破裂出血。于 2023 年 1 月 2 日至当地医院门诊就诊。CT（河南省人民医院 2023 年 1 月 2 日）示：肝肿瘤破裂出血。US（本院 2023 年 1 月 6 日）示：肝右前叶剪切波弹性值增高。肝体积小并弥漫性回声改变。肝右叶实性占位（考虑肝细胞癌）。肝左叶低回声。胆囊泥沙样结石。胆囊壁厚、毛糙。腹腔积液。AFP：6 562 ng/mL，HBsAg（+）、HBeAg（+）、HBcAb（+）。

（二）诊断经过

入院行 CT 及 MR 检查（图 2-211），提示肝脏边缘欠光滑，边缘呈波浪状，各叶大小比例失调，肝左右叶交界处可见类圆形团块状稍低密度影，增强扫描可见明显强化，静脉期强化减低，肝脾周围可见弧形稍高密度影。肝内另可见多发稍低密度影，动脉期强化不明显肝，静脉期轻度强化。腹膜后可见稍大淋巴结，腹腔内可见液体密度影，食管胃底静脉可见多发迂曲血管影，左侧肾上腺结节状增粗。

PIVKA-Ⅱ：67 041 mAU/mL，AFP：6 562 ng/mL，TBIL：0.8 μmol/L，ALB：36.7 g/L，INR：1.24。

Child-Pugh 评分：A6；ECOG-PS 评分：0 分。

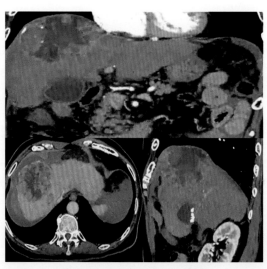

图 2-211　患者入院 CT 检查

临床诊断：巨大肝癌，肝左右叶交界处占位伴腹腔积血；肝硬化、腹水、食管胃底静脉曲张；双肺感染；双肺多发肺大泡伴慢性炎症。

（三）MDT 意见

MDT 意见根据《原发性肝癌诊疗规范》（2022 年版）建议，原发性肝癌 CNLC Ⅲa 期患者视情况可考虑 TACE、系统抗肿瘤治疗、手术切除、放疗等治疗手段。外科评估意见：患者肿瘤负荷大，建议降期治疗后再评估切除可能；介入科评估意见：患者可考虑 TACE、HAIC 及钇［⁹⁰Y］微球注射液治疗，其中钇［⁹⁰Y］微球注射液治疗较其他治疗方式相比具有快速缩瘤优势；肿瘤内科评估意见：患者可考虑抗血管生成靶向治疗联合免疫检查点抑制剂治疗。经 MDT 综合评估，患者接受钇［⁹⁰Y］微球注射液治疗，并在术后联合仑伐替尼进行治疗。

（四）治疗经过

排除相关禁忌证后，患者接受血管造影与 ^{99m}Tc-MAA 注射模拟手术（mapping）。

mapping 术中造影（图 2-212）结果提示，肿瘤主要由肝右动脉供血，右膈下动脉参与供血，SMA、RA 无异常供血。考虑到由膈下动脉进行钇［⁹⁰Y］微球注射液治疗可能存在风险，因此仅向肝右动脉注入 5 mCi ^{99m}Tc-MAA。术后 1 h 内患者完成 SPECT/CT 扫描。

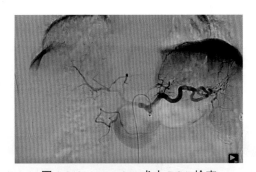

图 2-212　mapping 术中 DSA 检查

SPECT 平面显像（图 2-213）提示肺分流分数 5.049%，结合术中 CBCT 及 SPECT/CT 检查结果，确认右肝灌注区体积 377 mL（S8）+101 mL（S4），肿瘤体积 300 mL，肝左右叶非灌注区正常肝体积 1 434.2 mL，双肺体积 3 774.1 mL，TNR=3。综合考虑，计划处方剂量 0.9 GBq，目标肿瘤吸收剂量 120 Gy，肺吸收剂量 1.9 Gy，灌注区域正常肝吸收剂量 40.0 Gy。

钇［⁹⁰Y］微球注射液注射时，微导管置于肝右动脉，与 mapping 术中 ^{99m}Tc-MAA 注射时置管位置保持一致。根据预定的治疗计划，患者顺利接受 0.9 GBq 钇［⁹⁰Y］微球注射液输注，残留率 5%，剂量输注符合预期。

完成钇［⁹⁰Y］微球注射液输注后，SPECT/CT 提示钇［⁹⁰Y］微球在肿瘤内分布良好（图 2-214），基本与 ^{99m}Tc-MAA 模拟分布一致，符合预期。术中及术后患者无不良反应，第 2 天患者出院。

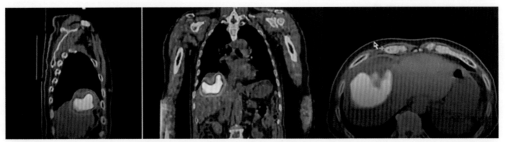

图 2-213　mapping 术后 SPECT/CT 检查

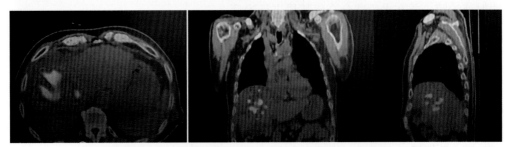

图 2-214　钇[⁹⁰Y]微球注射液注射后 SPECT/CT 检查

（五）术后随访（图 2-215）

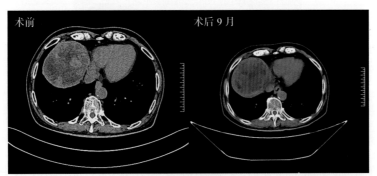

图 2-215　钇[⁹⁰Y]微球注射液治疗前、术后 9 个月 CT 检查

术后随访提示肿瘤体积显著缩小，活性降低。

（六）案例点评

外科治疗是肝癌患者获得长期生存最重要的手段，通过降期转化治疗后，部分患者可重新获得根治性切除的机会。随着药物研发进展和证据积累，以局部联合靶向免疫为基础的系统治疗转化策略展现出了临床广泛应用的前景。钇[⁹⁰Y]微球注射液高效的缩瘤作用和良好的安全性，为肝癌转化治疗提供新的选择。

郑州大学第一附属医院　段旭华　郭文治　韩新巍

案例 36：肝癌伴肝静脉癌栓钇 [⁹⁰Y] 微球注射液后并发放射性肺炎

（一）病史简介

患者男性，52 岁，因"上腹部胀痛不适伴体重下降 2 个月"入院。腹部增强 CT（2013 年 5 月 26 日）发现肝左叶占位，大小 13.3 cm×9.4 cm，动脉期明显均匀强化，门静脉期及延迟期病灶密度低于周围正常肝实质。AFP 236 ng/mL，HBsAg 阴性。诊断为肝恶性肿瘤。

（二）诊断经过

体格检查：皮肤巩膜无黄染，腹部平坦，未见腹壁静脉曲张，腹壁柔软，无压痛，无反跳痛，右中上腹部肋缘下触及肿块，肝脾肋下未触及，胆囊 Murphy 征（−），肝区叩击痛（−），移动性浊音（−），肠鸣音存在。

辅助检查示 PIVKA-Ⅱ：23 440 mAU/mL，AFP：204 ng/mL，TBIL：15.4 μmol/L，ALB：42.2 g/L，INR：0.9。

肝脏增强 MR（图 2-216）示：肝左叶团块状 T1WI 低信号影，T2WI 混杂高信号，增强后动脉期明显不均匀强化，延迟期强化减退，大小 13.3 cm×9.7 cm，门静脉左支、肝中、肝左静脉及左肝管受侵（图 2-217）。

Child-Pugh 评分：A5；ECOG-PS 评分：0 分。

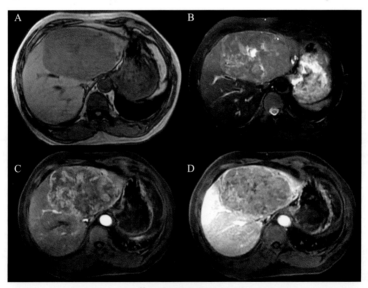

图 2-216　钇 [⁹⁰Y] 微球注射液治疗前 MR 检查

A. 肝左叶巨块型肝癌 13.3 cm×9.7 cm，T1WI 呈低信号影；B. T2WI 呈混杂高信号影；C. 增强后动脉期明显不均匀强化；D. 延迟期强化减退

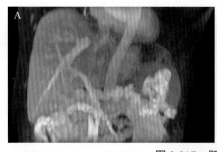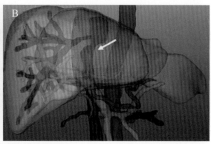

图 2-217 肝脏血管成像

A：MR 冠状位成像，提示门静脉左支、肝中和肝右静脉受侵未显影；B：肝脏 MR 三维成像，提示肝中静脉部分受侵（白色箭头），肝左静脉、门静脉左支及左肝管均受侵未显影

临床诊断：原发性肝癌（BCLC C 期，CNLC Ⅲa 期）；原发性高血压（2 级高危）。

（三）MDT 意见

外科评估：患者左肝巨大肝癌，紧贴肝门部，门静脉左支及肝左、中静脉受侵，无外科手术适应证，建议先降期治疗，再评估手术切除的可能性。介入科评估：CNLC Ⅲa 期肝癌可考虑 TACE、HAIC 及钇[⁹⁰Y] 微球注射液治疗等，钇[⁹⁰Y] 微球注射液具有快速缩瘤优势，栓塞反应轻。患者门静脉及肝静脉受侵，⁹⁹ᵐTc-MAA 易经肝动 – 静脉分流，导致 mapping 失败，考虑先行经皮肝穿刺门静脉左支癌栓 NBCA 栓塞堵漏，再 mapping 手术。肝动脉造影明确是否有肝动 – 静脉分流，再考虑是否行 TAE 或肝静脉栓塞堵漏。肿瘤内科评估：肿瘤侵犯门静脉及肝静脉，需联合抗血管生成靶向药物综合治疗。经 MDT 综合评估，患者接受钇[⁹⁰Y] 微球注射液治疗，术后口服靶向药物仑伐替尼综合治疗。

（四）治疗经过

1. NBCA-PVE（2023 年 6 月 8 日，图 2-218）。

2. mapping 模拟手术（2023 年 6 月 14 日）　肝总动脉 DSA 造影，未见明显动脉 – 门静脉及动脉 – 肝静脉分流，肝右前动脉有分支供血正常肝脏（图 2-219A），为保护正常肝组织免受钇[⁹⁰Y] 微球注射液放射性损伤，确保拟进行钇[⁹⁰Y] 微球注射液治疗的左侧肝癌有足够放射吸收剂量，决定对肝右前肿瘤供血动脉行 TACE（图 2-219B）。

3. 处方剂量　SPECT/CT 平面显像（图 2-220）示肺分流分数 33%，结合术前肝、肺、肿瘤 3D 体积测定及 mapping 术中 CBCT、SPECT/CT 检查结果，确认肝内灌注区体积 1 083.9 mL，肿瘤体积 516.4 mL，总肝体积 2 503.66 mL，双肺体积 3 369.3 mL，TNR=4.84。按钇[⁹⁰Y] 微球注射液使用要求，将肺吸收剂量设定在 30 Gy 以下。综合考虑，分区模型法计划处方剂量 1.6 GBq，目标肿瘤吸收剂量 100 Gy，肺吸收剂量 25 Gy。

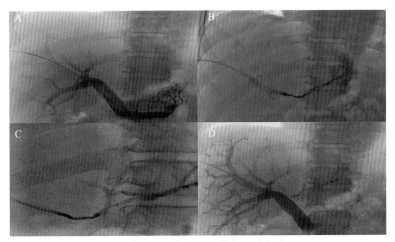

图 2-218　门静脉左支栓塞（PVE）

A. 门静脉左支因癌栓堵塞未显影；B、C. NBCA 栓塞门静脉左支、封堵动脉 – 门静脉瘘口；D. 栓塞后再次门静脉造影，左支栓塞

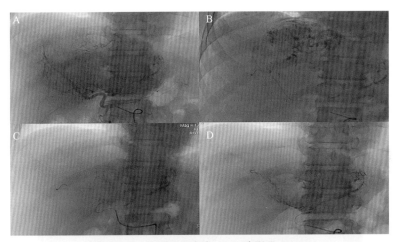

图 2-219　mapping 术中 DSA 造影及 TACE

A. 肝总动脉造影；B. 肝右前动脉 TACE 化疗栓塞；C. 左内叶肝动脉造影，注入 1 mCi ⁹⁹ᵐTc-MAA；D. 左外叶肝动脉造影，注入 2 mCi ⁹⁹ᵐTc-MAA

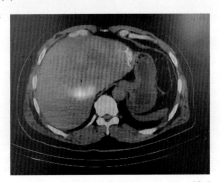

图 2-220　mapping 术后 SPECT/CT 检查

4.钇[^{90}Y]微球注射液治疗（2023年6月21日） 微导管置于肝左内、外叶动脉内，位置与mapping术中^{99m}Tc-MAA注射时置管保持一致（图2-221）。

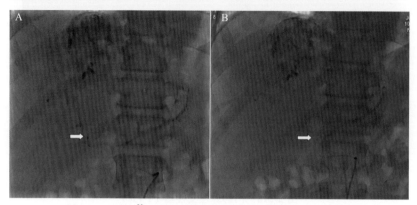

图 2-221　钇 [^{90}Y] 微球注射液注射时置管位置 DSA 影像

A.肝左内叶动脉注药 0.2 GBq（白箭头）；B. 左外叶动脉注药 1.4 GBq（白箭头）

根据预定治疗计划，患者左外叶肿瘤供血动脉输注 1.4 GBq 的钇[^{90}Y]微球注射液，左内叶肝动脉输注 0.2 GBq，共输注 1.6 GBq（图 2-221），无不良反应，残留率 8%，剂量输注符合预期。PET-CT 验证，肝肿瘤内钇[^{90}Y]微球分布良好，与^{99m}Tc-MAA模拟分布一致。

（五）钇 [^{90}Y] 微球注射液治疗后随访

1.肿瘤随访　钇[^{90}Y]微球注射液治疗后，3个月复查肝脏增强 MR 提示肿瘤无明显增大，部分肿瘤失去活性（图 2-222）。PIVKA-Ⅱ由 23 440 mAU/mL 下降至11 528 mAU/mL（图 2-223），AFP 由 204 ng/mL 下降至 21.4 ng/mL（图 2-224）。

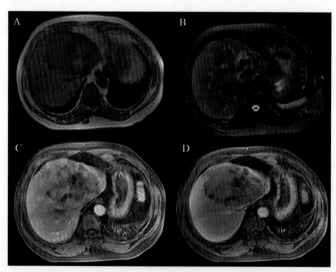

图 2-222　钇 [^{90}Y] 微球注射液后 3 个月 MR 复查

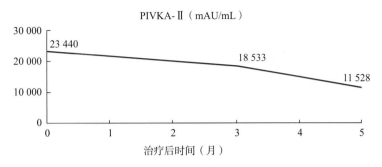

图 2-223　钇 [⁹⁰Y] 微球注射液治疗前后 PIVKA-Ⅱ水平变化

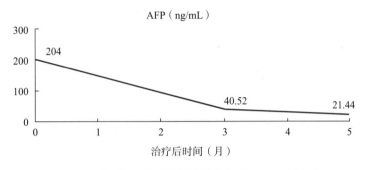

图 2-224　钇 [⁹⁰Y] 微球注射液治疗前后 AFP 水平变化

2. 放射性肺炎　钇 [⁹⁰Y] 微球注射液治疗后 1 个月，患者出现轻微咳嗽，后渐加重伴胸闷、气喘，2023 年 10 月 6 日查胸部 CT（图 2-225 B）提示双肺多发炎症，表现为"蝶翼征"，与治疗前 2023 年 6 月 8 日胸部 CT（图 2-225 A）对比双肺炎症十分明显。考虑为放射性肺炎，予甲泼尼松龙琥珀酸钠联合高流量吸氧治疗，后咳嗽症状渐好转。2023 年 11 月 28 日复查胸部 CT（图 2-225C）示双肺炎症较前明显吸收。现患者活动受限减轻，可不吸氧慢走，出现激素不良反应"满月脸"，药物开始减量。

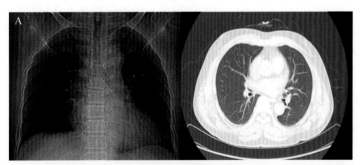

图 2-225　钇 [⁹⁰Y] 微球注射液治疗前后胸部 CT 变化

A. 治疗前，未见明显炎性改变；B. 治疗后 3 个月胸部 CT 提示两肺多发炎症；C. 糖皮质激素治疗后 1 个月胸部 CT 示两肺炎症较前吸收

案例 36：肝癌伴肝静脉癌栓钇 [⁹⁰Y] 微球注射液后并发放射性肺炎

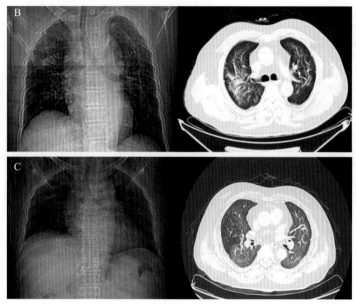

图 2-225 （续）

（六）案例点评

患者接受钇[⁹⁰Y]微球注射液治疗后随访5个月，肝内肿瘤病灶总体稳定，癌栓无进展，肿瘤标志物 AFP、PIVKA-Ⅱ下降，提示治疗有效。但患者钇[⁹⁰Y]微球注射液治疗后1个月，开始出现咳嗽、气喘和胸闷等放射性肺炎的典型症状，并逐渐加重，甚至静卧仍需吸氧支持。后经皮质激素治疗1个月，症状基本缓解，活动受限减轻，已可不吸氧慢走。本案例尽管采用 NBCA-PVE 堵塞了左肝动-门静脉分流，部分瘤体 TACE，以控制肿瘤钇[⁹⁰Y]微球注射液治疗的总剂量；且特别将肺吸收的处方剂量（25 Gy），严格控制在标准的30 Gy 以下，但现实世界仍未避免患者放射性肺炎并发症的发生。估计这与肝脏肿瘤巨大，肝静脉受侵，肺分流分数高（33%）及患者本身特异体质等因素有关。本案例提示，尽管肝癌钇[⁹⁰Y]微球注射液治疗的放射性肺炎总体发生率很低，当出现高位肝-肺分流，特别是肺分流分数＞30%时，谨慎的处理及积极的预防至关重要。

海军军医大学第三附属医院东方肝胆外科医院　黄　剑　闫少磊　杨业发

案例 37：钇 [⁹⁰Y] 微球注射液应用于 CNLC Ⅲa 期原发性肝癌的降期治疗

（一）病史简介

患者男性，54 岁。因"院外体检发现肝占位 2 周"至我院门诊。

2022 年 7 月，患者于当地医院体检，CT 提示肝内占位（具体不详）。建议住院治疗。患者为进一步诊治，遂至我院，门诊完善相关检查，明确肝癌伴肝内占位并肝中静脉受侵可能。

既往史：发现乙型肝炎 2 周，未正规诊治；否认慢性病史及其余传染病史；否认过敏史；否认重大外伤及手术史。

个人史：生于原籍，无长期外地居住史，文化程度小学，无疫区居住史，无疫水、疫源接触史，偶饮酒，量少，吸烟 10 余年，约 20 支 /d。

（二）诊断经过

2022 年 7 月我院门诊完善检查、检验，CT 提示肝Ⅵ、Ⅴ段占位，肝细胞癌可能，肝中静脉受侵可能；MR 提示，肝细胞癌，伴肝Ⅴ、Ⅱ、Ⅲ、Ⅷ段内多发转移，肝中静脉及门静脉右前支远端分支受侵（图 2-226）。

查体皮肤巩膜无黄染，腹部平坦，未见腹壁静脉曲张，腹壁柔软，无压痛，无反跳痛，未触及包块，肝脾肋下未触及，胆囊 Murphy 征（-），肝区叩击痛（-），移动性浊音（-），肠鸣音存在。

PIVKA-Ⅱ：187 mAU/mL，AFP：13.85 ng/mL，TBIL：14.4 μmol/L，ALB：39.9 g/L，INR：1.02，HBV-DNA：6.65×10^2 IU/mL。

Child-Pugh 评分：A5；ECOG-PS 评分：0 分。

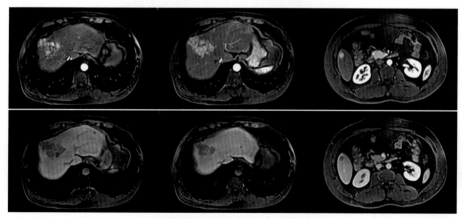

图 2-226　患者入院 MR 检查

临床诊断：原发性肝癌（BCLC C 期，CNLC Ⅲa 期）；肝硬化，慢性乙型病毒性肝炎。

（三）MDT 意见

根据《原发性肝癌诊疗规范》（2022 年版）建议，原发性肝癌 CNLC Ⅲa 期患者视情况可考虑 TACE、系统抗肿瘤治疗、手术切除、放疗等治疗手段。放射科意见：影像学检查可见肝内多发不规则占位，呈"快进快出"表现，中肝病灶与中肝静脉紧邻，考虑侵犯可能；结合 PIVKA-Ⅱ升高，可明确诊断"肝细胞癌伴肝内多发转移并血管侵犯"。肝胆外科评估意见：患者肿瘤分散，负荷大，伴血管侵犯，无外科手术指针。肝胆介入组评估意见：患者为晚期肝细胞癌，可考虑 TACE、HAIC 及钇 [⁹⁰Y] 微球注射液治疗，其中钇 [⁹⁰Y] 微球注射液治疗较其他治疗方式相比具有快速缩瘤、作用时间长、肝功能损伤小等优势。肿瘤内科评估意见：患者可考虑抗血管生成靶向治疗联合免疫检查点抑制剂治疗，同时辅以恩替卡韦抗病毒治疗。经 MDT 综合评估，患者接受钇 [⁹⁰Y] 微球注射液治疗，同时进行抗病毒治疗，并在术后联合靶向、免疫系统治疗方案进行综合治疗。

（四）治疗经过

排除相关禁忌证后，患者接受血管造影与 ⁹⁹ᵐTc-MAA 注射模拟手术（mapping）。

mapping 术中造影（图 2-227）结果提示，肝右动脉起自肠系膜上动脉，主要病灶由肝右动脉参与供血，考虑肝内多发病灶，且左右肝均有病灶，为避免术后肝功能衰竭等并发症，决定分次 TRCE 治疗。因此仅向肝右动脉注入 ⁹⁹ᵐTc-MAA。术后 1h 内患者完成 SPECT/CT 扫描。

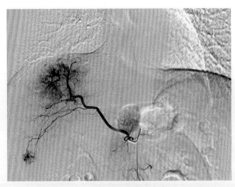

图 2-227 mapping 术中 DSA 检查

SPECT 平面显像（图 2-228）提示肺分流分数 3.9%，结合术中 CBCT 及 SPECT/CT 检查结果，确认右肝灌注区体积 850.76 mL，肿瘤体积 84.28+2.3 mL，肝体积 1 234.70 mL，双肺体积 3 310.02 mL，TNR=10.1。该患者拟分次内放射治疗，本次右肝内多发病灶，于肝右动脉主干灌注肿瘤聚集 ⁹⁹ᵐTc-MAA 明显，正常肝组织聚集较少。综合考虑，计划处方剂量 1.0 GBq，目标肿瘤吸收剂量 255.5 Gy，肺吸收剂量 2.0 Gy，灌注区域正常肝吸收剂量 30 Gy。

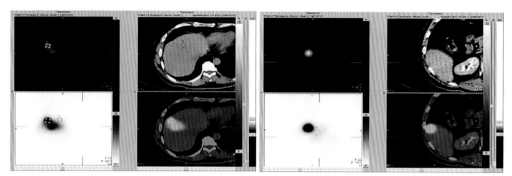

图 2-228　mapping 术后 SPECT/CT 检查

钇 [⁹⁰Y] 微球注射液注射时，微导管置于肝右动脉，与 mapping 术中 ⁹⁹ᵐTc-MAA 注射时置管位置保持一致。根据预定的治疗计划，患者顺利接受 1.0+0.1（预留 0.1 GBq 残留）GBq 钇 [⁹⁰Y] 微球注射液输注，剂量输注符合预期。

完成钇 [⁹⁰Y] 微球注射液输注后，SPECT/CT 提示钇 [⁹⁰Y] 微球在肿瘤内分布良好，基本与 ⁹⁹ᵐTc-MAA 模拟分布一致，符合预期。术中及术后患者无不良反应。

（五）术后随访

患者钇 [⁹⁰Y] 微球注射液治疗后 4 个月复查，右肝治疗区域肿瘤活性明显减低，中肝病灶边缘可疑复发病灶，结合左肝病灶尚未处理，拟再次行钇 [⁹⁰Y] 微球注射液治疗。第 2 次 mapping 术中 DSA 影像缺失。DSA 术中针对中肝病灶范围内右肝供血血管及肝左动脉剩余肿瘤病灶均予以 ⁹⁹ᵐTc-MAA 灌注（图 2-229）。

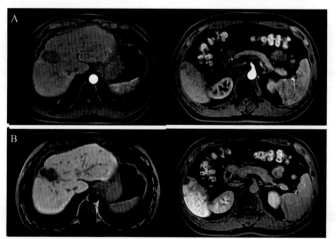

图 2-229　钇 [⁹⁰Y] 微球注射液治疗前（A）、术后 4 个月（B）MR 检查

⁹⁹ᵐTc-MAA 注射术后可见右肝残留病灶及附近区域 ⁹⁹ᵐTc-MAA 沉积明显，左肝

区域肿瘤范围内 ^{99m}Tc-MAA 沉积良好,肿瘤覆盖完全,未见明显肝外分流(图 2-230)。

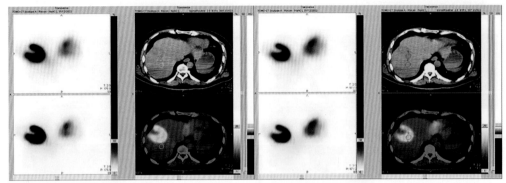

图 2-230 ^{99m}Tc-MAA 注射后 SPECT/CT 检查

第 2 次钇[⁹⁰Y]微球注射液治疗后复查,对比前片,肝左右叶交界区占位明显减小、肿瘤活性减低,肝内小结节肿瘤活性减低,余变化不大(图 2-231)。

该患者 2 次钇[⁹⁰Y]微球注射液治疗前后肿瘤标志物对比,AFP 一直处于正常范围,PIVKA-Ⅱ治疗前后差异明显,有对比意义,治疗有效(图 2-232)。

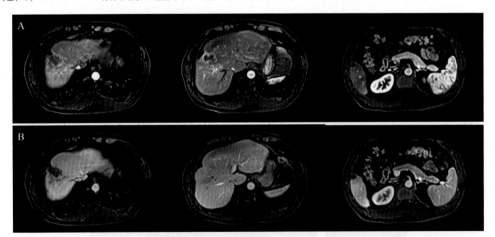

图 2-231 第 2 次钇[⁹⁰Y]微球注射液治疗前(A)、术后 4 个月(B)MR 检查

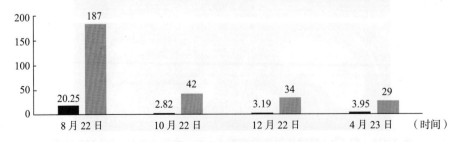

图 2-232 钇[⁹⁰Y]微球注射液治疗前后血清 AFP 与 PIVKA-Ⅱ水平变化

（六）案例点评

该患者为晚期肝细胞癌，肿瘤多发、分散、负荷大，伴有肝中静脉及门静脉右前支远端分支受侵，难以手术切除；钇 [⁹⁰Y] 微球注射液治疗具有快速缩瘤、作用时间长、肝功能损伤小等优势，患者生活质量更高，其高效的缩瘤作用和良好的安全性，为肝癌转化治疗提供新的选择。

陆军军医大学西南医院 蔡 萍 陈海蕾 陈志宇 黄定德

邵明华 谭斌彬 张 辉

案例 38：钇 [⁹⁰Y] 微球注射液应用于 CNLC Ⅲa 期原发性肝癌的降期治疗

（一）病史简介

患者女性，33 岁。因患者 2 周前无明显诱因出现肝区疼痛放射至后背痛伴黄疸、恶心、呕吐、纳差、乏力、胸闷、气短；无发热、寒战等不适。于 2023 年 3 月 22 日至当地医院门诊就诊。

胸部 CT 平扫未见异常。于 2023 年 3 月 9 日至外院就诊行 CT 检查，考虑：肝尾叶及肝肾间隙占位；肝右叶胆管受压扩张；腹膜后软组织结节，考虑淋巴结肿大。US：右肝实质性占位性病变，考虑癌变可能，肝门及右支起始段胆管内实质性占位性病变。未做治疗。AFP：26 236.00 ng/mL，HBsAg（+）、HBeAg（+）、HBcAb（+）。

（二）诊断经过

入院行 CT 检查（图 2-233）示：肝右叶可见片状混杂软组织密度影，大小 80 mm × 66 mm，增强扫描不均匀强化，边缘环形强化明显，肝右动脉穿行，门脉右支主干稍受推挤，局部肝内胆管稍扩张。腹主动脉旁见多发增大淋巴结影。

PIVKA-Ⅱ：11.6 mAU/mL，AFP：26 236 ng/mL，TBIL：10.5 μmol/L，ALB：36.1 g/L，INR：1.01。

Child-Pugh 评分：A5；ECOG-PS 评分：0 分。

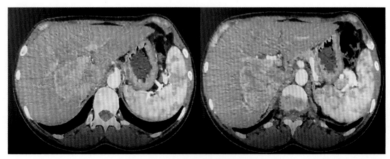

图 2-233　患者入院 CT 检查

临床诊断：肝内占位性病变，乙型病毒性肝炎。

（三）MDT 意见

根据《原发性肝癌诊疗规范》（2022 年版）建议，原发性肝癌 CNLC Ⅲa 期患者视情况可考虑 TACE、系统抗肿瘤治疗、手术切除、放疗等治疗手段。外科评估意见：患者肿瘤巨大，建议降期治疗后再评估切除可能；介入科评估意见：患者可考虑 TACE、HAIC 及钇 [⁹⁰Y] 微球注射液治疗，其中钇 [⁹⁰Y] 微球注射液治疗较其他治疗方式相比具有快速缩瘤优势。经 MDT 综合评估，患者接受钇 [⁹⁰Y] 微球注射液治疗。

（四）治疗经过

排除相关禁忌证后，患者接受血管造影与 ^{99m}Tc-MAA 注射模拟手术（mapping）。mapping 术中造影结果提示，肿瘤主要由肝右动脉供血，右膈下动脉参与供血，SMA、RA 无异常供血。考虑到由膈下动脉进行钇 [⁹⁰Y] 微球注射液治疗可能存在风险，因此仅向肝右动脉注入 5 mCi ^{99m}Tc-MAA。术后 1 h 内患者完成 SPECT/CT 扫描。

SPECT 平面显像（图 2-234）提示肺分流分数 1.9%，结合术中 CBCT 及 SPECT/CT 检查结果，确认右肝灌注区体积 339.8 mL，肿瘤体积 224.4 mL，肝左右叶非灌注区正常肝体积 1 347.5 mL，双肺体积 2 652.2 mL，TNR=3.42。计划进行放射性肝叶切除治疗，由于患者肺体积较小，因此对于该患者，应着重考虑保护肺吸收剂量不超过 30 Gy，谨慎起见本案例考虑将肺吸收剂量设定在 20 Gy 以下。综合考虑，计划处方剂量 0.9 GBq，目标肿瘤吸收剂量 150 Gy，肺吸收剂量 1.0 Gy，灌注区域正常肝吸收剂量 43.9 Gy。

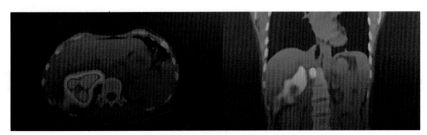

图 2-234　mapping 术后 SPECT/CT 检查

钇 [⁹⁰Y] 微球注射液注射时，微导管置于肝右动脉，与 mapping 术中 ^{99m}Tc-MAA 注射时置管位置保持一致。根据预定的治疗计划，患者顺利接受 0.9 GBq 钇 [⁹⁰Y] 微球注射液输注，残留率 5%，剂量输注符合预期。

完成钇 [⁹⁰Y] 微球注射液输注后，SPECT/CT 提示钇 [⁹⁰Y] 微球在肿瘤内分布良好（图 2-235），基本与 ^{99m}Tc-MAA 模拟分布一致，符合预期。术中及术后患者无不良反应，第 2 天患者出院。

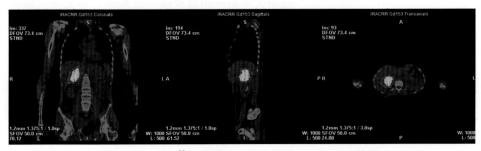

图 2-235　钇 [⁹⁰Y] 微球注射液注射后 SPECT/CT 检查

（五）术后随访

术后 3 个月 CT 检查（图 2-236）提示，"腹腔干动脉造影、超选择性肝动脉造影介入栓塞术"后，肝右叶可见片状低密度影大小 40 mm×27 mm，增强后强化不明显。肿瘤体积较前显著减小，活性明显降低。

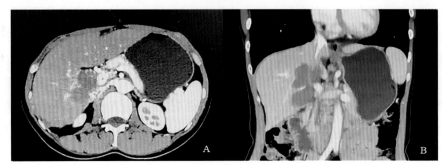

图 2-236　钇 [⁹⁰Y] 微球注射液治疗后 3 个月 CT 检查

A：横断位；B：冠状位

钇 [⁹⁰Y] 微球注射液治疗前后血清 AFP 与 PIVKA-Ⅱ水平变化如表 2-3。

表 2-3　钇 [⁹⁰Y] 微球注射液治疗前后血清 AFP 与 PIVKA-Ⅱ水平变化

时间	AFP（ng/mL）	PIVKA-Ⅱ（mAU/mL）
术前	26 236	11.6
术后 3 个月	1 599	12.7

（六）案例点评

外科治疗是肝癌患者获得长期生存最重要的手段，通过降期转化治疗后，部分患者可重新获得根治性切除的机会。随着药物研发进展和证据积累，以局部联合靶向免疫为基础的系统治疗转化策略展现出了临床广泛应用的前景。钇 [⁹⁰Y] 微球注射液高效的缩瘤作用和良好的安全性，为肝癌转化治疗提供新的选择。

郑州大学第一附属医院　段旭华　郭文治　韩新巍

案例 39：钇 [⁹⁰Y] 微球注射液应用于原发性肝癌的降期治疗

（一）病史简介

患者男性，67 岁。30 年余前患者自诉曾因"亚急性肝坏死"就诊于当地医院行"胎肝"治疗（输注或移植胎肝造血干细胞），自诉恢复可。

（二）诊断经过

入院行 CT 及 MR 检查（图 2-237），提示肝 S8 见 T1WI 低、T2WI 压脂高信号肿块影，DWI 可见弥散受限，大小 67 mm × 56 mm，边界尚清。肝内外胆管未见扩张。胆囊不大，壁不厚，腔内未见异常信号影。注入钆塞酸二钠（Gd-DTPA）后，肝 S8 肿块动脉期呈不均匀强化，门静脉期及延迟期强化程度减低呈稍低信号。

AFP：1 669 ng/mL，TBIL：0.84 mgL/dL，ALB：4.85 g/dL，HBV-DNA 低于最低检测下限。

Child-Pugh 评分：A5；ECOG-PS 评分：0 分。

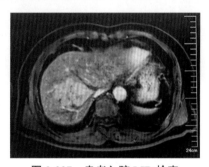

图 2-237　患者入院 MR 检查

（三）治疗经过

排除相关禁忌证后，患者接受血管造影与 ⁹⁹ᵐTc-MAA 注射模拟手术（mapping）。

mapping 术中造影（图 2-238）结果提示，肿瘤主要由肝右动脉供血，向肝右动脉注入 5 mCi ⁹⁹ᵐTc-MAA。术后 1 h 内患者完成 SPECT/CT 扫描。

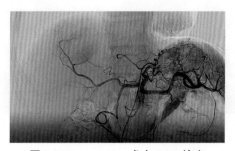

图 2-238　mapping 术中 DSA 检查

SPECT 平面显像（图 2-239）提示肺分流分数 3.895%，结合术中 CBCT 及 SPECT/CT 检查结果，确认右肝灌注区体积 184.5 mL，肿瘤体积 120.5 mL，肝左右叶非灌注区正常肝体积 1 339.3 mL，双肺体积 5 118.4 mL，TNR=12.82。计划进行放射性肝叶切除治疗，由于患者肺体积较小，因此对于该患者，应着重考虑保护肺吸收剂量不超过 30 Gy，谨慎起见本案例考虑将肺吸收剂量设定在 20 Gy 以下。综合考虑，计划处方剂量 0.5 GBq，目标肿瘤吸收剂量 200 Gy，肺吸收剂量 0.7 Gy，灌注区域正常肝吸收剂量 15.6 Gy。

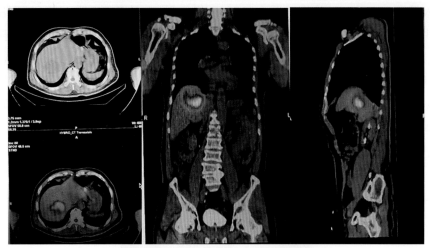

图 2-239 mapping 术后 SPECT/CT 检查

钇[^{90}Y]微球注射液注射时，微导管置于肝右动脉，与 mapping 术中 ^{99m}Tc-MAA 注射时置管位置保持一致。根据预定的治疗计划，患者顺利接受 0.5 GBq 钇[^{90}Y]微球注射液输注，残留率 5%，剂量输注符合预期。

完成钇[^{90}Y]微球注射液输注后，SPECT/CT 提示钇[^{90}Y]微球在肿瘤内分布良好（图 2-240），基本与 ^{99m}Tc-MAA 模拟分布一致，符合预期。术中及术后患者无不良反应。

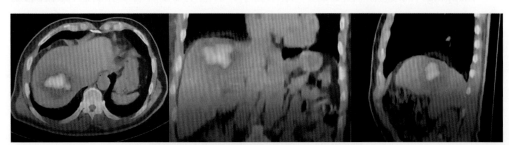

图 2-240 钇[^{90}Y]微球注射液注射后 SPECT/CT 检查

（四）术后随访

钇 [⁹⁰Y] 微球注射液治疗后 8 个月后 AFP 从 1 669 ng/mL 降到 2.03 ng/mL。影像检查（图 2-241）提示，肝 S8 团块状异常信号影，较前缩小，范围 27 mm × 36 mm，T1WI、T2WI 呈高低混杂信号，DWI 局部见斑点状稍高信号影，ADC 呈稍高及稍低信号，较前范围稍小。注入 Gd-DTPA 后，肝 S8 团块状异常信号影，增强扫描其内部未见明确强化，延迟期边缘见类结节样强化，较前稍缩小。

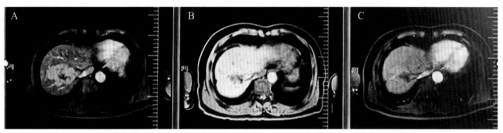

图 2-241　钇 [⁹⁰Y] 微球注射液治疗前（A）、术后 3 个月（B）、术后 8 个月（C）MR 检查

（五）案例点评

与普通放疗技术相比，钇 [⁹⁰Y] 微球注射液治疗具有辐射剂量更高、辐射范围更小、作用更加精准的优势，对患者身体影响更小，不良反应更轻。同时钇 [⁹⁰Y] 微球注射液介入一般只需一次就可以完成，所以钇 [⁹⁰Y] 微球注射液治疗能为患者节省更多时间，更便捷。钇 [⁹⁰Y] 微球注射液治疗对于无法切除或消融、肝功能代偿和全身状况良好的原发或转移性肝病，能有效控制肿瘤进展，显著延长患者荷瘤生存时间。

河南省肿瘤医院　胡鸿涛　黄　涛　黎海亮

案例 40：钇 [⁹⁰Y] 微球注射液应用于晚期 ICC 伴血静脉栓形成治疗

（一）病史简介

患者男性，66 岁。因"检查发现肝占位 1 个月余"就诊于我院。

1 个月前，患者出现右上腹持续性胀痛于外院检查提示肝内占位，建议穿刺活检明确。患者及家属拒绝，遂就诊于我院门诊。

既往史：否认肝炎等传染病史；否认慢性病史；否认重大外伤及手术史；否认过敏史等。

个人史：生于原籍，文化程度初中，自由职业，既往烟酒史，现已戒烟戒酒。

（二）诊断经过

入院行 CT 检查（图 2-242），肝左叶占位，考虑肝内胆管细胞癌，门静脉左支癌栓形成，肝左静脉受侵；肝左叶胆管扩张。查体皮肤巩膜无黄染，腹部平坦，未见腹壁静脉曲张，腹壁柔软，无压痛，无反跳痛，未触及包块，肝脾肋下未触及，胆囊 Murphy 征（–），肝区叩击痛（–），移动性浊音（–），肠鸣音存在。

神经元特异性烯醇化酶：27.3 ng/mL，AFP：6.86 ng/mL，CA199：20.15 U/mL，TBIL：11.8 μmol/L，ALB：41.8 g/L，INR：0.97，HBV-DNA（–）。

Child-Pugh 评分：A5；ECOG-PS 评分：0 分。

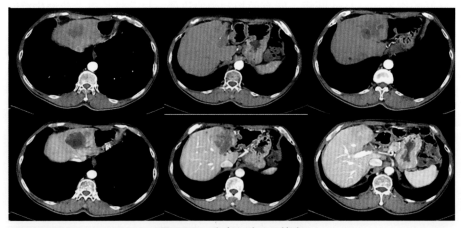

图 2-242 患者入院 CT 检查

临床诊断：ICC 伴门静脉左支癌栓形成、肝左静脉受侵（BCLC C 期，CNLC Ⅲa 期）。

（三）MDT 意见

根据《原发性肝癌诊疗规范》（2022 年版）建议，原发性肝癌 CNLC Ⅲa 期患者视情况可考虑 TACE、系统抗肿瘤治疗、手术切除、放疗等治疗手段。影像学检查提示左肝内占位，呈不均匀强化，邻近胆管截断，考虑肝内胆管细胞癌可能大，门静脉左支分支及主干癌栓形成，并凸向门静脉主干内，同时肝左静脉受侵，影像学诊断晚期肝癌明确。外科评估意见：患者肿瘤负荷大，伴血管侵犯，建议降期治疗后再评估切除可能；介入组评估意见：患者降期治疗可考虑 TACE、HAIC 及钇 [⁹⁰Y] 微球注射液治疗，其中钇 [⁹⁰Y] 微球注射液治疗较其他治疗方式相比具有快速缩瘤优势；肿瘤内科评估意见：患者可考虑抗血管生成靶向治疗联合免疫检查点抑制剂治疗。经 MDT 综合评估，患者接受钇 [⁹⁰Y] 微球注射液治疗，并在术后联合靶向＋免疫系统治疗方案进行综合治疗。

（四）治疗经过

排除相关禁忌证后，患者接受血管造影与 ⁹⁹ᵐTc-MAA 注射模拟手术（mapping）。mapping 术中造影结果提示，肿瘤主要由肝左动脉供血，门静脉包裹在内。向肝左动脉注入 5 mCi ⁹⁹ᵐTc-MAA。术后 1 h 内患者完成 SPECT/CT 扫描。

SPECT 平面显像（图 2-243）提示肺分流分数 4.2%，结合术中 CBCT 及 SPECT/CT 检查结果，确认左肝灌注区体积 221.64 mL，肿瘤体积 158.91 mL，双肺体积 4 532.64 mL，TNR=16。计划进行放射性肝叶切除治疗，综合考虑，计划处方剂量 0.9 GBq，目标肿瘤吸收剂量 120 Gy，肺吸收剂量 0.6 Gy，灌注区域正常肝吸收剂量 8 Gy。

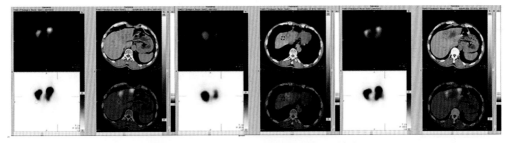

图 2-243　mapping 术后 SPECT/CT 检查

钇 [⁹⁰Y] 微球注射液注射时，微导管置于肝左动脉，与 mapping 术中 ⁹⁹ᵐTc-MAA 注射时置管位置保持一致。根据预定的治疗计划，患者顺利接受 0.9 GBq 钇 [⁹⁰Y] 微球注射液输注，剂量输注符合预期。

完成钇 [⁹⁰Y] 微球注射液输注后，SPECT/CT 提示钇 [⁹⁰Y] 微球在肿瘤内分布良好，基本与 ⁹⁹ᵐTc-MAA 模拟分布一致，符合预期。术中及术后患者无不良反应，第 2 天患者出院。

（五）术后随访

肿瘤标志物中 AFP 一直呈阴性。患者术后 6 个月 MR 提示左肝病灶未见明显强化，体积较术前缩小（图 2-244）。

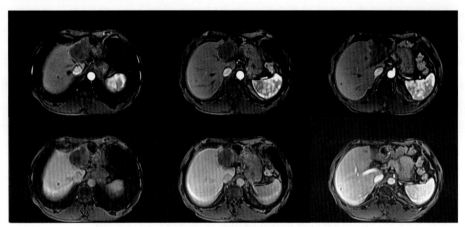

图 2-244　钇 [^{90}Y] 微球注射液治疗后 6 个月 MR 检查

（六）案例点评

该患者考虑胆管细胞癌，且伴有门静脉左支分支及主干癌栓形成，并凸向门静脉主干内，同时肝左静脉受侵，预估手术切除后复发率较高；使用钇 [^{90}Y] 微球注射液可提高病理学完全坏死率，从而降低术后复发率，其高效的缩瘤作用和良好的安全性，为肝癌转化治疗提供新的选择。

陆军军医大学西南医院　蔡　萍　陈海蕾　陈志宇　黄定德

邵明华　谭斌彬　张　辉

案例 41：钇 [90Y] 微球注射液放射性肝叶切除治疗左外叶肝内胆管癌伴胆管癌栓

（一）病史简介

患者男性，77 岁，因"上腹部胀痛伴皮肤巩膜黄染 1 周"入院。当地医院上腹部 MR（2023 年 6 月 11 日）提示左肝异常信号影伴左肝管扩张，考虑胆管细胞癌伴周围感染可能性大。胆囊多发结石（部分位于胆囊颈）伴胆囊炎。

（二）诊断经过

患者 2023 年 6 月 14 日入住我院，当晚出现剧烈腹痛，黄疸症状急性加重。急诊生化示 TBIL：315.5 μmol/L，DBIL：236.5 μmol/L，ALT：148 U/L，AST：219 U/L。急诊上腹部平扫 CT（图 2-245）示肝左外叶占位，胆囊内异常信号。肝脏增强 MR（图 2-246）示肝左叶胆管细胞癌，胆囊及胆总管异常信号，肝内外胆管轻度扩张，考虑肝内胆管癌伴胆管癌栓可能。2023 年 6 月 15 日 B 超引导下胆囊穿刺引流（图 2-247A、B），引流出少量陈旧性血液。腹痛明显缓解，但出现反复多次黑便，考虑胆管癌栓合并出血。2023 年 6 月 16 日 B 超引导经皮肝穿刺胆管引流（图 2-247C、D），引流胆汁内混有陈旧性血液，后黄疸减退。

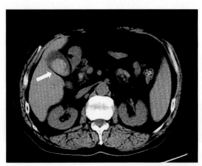

图 2-245　上腹部平扫 CT（箭头示胆囊内异常信号）

平素体健，无肝炎病史；23 年前快速型房颤射频消融治疗；30 年前肺结核病，已治愈；饮酒 40 余年，每日白酒约 500 g；吸烟 50 年，20 支 /d。

体格检查：皮肤巩膜有黄染，腹部平坦，右上腹见胆囊及胆管穿刺引流管，未见腹壁静脉曲张，胆囊窝轻度压痛、反跳痛，未触及包块，肝脾肋下未触及，胆囊墨菲征（+），肝区轻度叩击痛，移动性浊音阴性，肠鸣音存在。

辅助检查：CA199 ＞ 1000 U/mL，PIVKA-Ⅱ 20.5 mAU/mL，AFP 3.2 ng/mL，TBIL 58 μmol/L，ALB 35.8 g/L，INR 1.1，ICG$_{R15}$ 29.6%。

PET-CT（图 2-248）：肝左外叶占位伴 FDG 代谢不均匀增高，较大范围 7.6 cm ×

2.6 cm，结合本院 MR 增强考虑恶性肿瘤。

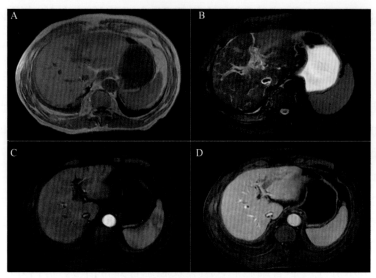

图 2-246　钇 [90Y] 微球注射液治疗前肝脏 MR 检查

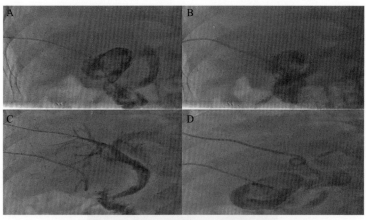

图 2-247　经皮肝穿刺胆囊和胆管造影及置管引流

A.超声引导下穿刺胆囊造影，见胆囊内充盈缺损；B.胆囊内置 PTCD 外引流管；C.超声引导下穿刺右肝管造影，左肝管显影不清，肝总管及胆总管内可见充盈缺损；D.肝总管内置 PTCD 外引流管

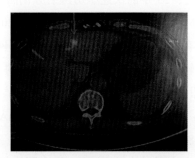

图 2-248　肝脏 PET-CT 检查

Child-Pugh 评分：A6；ECOG-PS 评分：1 分。

临床诊断：肝内胆管细胞癌伴胆管癌栓；胆道癌栓出血并胆囊积血；梗阻性黄疸；心房颤动。

（三）MDT 意见

外科评估：患者年龄大，持续性心房颤动，左外叶胆管细胞癌伴胆管癌栓形成并出血，肝储备功能不足（ICG 29.6%），无外科手术适应证。介入科评估：患者肝内胆管细胞癌及胆管癌栓均局限于肝左外叶，PTCD 减黄后可采取钇 [⁹⁰Y]-SIRT 行放射性肝叶切除。肿瘤科评估意见：肿瘤侵犯胆管，可全身化疗联合抗血管生成靶向药物及免疫制剂综合治疗。经 MDT 综合评估，患者接受钇 [⁹⁰Y]-SIRT 左外叶放射性切除治疗，术后贝伐珠单抗联合信迪利单抗综合治疗。

（四）治疗经过

1. mapping 模拟手术（2023 年 7 月 5 日）　mapping 术中检查见图 2-249。肝总动脉造影（A）见左外叶由 2 支段动脉分支供血（箭头）；肝 S2 段动脉造影（B）确认后，注入 1 mCi ⁹⁹ᵐTc-MAA；肝 S3 段动脉造影（C）确认后，注入 1 mCi ⁹⁹ᵐTc-MAA。

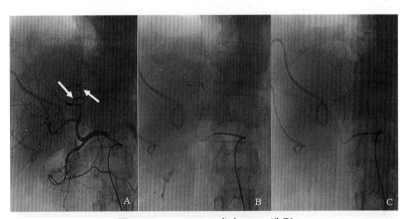

图 2-249　mapping 术中 DSA 造影

2. 处方剂量　SPECT/CT（图 2-250）提示肺分流分数 28.1%，结合肝、肺、肿瘤三维体积测定与 CBCT、SPECT/CT 检查结果，确认左肝外叶灌注区体积 259 mL，肿瘤体积 25 mL，总肝体积 1 279 mL，双肺体积 4 143 mL，TNR=5.2。计划行放射性左肝外叶切除，即将左外叶连同所含肿瘤作为整个靶治疗区域。按钇 [⁹⁰Y] 微球注射液使用要求，将肺吸收剂量设定在 30 Gy 以下。综合考虑，计划处方剂量 1.4 GBq，目标治疗区域吸收剂量 700 Gy，肺吸收剂量 15.8 Gy。

3. 钇 [⁹⁰Y]-SIRT 治疗（2023 年 7 月 11 日）　微导管分别置于肝 S2 段和 S3 段动脉分支，与 mapping 术中 ⁹⁹ᵐTc-MAA 注射时置管位置保持一致。根据预定的治疗计划，2 支供血动脉分别等量输注 0.7 GBq 钇 [⁹⁰Y] 微球注射液，共 1.4 GBq，残留率 1%，剂量输注符合预期。患者无不适，注后 PET-CT 验证提示肝左外叶内钇 [⁹⁰Y] 微球分布良好，与 ⁹⁹ᵐTc-MAA 模拟分布一致。

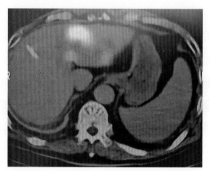

图 2-250　mapping 术后 SPECT/CT 检查

（五）钇 [⁹⁰Y]-SIRT 随访（图 2-251、图 2-252）

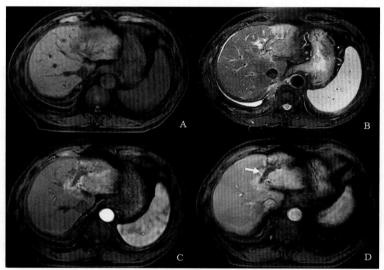

图 2-251　钇 [⁹⁰Y]-SIRT 后 3 个月复查肝脏 MR（箭头示胆管癌栓坏死）

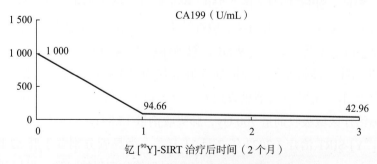

图 2-252　钇 [⁹⁰Y]-SIRT 治疗前后 CA199 水平变化

（六）案例点评

该患者肝内胆管癌伴胆管癌栓并发出血和黄疸，肝脏储备功能较差（ICG$_{R15}$：29.6%），快速型心房颤动，不宜外科手术切除。由于肝癌病灶和胆管癌栓皆位于左外叶，经皮肝穿刺胆道引流术（PTCD）退黄后行钇 [^{90}Y]-SIRT 放射性肝叶切除治疗（700 Gy）。患者钇 [^{90}Y]-SIRT 治疗后 3 个月复查 MR，肝左外叶萎缩，肝内病灶及胆管癌栓坏死明显；CA199 由治疗前 > 1 000 U/mL 下降至正常范围，治疗效果十分理想。放射性肝段或肝叶切除，是将较大剂量钇 [^{90}Y] 微球注射液输送到肝的一段或一叶内，从而使灌注的目的区域具有高效的放射性杀伤剂量，以期达到根治切除目的。同时避开邻近的非目标肝实质，类似于外科手术切除。肝癌钇 [^{90}Y] 微球注射液放射性肝段或肝叶切除，与外科手术切除的疗效和预后对比，值得期待。

上海海军军医大学第三附属医院东方肝胆外科医院　黄　剑　闫少磊　杨业发

案例 42: 钇 [⁹⁰Y] 微球注射液应用于 CNLC Ⅲa 期原发性肝癌的降期治疗

（一）病史简介

患者男性，55 岁。因"发现肝占位病变 10 d"就诊。

患者 10 d 前至鹰潭市人民医院体检，腹部 B 超示肝右叶占位性病变，进一步查增强 CT 示肝右叶占位，肝癌不除外；肿瘤标志物示 AFP 升高，为行进一步治疗，就诊于我院肝胆外科，门诊以"肝占位性病变"收入院。

（二）诊断经过

入院行 CT 及 MR 检查（图 2-253），肝脏形态规整、肝缘光滑、各叶比例正常。右半肝见不规则低密度肿块，大小 116 mm×93 mm×82 mm，边缘呈分叶状，增强扫描动脉期明显边缘强化，门脉期及延迟期强化略减低，呈"快进快出"强化。肝内外胆管未见明显扩张。门静脉不宽，门静脉右支远端及肝右静脉显示不清。右半肝占位性病变，考虑恶性，肝细胞癌可能大，侵犯门脉右支及肝右静脉可能大。乙型肝炎携带者 30 余年，未口服抗病毒药物治疗。高血压病史 1 年，未规律服药，否认其他慢性病史。

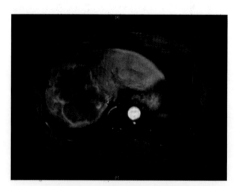

图 2-253　患者入院 MR 检查

查体: 腹部外形平坦，未见胃肠形、蠕动波，腹部触诊柔软，无压痛，无液波震颤，无振水声，腹部未触及包块，肝脏未触及，胆囊未触及，Murphy 征（−），脾脏未触及，肾脏未触及，各输尿管压痛点无压痛，肝区叩击痛阴性，脾区叩击痛阴性，双侧肾区无叩痛，无移动性浊音，听诊肠鸣音正常，无气过水声，无血管杂音。

AFP: 277.31 ng/mL，PIVKA-Ⅱ: 176.51 mAU/mL，ALT: 32.8 U/L，AST: 30.7 U/L，TBIL: 10.4 μmol/L，DBIL: 4.5 μmol/L，TP: 70.1 g/L，ALB: 44.8 g/L，HBV-DNA: 2.02×10^2 IU/mL。肝肿物穿刺病理: 混合性肝细胞 – 胆管癌。

Child-Pugh 评分：A5；ECOG-PS 评分：0 分。

临床诊断：肝恶性肿瘤（BCLC C 期，CNLC Ⅲa 期），慢性乙型病毒性肝炎，高血压病 1 级。

（三）MDT 意见

根据《原发性肝癌诊疗规范》（2022 年版）建议，原发性肝癌 CNLC Ⅲa 期患者视情况可考虑 TACE、系统抗肿瘤治疗、手术切除、放疗等治疗手段。外科评估意见：患者肿瘤负荷大，伴血管侵犯，建议降期治疗后再评估切除可能；介入科评估意见：患者可考虑 TACE、HAIC 及钇 [⁹⁰Y] 微球注射液治疗，其中钇 [⁹⁰Y] 微球注射液治疗较其他治疗方式相比具有快速缩瘤优势；肿瘤内科评估意见：患者可考虑抗血管生成靶向治疗联合免疫检查点抑制剂治疗，同时辅以抗病毒治疗。经 MDT 综合评估，患者接受钇 [⁹⁰Y] 微球注射液治疗，同时抗病毒治疗，并在术后联合"仑伐替尼 +信迪利单抗"靶向免疫进行综合治疗。

（四）治疗经过

排除相关禁忌证后，患者接受血管造影与 ⁹⁹ᵐTc-MAA 注射模拟手术（mapping）。mapping 术中造影（图 2-254）结果提示，肠系膜上动脉分支发出肝右动脉，肿瘤主要由肝右后动脉供血，左肝动脉来源于腹腔干，分支无异常供血，分别向肝右前、右后动脉注入 2.5、2.5 mCi ⁹⁹ᵐTc-MAA。术后 1 h 内患者完成 SPECT/CT 扫描（图 2-255）。

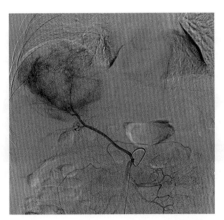

图 2-254　mapping 术中 DSA 检查

根据 ⁹⁹ᵐTc-MAA 模拟评估和术前三维影像精准评估：1. 右肝较大团块状病灶，病灶边缘伴示踪剂明显浓聚，病灶 T/N 为 3.2，余肝脏外脏器未见示踪剂聚集。2. 肺 /肝分流率为 8.9%。总肝体积（包含肿瘤）1 559.02 mL，肿瘤体积 474.03 mL，计算使用活度 1.5 GBq，吸收剂量肿瘤 100 Gy，肝脏 33.1 Gy，肺 9.7 Gy。

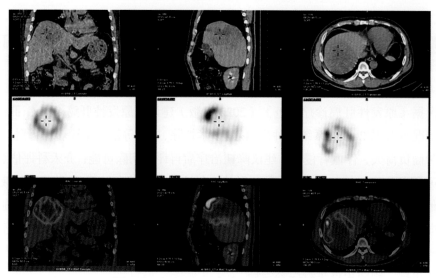

图 2-255　mapping 术后 SPECT/CT 检查

钇 [⁹⁰Y] 微球注射液注射时，微导管分别置于肝右前与右后动脉，与 mapping 术中 ⁹⁹ᵐTc-MAA 注射时置管位置保持一致。根据预定的治疗计划，患者顺利接受 1.5 GBq 钇 [⁹⁰Y] 微球注射液输注，残留率 5%，剂量输注符合预期。

完成钇 [⁹⁰Y] 微球注射液输注后，SPECT/CT 提示钇 [⁹⁰Y] 微球在肿瘤内分布良好（图 2-256），基本与 ⁹⁹ᵐTc-MAA 模拟分布一致，符合预期。术中及术后患者无不良反应，第 2 天患者出院。

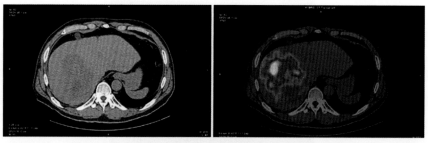

图 2-256　钇 [⁹⁰Y] 微球注射液注射后 SPECT/CT 检查

（五）术后随访

患者肿瘤标志物升高（图 2-257），复查有残留病灶以及新发转移灶，后给予常规 TACE 治疗控制，稳定后行肝切除术右半肝脏大体。综合治疗后手术标本：混合性肝细胞 – 胆管癌，中 – 低分化；三灶，大小分别为 9.5 cm × 7.2 cm × 5.7 cm、3.5 cm × 3.4 cm × 3 cm 及直径 0.9 cm，其中 2 枚大结节中大部分肿瘤坏死，仅见 1% 健活肿瘤细胞残余，分布于肿瘤周边，最大灶大小 1.5 cm × 0.3 cm × 0.2 cm。小结节未见肿瘤坏死；瘤周纤维组织及小胆管增生，慢性炎细胞浸润，符合治疗后改变。可见管腔内坏死瘤栓（胆管可能性大）；未见神经侵犯；未见脉管内癌栓（MVI：M0）；肿瘤累及但未突破肝被膜；肝切缘、血管断端、胆管断端均未见肿瘤（图 2-258）。

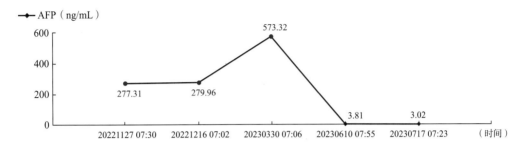

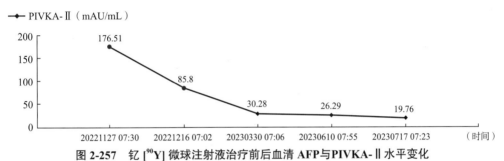

图 2-257　钇 [^{90}Y] 微球注射液治疗前后血清 AFP 与 PIVKA-Ⅱ 水平变化

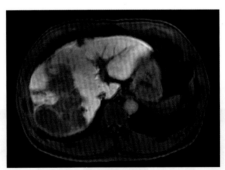

图 2-258　钇 [^{90}Y] 微球注射液治疗术后 3 个月 MR 检查

北京清华长庚医院　冯晓彬　黄　鑫　贾　波　蒋卫卫　李晶晶

梁　斌　梁子威　廖　勇　刘德庆　秦蒙蒙

任春晖　唐慕兰　张　琳

案例 43：钇 [^{90}Y] 微球注射液治疗联合靶向药物应用于巨大肝癌的转化治疗

（一）病史简介

患者男性，38 岁，因"右上腹痛 1 个月余"于 2022 年 12 月 5 日就诊我院。

现病史：患者 1 个月前无明显诱因右上腹痛，为阵发性钝痛，未向其他部位放射，可自行缓解，无恶心、呕吐，无腹胀，无畏寒、发热，至当地医院检查提示巨块型肝癌伴子灶形成。

既往史：发现乙型肝炎 30 余年，无高血压、糖尿病，无外伤、手术等病史。

个人史、婚育史、家族史无特殊。

（二）诊断经过

患者入院后完善相关检查：

专科查体：皮肤巩膜无黄染，腹稍平坦，腹壁表浅静脉无扩张，未见胃型、肠型及蠕动波。腹肌软，全腹无压痛和反跳痛，未触及肿块，Murphy 征（－）。

影像学检查：

2022 年 12 月 6 日行增强 CT（图 2-259）：提示肝脏右叶体积明显增大，其内见一巨大不规则形肿块，最大层面大小 10.3 cm×9.1 cm×13.1 cm，边缘欠清；动态增强动脉期病灶明显不均匀强化，中心可见无强化坏死区，门脉期及延迟期病灶强化程度迅速减退，强化方式呈"快进快出"，肝右动脉迂曲增粗供血；肿块周围见散在多个大小不一类圆形结节状低密度灶，增强扫描强化方式与肝右叶肿块一致。门静脉及肝静脉未见明显充盈缺损，肝内胆管轻度扩张。

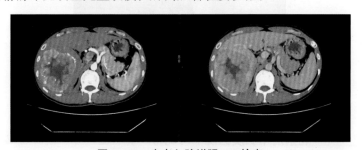

图 2-259 患者入院增强 CT 检查

2022 年 12 月 9 日我院 PET-CT 示（图 2-260）肝右叶多发稍低密度结节、肿块影，部分与结肠肝曲分界不清，糖代谢增高，考虑原发性肝癌伴肝右叶多发转移。

相关实验室检查：ALT/AST：48/58 U/L，ALB：41.8 g/L，TBIL：14.7 μmol/L，HBsAg（＋），HBcAb（＋），丙肝抗体定量（－），AFP：244 860 ng/mL，ICG$_{R15}$：

4.2%。

Child-Pugh 评分：A5 级；ECOG-PS 评分：0 分。

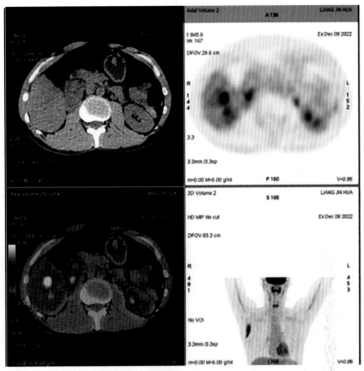

图 2-260　患者入院 PET/CT 检查

临床诊断：肝细胞癌（BCLC B 期，CNLC Ⅱb 期）。

（三）MDT 意见

根据《原发性肝癌诊疗规范》（2022 年版）建议，原发性肝癌 CNLC Ⅱb 期患者视情况可考虑手术切除、TACE、消融 /TACE 等治疗手段。外科评估意见：患者肿瘤负荷大并且多发，切除术后容易复发转移，建议行肿瘤学转化治疗降低复发率，转化治疗方案可以选择钇 [⁹⁰Y] 微球注射液治疗，钇 [⁹⁰Y] 微球注射液治疗有强效缩瘤、增大余肝、控制血管内癌栓、较小不良反应的作用；介入科及核医学科会诊评估意见：患者可考虑钇 [⁹⁰Y] 微球注射液、TACE 及 HAIC 治疗，其中钇 [⁹⁰Y] 微球注射液治疗较其他治疗方式相比具有更大的转化优势；肿瘤内科评估意见：患者可考虑联合抗血管生成靶向治疗或者免疫检查点抑制剂治疗。经 MDT 综合评估，患者接受钇 [⁹⁰Y] 微球注射液治疗，并联合"多纳非尼"方案进行综合治疗。

（四）治疗经过

排除相关禁忌证后，患者接受血管造影与 ⁹⁹ᵐTc-MAA 注射模拟手术（mapping）。mapping 术中造影结果提示，肝左动脉变异支及肝右动脉部分分支稍增粗迂曲，肝动脉期可见多个斑片状肿块染色，门静脉显影欠清；利用同轴微导管（ASAHI）技术依次超选至腹腔干肝右动脉 2 支肿瘤供血动脉，再次造影确认供血动脉后；经微导管依次注入 ⁹⁹ᵐTc-MAA 各 3 mCi，注射过程顺利。术后 1 h 内患者完成 SPECT/CT 扫描。

SPECT 平面显像（图 2-261）提示肺分流分数 10.3%，结合术中 CBCT 及 SPECT/CT 检查结果，确认右肝靶肿瘤区灌注体积 728.64 mL，靶肿瘤体积 599 mL，总肝体积 1 534.7 mL，双肺体积 4 325 mL，TNR=5.8。计划处方剂量 2.8 GBq，目标肿瘤吸收剂量 190 Gy，肺吸收剂量 12.73 Gy，灌注区域正常肝吸收剂量 32.7 Gy。

利用同轴微导管（ASAHI）技术依次超选至右肝动脉 2 支肿瘤供血动脉，再次造影确认供血动脉后（图 2-262）；经微导管依次注入钇 [⁹⁰Y] 微球注射液 1.4、1.4 Gbq，注射过程顺利。

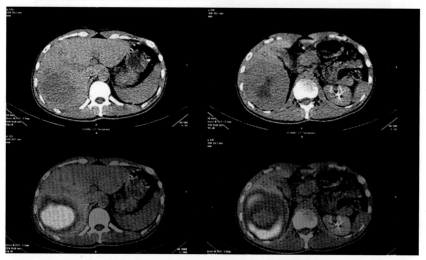

图 2-261　mapping 术后 SPECT/CT 检查

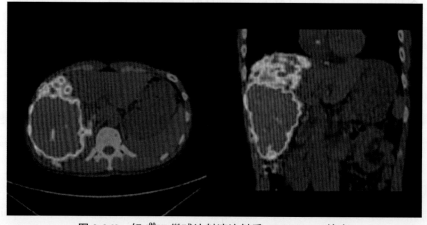

图 2-262　钇 [⁹⁰Y] 微球注射液注射后 SPECT/CT 检查

案例 43：钇 [⁹⁰Y] 微球注射液治疗联合靶向药物应用于巨大肝癌的转化治疗

（五）术后随访

第 2 次 MDT 讨论：考虑肝 S4 转移灶较前增大，该部位是钇 [⁹⁰Y] 微球注射液治疗区以外的病灶，建议行 TACE+HAIC 控制肿瘤进展（图 2-263）。2023 年 3 月 20 日行 TACE+HAIC，方案为：奥沙利铂 150 mg+ 亚叶酸钙 0.7 g+ 氟尿嘧啶 4.7 g，规律服用靶向药物"多纳非尼，2 片，bid"。

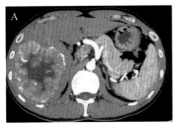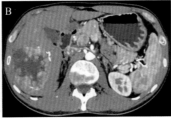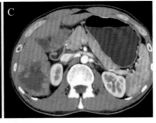

图 2-263　术前、术后增强 CT 检查

A：钇 [⁹⁰Y] 微球注射液治疗术前，肿瘤大小为 10.3 cm×9.1 cm×13.1 cm；B：术后 2 个月，肿瘤大小为 7.2 cm×6.5 cm×8.3 cm；C：术后 3 个月，5.4 cm×6.7 cm×8.5 cm，术后 3 个月 CT 提示肝右叶巨块型肝癌伴周围子灶形成，肿块及周围结节较前缩小，肝 S4 转移灶较前增大

经综合转化治疗，患者肿瘤缩小（图 2-264）并且肿瘤指标显著下降（图 2-265），于 2023 年 6 月 19 日在全麻下行肝癌切除术。

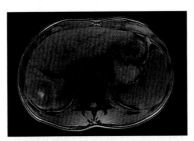

图 2-264　钇 [⁹⁰Y] 微球注射液治疗术后 6 个月 MR 检查

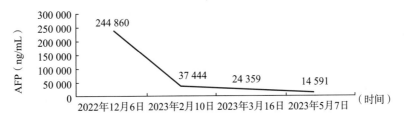

图 2-265　钇 [⁹⁰Y] 微球注射液肿瘤标志物变化

标本病理检查（图 2-266）结果示，（肝肿物）镜下见肿物具有增生的纤维性包膜，肿物内见凝固性坏死和蓝染无结构物，伴有多核巨细胞反应，周围肝组织呈肝硬化改变，考虑为治疗反应。（肝肿物）镜下见瘤细胞胞质丰富，内见嗜酸性颗粒，核圆、

染色质粗，可见小核仁，核分裂象易见，瘤细胞呈腺泡状或团状排列，结节内见大片凝固性坏死和蓝染无结构物，周围肝细胞呈肝炎及肝硬化改变；免疫组化：AFP（＋），Hepatocyte（＋），Glypican-3（＋），CK7（局灶＋），CD10（－），p53（突变型），CD34（－），Ki-67 约 20%（＋），HBsAg（＋）。符合中分化肝细胞癌，Ⅱ 级；MVI 分级 =M0。

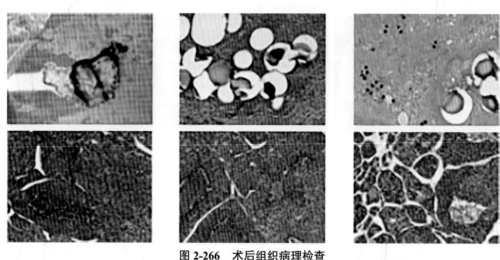

图 2-266　术后组织病理检查

（六）案例点评

外科治疗是肝癌患者获得长期生存最重要的手段，特别是针对肿瘤巨大同时合并多发子灶直接手术切除，术后复发率较高，预后差、根据中国肝癌转化治疗专家共识建议需要进行肿瘤学转化治疗。本病例通过钇 [⁹⁰Y] 微球注射液、TACE+HAIC 和靶向药物治疗后，钇 [⁹⁰Y] 微球注射液治疗区肿瘤缩小坏死，肝右叶肿瘤（MVI：M0）成功达到肿瘤学转化的目的，有望获得较好的长期生存。钇 [⁹⁰Y] 微球注射液治疗时，微球没有覆盖的区域可以结合 TACE+HAIC 等其他局部治疗方法。随着药物研发进展和证据积累，以局部联合靶向为基础的系统治疗策略展现出了临床广泛应用的前景。钇 [⁹⁰Y] 微球注射液高效的缩瘤作用和良好的安全性，是病变局部控制的优选方案，为肝癌转化治疗提供了新的较好的选择。

暨南大学附属第一医院　曹明溶　程　勇　弓　健　李　强

李承志　刘康寿　刘玉龙　相乐阳

二、钇 [^{90}Y] 微球注射液应用于继发性肝癌

案例 44：钇 [^{90}Y] 微球注射液应用于结直肠癌肝转移的降期治疗

（一）病史简介

患者男性，57 岁。因"体检发现肝占位 3 周余"于当地医院就诊，复查超声提示"肝占位"，进一步行腹部 CT 示"肝右叶巨大占位，考虑恶性病变，伴肝内多发转移灶。"另行肠镜示"乙状结肠新生物"取样本活检病理示"中分化腺癌"，考虑诊断为乙状结肠癌合并肝转移。

个人史：无吸烟史，无饮酒史。

（二）诊断经过

入院行肝动脉及门静脉 CT 血管造影（CTA）（图 2-267）提示肝左内叶、肝右叶异常强化区，周围可见多发类圆形环形低密度影，肝右动脉分支进入病灶内供血，门静脉右前支未见显影，考虑肿瘤受侵，肝硬化、腹水、脾大、门静脉高压，胆结石，腹膜后淋巴结肿大。

入院查体：正常心肺查体未见明显异常，腹部外形正常，无腹壁静脉曲张，无胃型，无肠型及无蠕动波，腹软，腹部无压痛，无反跳痛，腹部未触及包块，肝脏肋下未触及，胆囊未触及，Murphy 征（－），脾脏肋下未触及，腹部叩诊呈鼓音，肝区无叩击痛，肾区无叩击痛，移动性独音阴性，听诊肠鸣音正常。

辅助检查示 PIVKA-Ⅱ：21.39 mAU/mL，AFP：2.69 ng/mL，TBIL：7.8 μmol/L，白蛋白：30.9 g/L。

Child-Pugh 评分：A5；ECOG-PS 评分：0 分。

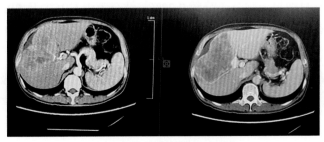

图 2-267　患者入院 CT 检查

临床诊断：①肝转移癌；②乙状结肠癌；③2型糖尿病。

（三）治疗经过

排除相关禁忌证后，患者接受血管造影（DSA）与 ^{99m}Tc-MAA模拟手术（mapping）。mapping术中造影（图2-268）结果提示，肿瘤主要由肝右动脉供血，DSA引导下行肝右动脉插管，至目标肿瘤动脉后注射5.1 mCi ^{99m}Tc-MAA。术后1 h内患者完成SPECT/CT扫描（图2-269）。

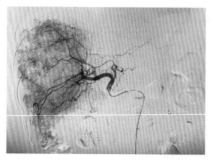

图2-268　mapping术中DSA检查

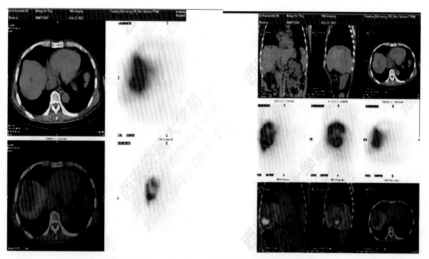

图2-269　mapping术后SPECT/CT检查

SPECT平面显像提示肺分流分数7.72%，结合术中CBCT及SPECT/CT检查结果，确认右肝灌注区体积1 677 mL，肿瘤体积943 mL，肝左右叶非灌注区正常肝体积2 619 mL，双肺体积2 633 mL，TNR=4.38。计划进行常规钇[⁹⁰Y]微球注射液治疗，由于患者肺体积较小，因此对于该患者，应着重考虑保护肺吸收剂量不超过30 Gy，谨慎起见本案例考虑将肺吸收剂量设定在20 Gy以下。综合考虑，计划处方剂量3.7 GBq，目标肿瘤吸收剂量150 Gy，肺吸收剂量18.2 Gy，灌注区域正常肝吸收剂量34.2 Gy。

钇 [^{90}Y] 微球注射液注射时，微导管置于肝右动脉，与 mapping 术中 ^{99m}Tc-MAA 注射时置管位置保持一致。根据预定的治疗计划，患者顺利接受 3.7 GBq 钇 [^{90}Y] 微球注射液输注，钇 [^{90}Y] 微球残留率 5.71%，剂量输注符合预期。

完成钇 [^{90}Y] 微球注射液输注后，SPECT/CT（图 2-270）提示肝右叶肿瘤灶钇[^{90}Y] 微球分布良好，肝尾状叶肿瘤灶钇 [^{90}Y] 微球注射液轻度分布，肝外未见异常核素分布，基本与 ^{99m}Tc-MAA 模拟分布一致，符合预期。术中及术后患者无不良反应。

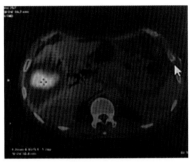

图 2-270　钇 [^{90}Y] 微球注射液注射后 PET/CT 检查

（四）术后随访（图 2-271，图 2-272）

患者 2023 年 4 月 7 日接受"荧光腹腔镜辅助扩大肝 5、8 段切除、6 段转移癌切除、胆囊切除术 + 腹腔肿瘤特殊治疗"。切除组织表现为灰白色，质硬，侵及肝被膜，距肝剥离面最近 0.1 cm，余肝组织灰褐色，质中。免疫组化染色：Villin（＋），CDX2（＋），CK20（＋），MUC1（＋），CK7（－），CK19（＋）。

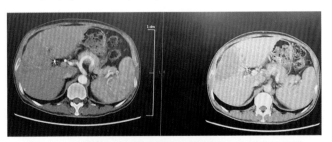

图 2-271　钇 [^{90}Y] 微球注射液治疗术后 3 个月随访影像

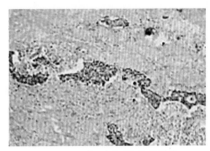

图 2-272　切除组织病理染色

209

（五）案例点评

对于肝部恶性肿瘤，钇 [⁹⁰Y] 微球注射液治疗可达到治愈性放射性肝段切除、强效缩瘤和增大余肝体积以提高肿瘤手术可行性、强效局部控瘤延长肝部 TTP 及 PFS 的效果，同时安全性良好，不良反应轻，无明显的血管栓塞效应，不影响后续经动脉治疗，为肝癌转化治疗提供新的选择。^{99m}Tc-MAA 影像评估可准确预测瘤内剂量分布，保障手术疗效及安全性。

西安交通大学附属第一医院 刘青光 郑 鑫

案例 44：钇 [⁹⁰Y] 微球注射液应用于结直肠癌肝转移的降期治疗

案例 45：钇 [⁹⁰Y] 微球注射液应用于转移性肝癌的治疗

（一）病史简介

患者男性，45 岁，结肠癌术后肝转移，经多程化疗，靶向治疗，肝脏病灶消融治疗复发。

（二）诊断经过

2020 年 5 月 23 日行"腹腔镜辅助乙状结肠癌根治术"，术后病理"部分降结肠（内镜黏膜下剥离术）（ESD）后根治术"，切除标本浆膜层见癌浸润，浆膜层及浆膜外软组织脉管内见癌栓，寻及癌结节（5 枚）。基因检测：KRAS、NRAS、BRAF、PIK3CA 野生型。

2020 年 11 月 5 日腹部 CT 提示肝多发转移，2020 年 11 月 13 日至 2020 年 3 月 3 日 FOLFIRI 方案化疗 8 个周期，配合西妥昔单抗 800 mg 靶向治疗 8 次，总体疗效 PR。

于 2021 年 3 月 18 日至 5 月 12 日予"卡培他滨 1.5g，口服 bid，第 1 ~ 14 天 q3w"化疗 3 个周期，疗效 PD。

2021 年 5 月 27 日至 7 月 21 日予方案"伊立替康 320 mg + 卡培他滨 1.5 g，口服 bid，第 1 ~ 14 天 + 贝伐珠单抗 400 mg q3w"治疗 3 个周期。

2021 年 10 月 27 日至 2022 年 3 月 8 日予"卡培他滨 1.5 g，口服 bid，第 1 ~ 14 天 + 贝伐珠单抗 400 mg q3w"治疗 6 个周期，未见明显不良反应。

CT 检查（图 2-273）提示，肝多发转移瘤射频消融术后，肝右叶见 5 枚不规则混杂密度影部分较前增大，中央见环形高密度影、周边见稍低密度影，余部分见液性低密度影，增强后增大者可疑轻度强化，大者最大横截面积约 4.1 cm × 3.6 cm。

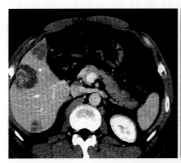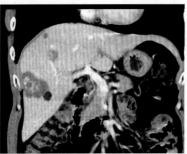

图 2-273 患者入院 CT 检查

临床诊断：乙状结肠中分化腺癌 pT4aN1cM0 ⅢB 期（KRAS、NRAS BRAF 野生型，MSS，PDL1-）术后化疗后肝多发转移化疗靶向治疗后。

（三）MDT意见

乙状结肠中分化腺癌 pT4aN1cM0 ⅢB 期（KRAS、NRAS BRAF 野生型，MSS，PDL1-）术后化疗后肝多发转移化疗靶向治疗后，外科评估意见：肝脏病灶化疗后复发，建议先行新辅助化疗，待肝脏转移灶缩小后，再行外科手术切除及术后辅助化疗。内科评估意见：患者术后复发，目前已行原发灶切除，后续治疗上建议先予新辅助治疗，以提高手术根治性切除率。介入科评估意见：目前有多项Ⅲ期 RCT 研究报道了钇 [⁹⁰Y] 微球注射液在转移性结肠癌一线治疗的作用，显示在一线治疗中加入钇 [⁹⁰Y] 微球注射液，可显著提高肝脏应答率和 PFS；针对该患者，建议在新辅助化疗基础上，联合右肝转移灶钇 [⁹⁰Y] 微球注射液治疗，以进一步控制右肝病灶，提高以后手术根治性切除率。经 MDT 综合评估，患者接受钇 [⁹⁰Y] 微球注射液治疗，争取降期后手术治疗。

（四）治疗经过

排除相关禁忌证后，2022 年 7 月 18 日患者接受血管造影与 ⁹⁹ᵐTc-MAA 注射模拟手术（mapping）（图 2-274）。术后 1 h 内患者完成 SPECT/CT 扫描。

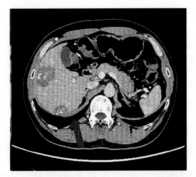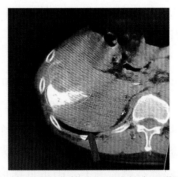

图 2-274　术前增强 CT、mapping 术中 CBCT 检查（红色箭头所示病灶未见灌注）

SPECT 平面显像（图 2-275）提示肺分流分数 =2.8%，结合术中 CBCT 及 SPECT/CT 检查结果，确认右肝灌注区体积 163 mL，肿瘤体积 67.9 ± 9 mL，TNR = 4.67。计划进行右肝部分病灶钇 [⁹⁰Y] 微球注射液治疗。综合考虑，计划处方剂量 0.4 GBq，目标肿瘤吸收剂量 187 Gy，肺吸收剂量 0.3 Gy，灌注区域正常肝吸收剂量 39.8 Gy。

钇 [⁹⁰Y] 微球注射液注射时，微导管位置与 mapping 术中 ⁹⁹ᵐTc-MAA 注射时置管位置保持一致。根据预定的治疗计划，患者顺利接受 0.4 GBq 钇 [⁹⁰Y] 微球注射液输注，剂量输注符合预期。

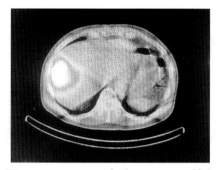

图 2-275　mapping 术后 SPECT/CT 检查

2022 年 7 月 29 日完成钇 [⁹⁰Y] 微球注射液输注后，SPECT/CT 提示钇 [⁹⁰Y] 微球在肿瘤内分布良好（图 2-276），基本与 ⁹⁹ᵐTc-MAA 模拟分布一致，符合预期。术中及术后患者无不良反应，第 2 天患者出院。

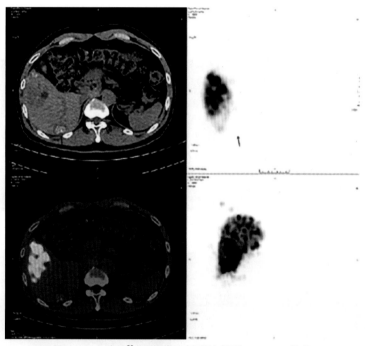

图 2-276　钇 [⁹⁰Y] 微球注射液注射后 SET/CT 检查

（五）术后随访

2022 年 7 月 29 日行钇 [⁹⁰Y]-SIRT，术后 1 个月复查，治疗区域肿瘤缩小，强化减低，未覆盖区域（红圈内）肿瘤明显增大（图 2-277）。术后 2 个月，增大病灶在 CT 下微波消融。术后 2 个月 CT 复查钇 [⁹⁰Y] 微球注射液治疗区域肿瘤缩小。

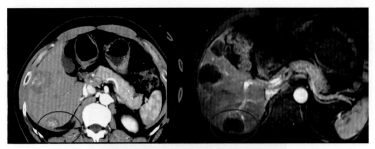

图 2-277　钇 [⁹⁰Y] 微球注射液辐射损伤具有延迟效应

钇 [⁹⁰Y] 微球注射液治疗 4 个月后（图 2-278）经 MDT 讨论转外科手术治疗，手术所见右肝呈放射性后改变、局部淤血呈"蓝肝"表现、右肝萎缩、左肝呈代偿增生（图 2-279）；超声探及结合触诊共可探及 6 个病灶。右半肝＋胆囊＋左尾状叶切除标本：（右半肝、左尾状叶）肝组织内可见多灶中分化腺癌浸润，支持结肠癌转移。肿瘤细胞退变，伴大片坏死。肿瘤累及肝被膜，局灶侵犯肝被膜外胆囊周围纤维组织可见脉管癌栓及神经侵犯。

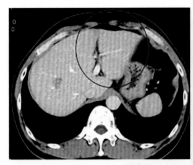
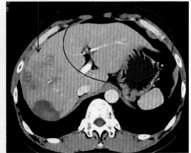

图 2-278　钇 [⁹⁰Y] 微球注射液治疗 4 个月后复查

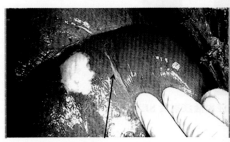
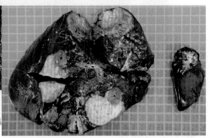

图 2-279　残余病灶手术切除

（六）案例点评

根据 2022《NCCN 结肠癌指南》，推荐 SIRT 作为因余肝不足而不可切除的结直肠癌肝转移的治疗方式（2A）；推荐 SIRT 作为化疗抵抗／难治、以肝转移灶为主的高选择患者的治疗方式（2A）。钇 [⁹⁰Y] 微球选择性内放射治疗（SIRT）对肝脏特异性疾病控制有更好的放射反应，SIRT 在精心挑选的患者群体中以及作为化疗后巩固治疗的作用需要我们进一步地研究和应用；肝脏部分钇 [^{90}Y]-SIRT 可导致对侧肝叶明显肥大，可以增加手术切除的机会。

复旦大学附属肿瘤医院福建医院　方主亭　郝明志　胡育斌
林端瑜　林海澜　刘景丰　余文昌

（一）病史简介

患者男性，77 岁。因"发现肝脏占位 8 个月"就诊。

患者于 8 个月前因"胃肠道肿瘤"于我院急诊手术治疗，术后病理提示胃肠间质瘤，住院期间发现肝脏多发肿物，考虑转移，患者无腹痛、发热，无皮肤巩膜黄染，无恶心呕吐，无尿频、尿急、尿痛及血尿，无腹泻，术后口服伊马替尼治疗，2 个月后因效果不佳更换为舒尼替尼；患者 2022 年 5 月于外院行肝肿瘤介入治疗，具体不详，此次为行钇 [⁹⁰Y] 微球注射液介入治疗评估入院。

（二）诊断经过

入院行 CT（图 2-280）及 MR 检查，提示"腹腔镜下肠粘连松解术、小肠部分切除术"后，术区肠壁见线状致密影，未见异常强化。肝内见多发类圆形低密度影，较大者 32 mm × 36 mm，增强扫描可见环形强化；原肝内碘油沉积未见显示。平素体健，有高血压、糖尿病、冠心病等慢性病史，否认肝炎病史。

查体：皮肤巩膜无黄染，腹部外形平坦，未见胃肠形、蠕动波，可见腹部已愈手术瘢痕；腹部触诊柔软，无反跳痛，肌紧张，无液波震颤，无振水声，腹部未触及包块，肝脏未触及，胆囊未触及，Murphy 征（−），脾脏未触及，肾脏未触及，各输尿管压痛点无压痛，肝区叩击痛阴性，脾区叩击痛阴性，双侧肾区无叩痛，无移动性浊音，听诊肠鸣音正常，无气过水声，无血管杂音。

ALT：18.3 U/L，AST：23.9 U/L，TBIL：15.3 μmol/L，ALB：36.6 g/L，CA199：5.96 U/mL，CEA：2.59 ng/mL。

Child-Pugh 评分：A5；ECOG-PS 评分：0 分。

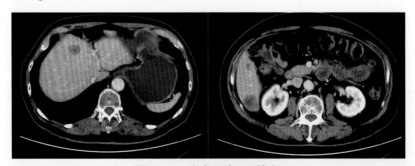

图 2-280　患者入院 CT 检查

临床诊断：肝继发恶性肿瘤，胃肠道间质性瘤术后，冠状动脉粥样硬化性心脏病，

2 型糖尿病，高血压病 1 级。

（三）MDT 意见

患者已明确肝继发恶性肿瘤，无法手术切除，已综合治疗，效果不佳；钇 [⁹⁰Y] 微球注射液为内放射治疗肝部肿瘤的手段，经评估适用于该患者，通过导管将钇 [⁹⁰Y] 微球注射液导入肿瘤局部，达到治疗目的。术后继续全身治疗。

（四）治疗经过

排除相关禁忌证后，患者接受血管造影与 ⁹⁹ᵐTc-MAA 注射模拟手术（mapping）。mapping 术中造影（图 2-281）结果提示，肿瘤主要由肝右后动脉、肝中动脉供血，向 2 支血管分别注入 2.5、2.5 mCi ⁹⁹ᵐTc-MAA。术后 1 h 内患者完成 SPECT/CT 扫描（图 2-282）。

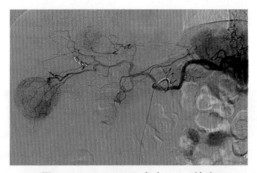

图 2-281　mapping 术中 DSA 检查

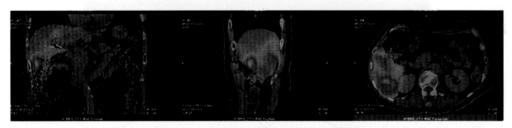

图 2-282　mapping 术后 SPECT/CT 检查

根据 ⁹⁹ᵐTc-MAA 模拟评估，提示肝脏肿瘤示踪剂明显聚集，周围肝脏组织示踪剂聚集稀疏。肺 / 肝分流率为 13.52%，S4 病灶 T/N 为 4.2，S6 病灶 T/N 为 1.36。未见明显异常肝脏外示踪剂聚集。术前三维影像精准评估：患者总肝体积（包含肿瘤）为 1 083 mL，肿瘤体积为 30.18 mL，左外叶体积为 144 mL，左内叶体积为 74 mL，Ⅴ 段体积为 191 mL，Ⅵ 段体积为 212 mL，Ⅶ 段体积为 98 mL，Ⅷ 段体积为 363 mL。使用钇 [⁹⁰Y] 微球注射液活度 0.9 GBq（其中肝右前动脉 0.6 GBq，肝中动脉 0.3 GBq），目标肿瘤剂量 100 Gy，肝脏 S4 正常肝组织吸收剂量 13.7 Gy，S6 正常肝组织吸收剂量 30 Gy，肺吸收剂量 1.8 Gy。

钇 [⁹⁰Y] 微球注射液注射时，微导管置于肝右后动脉、肝中动脉，与 mapping 术中 ⁹⁹ᵐTc-MAA 注射时置管位置保持一致。根据预定的治疗计划，患者顺利接受 0.9 GBq 钇 [⁹⁰Y] 微球注射液输注，残留率 5%，剂量输注符合预期。

完成钇 [⁹⁰Y] 微球注射液输注后，SPECT/CT 提示钇 [⁹⁰Y] 微球在肿瘤内分布良好（图 2-283），基本与 ⁹⁹ᵐTc-MAA 模拟分布一致，符合预期。术中及术后患者无不良反应，第 2 天患者出院。

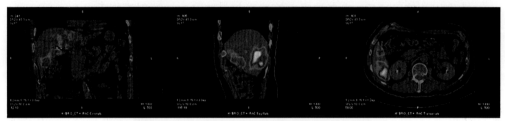

图 2-283 钇 [⁹⁰Y] 微球注射液注射后 SPECT/CT 检查

（五）术后随访（图 2-284、图 2-285）

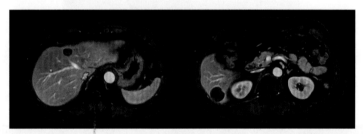

图 2-284 钇 [⁹⁰Y] 微球注射液治疗术后 6 个月 MR 检查

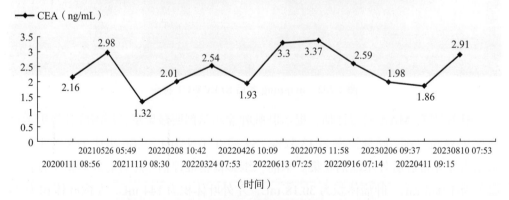

图 2-285 钇 [⁹⁰Y] 微球注射液治疗前后 CEA 水平变化

患者复查肿瘤血供明显下降，继续全身治疗，未手术切除。

（六）案例点评

该患者是在笔者所在医院开展的第一批钇 [⁹⁰Y] 微球注射液治疗的胃肠道间质瘤

肝转移的病例，具有代表性，用靶向药物治疗后效果不佳，病变没有得到很好的控制，来笔者所在医院进行钇 [⁹⁰Y] 微球注射液评估，通过精确的评估后，符合钇 [⁹⁰Y] 微球注射液治疗的标准，后续进行了钇 [⁹⁰Y] 微球注射液治疗，治疗后肝内病变得到比较好的控制，后续患者继续使用索凡替尼治疗，一年多的时间，通过影像学评估，患者的病变没有确切的活性，该病例说明，一些多发肝转移的患者，如果常规的治疗手段不能很好地控制病变，钇 [⁹⁰Y] 微球注射液治疗是一种可以选择的治疗手段。

北京清华长庚医院　　冯晓彬　黄　鑫　贾　波　蒋卫卫　李晶晶
　　　　　　　　　　　　梁　斌　梁子威　廖　勇　刘德庆　秦蒙蒙
　　　　　　　　　　　　任春晖　唐慕兰　张　琳

案例 47：钇 [⁹⁰Y] 微球注射液应用于转移性肝癌的治疗

（一）病史简介

患者女性，37 岁。因"反复排黏液血便 1 个月余"于 2022 年 5 月 26 日就诊福州市第二医院，查腹部 CT 平扫示，乙状结肠改变，考虑乙状结肠癌，累及左侧输尿管下段，继发左肾积水；肝 S2 段及肝右叶转移瘤可能。当日转诊福建省肿瘤医院。

（二）诊断经过

入院后询问病史，患者诉 1 个月余来反复排黏液血便，且伴间歇性排便困难，无其他伴随症状。发病以来体重减轻约 2 kg。既往身体健康，个人史无特殊，月经规律无异常，已婚已育，否认家族性肿瘤相关病史。

入院查体：EOCG-PS 评分 0 分。皮肤、巩膜无黄染。双颈部、锁骨上、腹股沟等全身浅表淋巴结未及肿大。心肺听诊未见阳性体征。腹稍膨隆，未见胃肠型及蠕动波，腹肌软，左下腹轻压痛，无反跳痛。肝脾肋下未触及，全腹未触及明显包块。肝区叩击痛（－），腹部叩呈鼓音，移动性浊音（－）。肠鸣音 4 次 /min。直肠指诊：肛周未见明显肿物，直肠壁光滑，未触及肿物、结节，指套见血染。

入院后检查结果示肿瘤标志物 CEA ＞ 1 000.00 ng/mL，CA199：581.0 U/mL。胸部 / 全腹 CT 平扫＋增强（图 2-286）提示左右肝占位，结合病史，考虑转移瘤可能性大；肝门区淋巴结肿大。

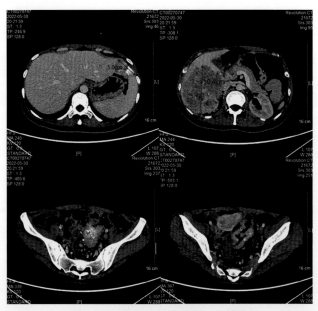

图 2-286 患者入院后腹部 CT 检查

乙状结肠癌累及浆膜层并腹腔淋巴结转移、肝转移；可疑累及左输尿管中段并左输尿管中上段、左肾盂扩张积液；腹膜增厚，转移可能（图 2-287）。

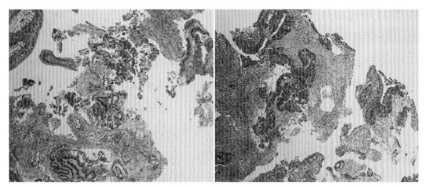

图 2-287　肠镜活检病理（距肛 15 cm）黏膜内腺癌

临床诊断：乙状结肠腺癌伴不全梗阻、出血、肝转移（cT4aN+M1，Ⅳ期）。

（三）初始治疗

患者入院后出现肠梗阻加重并伴出血，经外科评估，有手术探查指征，未见禁忌，于 2022 年 6 月 1 日在全麻下行"单孔加二孔腹腔镜姑息性乙状结肠切除＋末段回肠造瘘"，术中探查见：无腹水，壁腹膜、大网膜未见明显肿物；右肝见一肿物，质硬，大小 8 cm×6 cm；癌肿位于乙状结肠，大小 6.0 cm×5.5 cm，质地硬，侵及浆膜，向后压迫左输尿管，上段输尿管明显扩张，壁腹膜未受累，近端结肠明显扩张水肿，其他结肠未发现明显肿物；肠系膜下动脉根部可见数枚淋巴结肿大，直径 0.8~1.5 cm。术后恢复良好。后考虑肿瘤晚期，为预防肿瘤局部复发压迫输尿管，于 2022 年 6 月 8 日在全麻下行"经尿道输尿管支架置入术（左侧）"，术后恢复良好。

术后诊断：乙状结肠中分化腺癌伴不全梗阻、出血、肝转移（pT3N1aM1，Ⅳ期）。

（四）MDT 意见

患者初诊时明确为同时性转移性结肠癌，因伴有原发灶梗阻、出血症状，遂先行原发灶切除，目前恢复良好，后续治疗 MDT 讨论意见如下，外科评估意见：依据 NCCN 指南及 CSCO 指南，患者初诊时为同时性转移性结肠癌，评估为初始可切除，因伴有原发灶梗阻、出血症状，遂先行原发灶切除；目前 CRS 评分 5 分，建议先行新辅助化疗，待肝脏转移灶缩小后，再行外科手术切除及术后辅助化疗。内科评估意见：患者属初始可切除转移性结肠癌，因 CRS 评分高，术后复发风险较大，目前已行原发灶切除，后续治疗上建议先予新辅助治疗，以提高手术根治性切除率。介入科评估意见：目前有多项Ⅲ期 RCT 研究报道了钇 [⁹⁰Y] 微球注射液在转移性结肠癌一线治疗的作用，显示在一线治疗中加入钇 [⁹⁰Y] 微球注射液，可显著提高肝脏应答率和 PFS；针对该患者，目前左肝转移灶小，但右肝转移灶巨大，故建议在新辅助化疗基础上，联合右肝转移灶钇 [⁹⁰Y] 微球注射液治疗，以进一步控制右肝病灶，提高以后手术根治性切除率。经 MDT 综合评估，并与患者充分沟通后，患者接受钇 [⁹⁰Y] 微球注射液治疗及新辅助化疗。

（五）后续治疗

排除相关禁忌证后，患者于 2022 年 7 月 18 日接受血管造影与 ⁹⁹ᵐTc-MAA 注射模拟手术（mapping）。mapping 术中造影结果提示：右肝肿瘤由肝右动脉的 2 支分支供血，右肾动脉、肠系膜上动脉、肋间动脉、右膈动脉等无异常供血。经 CBCT 证实肝右动脉的 2 支分支对肿瘤供血后，向肝右动脉的 2 支分支注入 6 mCi ⁹⁹ᵐTc-MAA。术后 1 h 内患者完成 SPECT/CT 扫描。

SPECT 平面显像（图 2-288）提示肺分流数 4.9%，结合术中 CBCT 及 SPECT/CT 检查结果，确认右肝灌注区体积 590.5 mL，肿瘤体积 518.1 mL，肝脏总体积 1 816.2 mL，双肺体积 2 620.8 mL，TNR=24.36。综合考虑，计划处方剂量 1.4 GBq，目标肿瘤吸收剂量 120 Gy，肺吸收剂量 4.3 Gy，灌注区域正常肝吸收剂量 8 Gy。

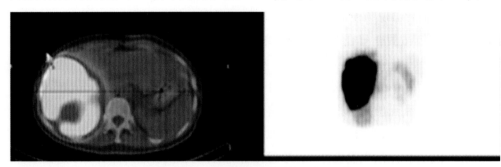

图 2-288　mapping 术后 SPECT/CT 检

SPECT/CT 检查结果提示前位、后位双肺隐约可见，肝脏肿瘤内放射性异常浓聚，左肾隐约显影（左肾积水），余未见放射性异常聚集。特别说明：该患者右肝病灶，且右部分液化坏死，DSA 造影提示肝右动脉 2 支分支供血，⁹⁹ᵐTc-MAA 2 次给药，微量 MAA 随导管进入体循环，致胃、左肾轻微显像。

排除相关禁忌后，患者于 2022 年 7 月 29 日接受钇 [⁹⁰Y] 微球注射液治疗。钇 [⁹⁰Y] 微球注射液注射时，微导管分别置于肝右动脉的 2 支分支（图 2-289），与 mapping 术中 ⁹⁹ᵐTc-MAA 注射时置管位置保持一致。根据预定的治疗计划，患者顺利接受 1.5 GBq 钇 [⁹⁰Y] 微球注射液输注，剂量输注符合预期。

完成钇 [⁹⁰Y] 微球注射液输注后，SPECT/CT 提示钇 [⁹⁰Y] 微球在肿瘤内分布良好（图 2-290），基本与 ⁹⁹ᵐTc-MAA 模拟分布一致，符合预期。术中及术后患者无不良反应，术后第 3 天患者出院。

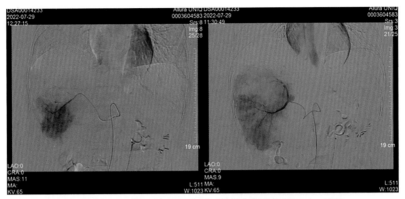

图 2-289　钇 [⁹⁰Y] 微球注射液注射时置管位置 DSA 影像

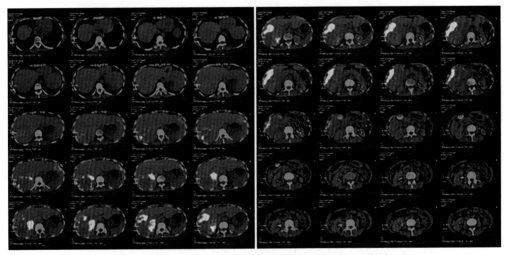

图 2-290　钇 [⁹⁰Y] 微球注射液注射后 SPECT/CT 检查

（六）术后随访

2022 年 9 月 8 日至 2023 年 2 月 15 日接受"贝伐珠单抗 360 mg+ 奥沙利铂 190 mg+ 卡培他滨 1.5 g bid 口服第 1 ~ 14 天"3 周方案治疗 5 个周期，治疗过程中仅有 I 度白细胞减少，未见其他严重不良反应。

2023 年 3 月 15 日复查胸部 / 全腹 CT 平扫 + 增强（图 2-291 ~ 图 2-295），提示乙状结肠癌术后，肝转移较前退缩。再经 MDT 讨论，考虑肝转移灶较前明显缩小，且未见肠道肿瘤复发征象，行肝转移灶切除 + 末端回肠造口还纳术。

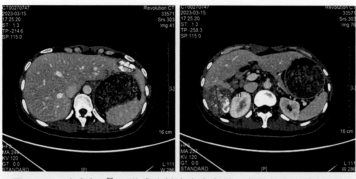

图 2-291　患者钇[90Y]微球注射液治疗术后 7 个月复查上腹部 CT

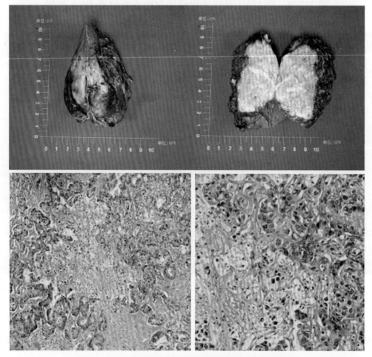

图 2-292　肝Ⅲ、Ⅵ段切除术后标本及病理

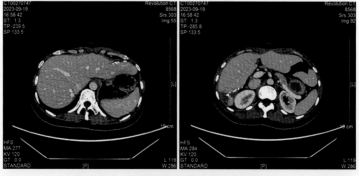

图 2-293　患者末次复查胸部/全腹部 CT

案例 47：钇[90Y]微球注射液应用于转移性肝癌的治疗

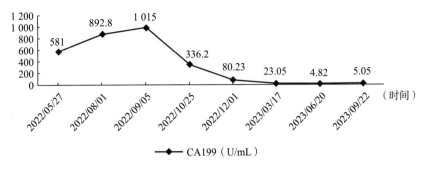

图 2-294　患者治疗过程中 CA199 水平变化

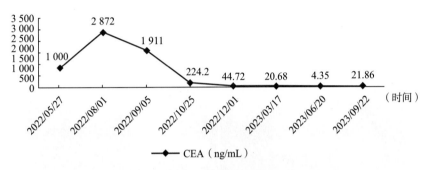

图 2-295　患者治疗过程中 CEA 水平变化

（七）案例点评

外科治疗是肝癌患者获得长期生存最重要的手段，在本案例中，钇 [^{90}Y] 微球注射液展现出高效的缩瘤作用和良好的安全性，通过降期转化治疗，患者可重新获得根治性切除的机会。

对于结直肠癌肝转移患者，在一线治疗中使用钇 [^{90}Y] 微球注射液治疗联合新辅助化疗，可显著提高肿瘤应答率以及手术可切除率，切除术后病理学坏死率也有明显提升。

复旦大学附属肿瘤医院福建医院　　方主亭　郝明志　胡育斌
林端瑜　林海澜　刘景丰　余文昌

案例48：钇[^{90}Y]微球注射液应用于食管癌术后肝内多发转移的治疗

（一）病史简介

患者男性，56岁，因"食管癌术后1年余，发现肝多发占位1个月"至当地医院门诊就诊。外院CT提示肝脏多发占位，考虑为食管恶性肿瘤伴肝转移。

既往史：有"高血压"病史10余年，血压最高160/100 mmHg，口服硝苯地平控释片治疗，血压控制可。

（二）诊断经过

入院行CT及MR检查（图2-296），提示：肝内多发占位，结合病史，考虑恶性并多发转移；胆囊多发结石；拟胃术后改变，请结合临床。

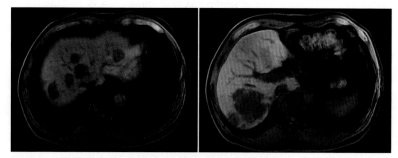

图2-296 患者入院MR检查

查体：腹稍膨隆，腹壁表浅静脉无扩张。未见胃型，肠型及蠕动波。全腹无压痛、反跳痛。肝脾肋下未触及。Murphy征（–），腹部叩诊呈鼓音。移动性浊音（–）。肝区肾区无叩击痛。肠鸣音正常。

实验室检查示CEA：4.23 ng/mL，TBIL：6.6 μmol/L，ALB：35.2 g/L，INR：0.96，白细胞：4.30×10^9/L，红细胞：4.06×10^{12}/L，血小板：207.5×10^9/L。

Child-Pugh评分：A5；ECOG-PS评分：1分。

临床诊断：肝多发转移瘤；食管癌术后；高血压2级（低危组）。

（三）MDT意见

按照现代肝转移癌的治疗观点，外科手术治疗（包括肝移植）是治愈肝转移癌的主要方法，但近1/3患者术后出现肿瘤复发，结直肠癌肝转移手术治疗效果较好，其他肿瘤手术切除效果欠佳。肝胆外科评估意见：患者肝转移瘤数量多，肿瘤负荷大，暂无外科手术指征；介入科评估意见：患者可考虑TACE、HAIC、消融及钇[^{90}Y]微球注射液治疗，其中钇[^{90}Y]微球注射液治疗在局部控制肿瘤生长的同时能最大限度地保护肿瘤周围正常组织，较其他方式更有优势；肿瘤内科评估意见：患者可考虑抗血管生成靶向治疗联合免疫检查点抑制剂治疗。经 MDT 综合评估，患者接受钇 [⁹⁰Y] 微球注射液治疗，考虑全肝内放射治疗肝功能不全风险高，建议分步骤先行右肝钇 [⁹⁰Y] 微球注射液治疗，1 个月后再行左肝钇 [⁹⁰Y] 微球注射液治疗。并在术后联合"安罗替尼 12 mg 口服第 1 ~ 14 天，帕博利珠单抗 200 mg 静脉滴注，第 1 天，q3w"方案进行综合治疗。

（四）治疗经过

排除相关禁忌证后，患者接受血管造影与 ⁹⁹ᵐTc-MAA 注射模拟手术（mapping）。mapping 术中造影结果提示，右肝转移瘤主要由肝右动脉分支供血，左肝转移瘤由肝左动脉分支供血，SMA、RA 无异常供血。因此向肝右动脉、肝左动脉注入 5 mCi ⁹⁹ᵐTc-MAA。术后 1 h 内患者完成 SPECT/CT 扫描。

SPECT/CT 断层显像，提示肝脏见稍低密度软组织结节及肿块，可见放射性浓聚。前腹壁动脉可见放射性聚集增高影。测得肺体积约为 3 259 mL，肝脏体积约为 1 591 mL。选取肝脏拟计划治疗的肿瘤测量肿瘤与正常肝核素摄取能力比值（TNR），平均 TNR 分别为 2.0、2.1；测量计划治疗的肿瘤体积分别为 40 mL（左肝）、176 mL（右肝）。综合考虑，计划处方剂量 1.0 GBq（右肝），目标肿瘤吸收剂量 90 Gy，肺吸收剂量 2.3 Gy，灌注区域正常肝吸收剂量 42.9 Gy（图 2-297）。

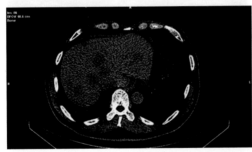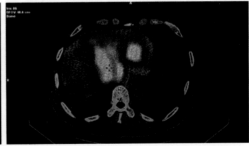

图 2-297　mapping 术后 SPECT/CT 检查

钇 [⁹⁰Y] 微球注射液注射时，微导管置于肝右动脉，与 mapping 术中 ⁹⁹ᵐTc-MAA 注射时置管位置保持一致。根据预定的治疗计划，患者顺利接受 1.0 GBq 钇 [⁹⁰Y] 输注，残留率 5%，剂量输注符合预期。

完成第 1 次钇 [⁹⁰Y] 微球注射液输注后，PET/CT 提示肝右叶结节、肿块异常放射性浓聚，考虑钇 [⁹⁰Y] 微球分布，基本与 ⁹⁹ᵐTc-MAA 模拟分布一致，符合预期（图 2-298）。术中及术后患者无不良反应，第 2 天患者出院。

术后 1 个月，患者返院行第 2 次钇 [⁹⁰Y] 微球注射液输注后，PET/CT 提示肝左叶结节、肿块异常放射性浓聚，考虑钇 [⁹⁰Y] 微球分布（图 2-299）。术中及术后患者无不良反应，第 2 天患者出院。

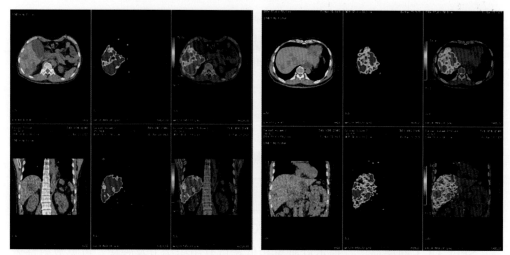

图 2-298 第 1 次钇 [⁹⁰Y] 微球注射液注射后 PET/CT 检查

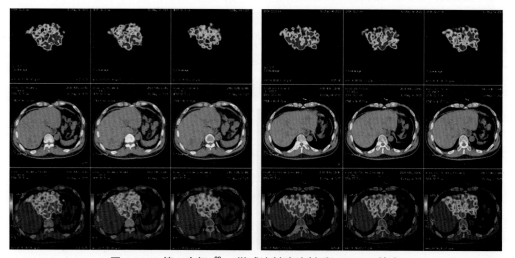

图 2-299 第 2 次钇 [⁹⁰Y] 微球注射液注射后 PET/CT 检查

（五）术后随访

患者治疗前 MR 提示肝内多发占位，较大者位于肝 S7，大小 4.5 cm×6.0 cm；第 1 次钇 [⁹⁰Y] 微球注射液治疗后 1 个月复查 MR 提示肝内病灶缩小，S7 瘤体大小缩小至 3.9 cm×3.5 cm；遂行第 2 次钇 [⁹⁰Y] 微球注射液治疗。治疗后 5 个月复查 MR 提示肝内病灶较前明显缩小，其中 S7 瘤体缩小至 2.8 cm×2.2 cm（图 2-300）。钇 [⁹⁰Y] 微球注射液治疗效果显著，肿瘤控制良好，患者治疗后未见明显不良反应。

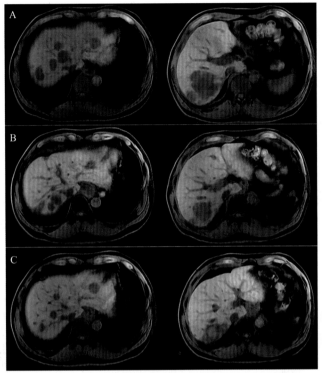

图 2-300　钇 [⁹⁰Y] 微球注射液治疗前后 MR 检查对比

　　A：术前 MR 检查；B：第 1 次钇 [⁹⁰Y] 微球注射液治疗后 1 个月 MR 检查；C：第 1 次钇 [⁹⁰Y] 微球注射液治疗后 5 个月 MR 检查

（六）案例点评

　　肝转移癌或继发性肝癌，其发病率有逐年上升的趋势，肝转移癌以结直肠癌较多，食管癌肝转移较少见。外科手术（包括肝移植）是主要能治愈肝转移瘤的治疗手段，但由于转移瘤的数量较多，传统手术难以取得良好效果。尽管随着介入技术的发展进步，射频消融、微波消融等方法在肝转移瘤治疗上也取得了较大的进展，但对于转移病灶数量＞5 个并且弥漫性分布的患者，除肝移植外其他治疗方法效果仍较差。该患者食管癌肝转移瘤选择钇 [⁹⁰Y] 微球注射液联合靶向及免疫治疗取得了良好治疗效果。钇 [⁹⁰Y] 微球注射液治疗具有高效的缩瘤作用和良好的安全性，可以作为肝转移瘤患者较好的选择，同时联合靶向及免疫治疗，能有效控制肿瘤进展，使患者长期生存的机会增加。

　　　　　　　　　　　　　　　暨南大学附属第一医院　曹明溶　程　勇　弓　健　李　强

　　　　　　　　　　　　　　　　　　　李承志　刘康寿　刘玉龙　相乐阳

案例 49：钇 [⁹⁰Y] 微球注射液应用于结肠癌肝转移瘤的姑息性治疗

（一）病史简介

患者男性，68 岁。因排便习惯改变于 2019 年行胃肠镜检查提示：结肠占位性病变，病变位置位于横结肠，距肛门 65 cm，检查过程发现肝结节，行 PET/CT 检查提示肝顶部高代谢灶，可疑转移。随后于辽宁省肿瘤医院行右半结肠部分切除术，肝部病灶未处理。2019 年 8 月行术后辅助化疗，方案为奥沙利铂联合替吉奥 6 个周期。期间定期复查未见异常，2022 年 4 月复查发现肝右叶肿物较前增大，于辽宁省肿瘤医院行 XELOX 方案 2 个周期继续化疗。因病变继续进展，于 2022 年 6 月至 9 月行 3 次经肝动脉载药微球栓塞及伊立替康联合雷替曲塞灌注治疗，之后采用靶向免疫联合治疗 7 个周期，方案为呋喹替尼联合信迪利单抗。至 2023 年 4 月病变仍未得到有效控制，改用瑞戈非尼联合替雷利珠单抗治疗。现为进一步诊治入我院。目前患者精神、睡眠及饮食可，二便正常，体重未见明显减轻。既往史：支气管扩张 10 余年（未特殊治疗）。

（二）诊断经过

入院行 PET 检查，提示肝右叶低密度影肿块影内伴密度增高影，代谢环状增高，多考虑恶性病变伴治疗后改变可能性大，请结合临床；右肺上叶多发不规则结节影，代谢增高，双肺野多发小结节影及斑片影，无代谢增高，建议密切复查；右肺中叶及双肺下叶多发片状密度增高影伴空洞，代谢增高，炎症改变不除外，建议临床治疗后密切复查；下颌骨右侧牙槽区代谢增高影，请结合临床。

白细胞：4.36×10^9/L，血红蛋白：127 g/L，血小板：256×10^9/L，TBIL：17.2 μmol/L，ALB：37.9 g/L，INR：0.95，肌酐：0.7 mg/dl。

Child-Pugh 评分：A6；ECOG-PS 评分：1 分。

入院 CT 检查：肝右叶低密度影肿块影内伴密度增高影，代谢环状增高，多考虑恶性病变伴治疗后改变可能性大。胆囊结石；胰头密度减低影，无代谢增高；双肾上腺代谢增高；前列腺钙化灶；双侧腹股沟淋巴结影（图 2-301）。

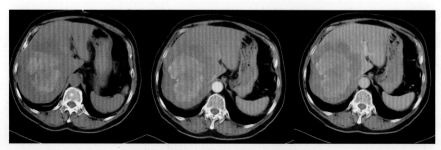

图 2-301　患者入院 CT 检查

临床诊断：结肠癌肝转移。

（三）MDT 意见

患者诊断明确，为结肠癌伴肝转移。经过外科手术治疗，原发灶已经切除。目前体内病变位于肝脏，经多线化疗、靶向免疫治疗、HAIC 治疗、载药微球栓塞治疗都不能控制肿瘤的生长。经 MDT 综合评估，目前状态已经不适合外科切除，化疗作用预计有限，建议患者尝试钇 [⁹⁰Y] 微球注射液治疗肝内转移瘤。

（四）治疗经过

排除相关禁忌证后，患者接受血管造影与 ⁹⁹ᵐTc-MAA 注射模拟手术（mapping）。

mapping 术中造影结果提示，肿瘤主要由肝右动脉供血，SMA、LA 无异常供血，因此仅向肝右动脉注入 5 mCi ⁹⁹ᵐTc-MAA。术后 1 h 内患者完成 SPECT/CT 扫描。

SPECT 平面显像提示肺分流分数 13.4%，结合术中 CBCT 及 SPECT/CT 检查结果，确认右肝灌注区体积 1 872.5 mL，肿瘤体积 1 451.6 mL，肝左右叶非灌注区正常肝体积 1 171 mL，双肺体积 5 054 mL，TNR=3.83。综合考虑，计划肿瘤区域处方剂量为 100 Gy，钇 [⁹⁰Y] 微球注射液活度为 4 GBq。在钇 [⁹⁰Y] 微球注射液注射时，实际抽取活度：4.1 GBq，实际输注活度：3.9 GBq，残余比：4.8%，输注比例：95.2%，输注完成率 =3.9/4=98%。目标肿瘤吸收剂量 98 Gy，肺吸收剂量 17 Gy，灌注区域正常肝吸收剂量 28 Gy（图 2-302）。

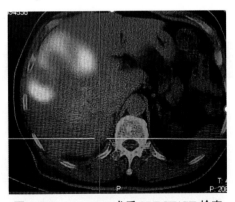

图 2-302　mapping 术后 SPECT/CT 检查

钇 [⁹⁰Y] 微球注射液注射时，微导管置于肝右动脉，与 mapping 术中 ⁹⁹ᵐTc-MAA 注射时置管位置保持一致。根据预定的治疗计划，患者顺利接受 4 GBq 钇 [⁹⁰Y] 微球注射液输注，残留率 5%，剂量输注符合预期。

完成钇 [⁹⁰Y] 微球注射液输注后，SPECT/CT 提示钇 [⁹⁰Y] 微球在肿瘤内分布良好，基本与 ⁹⁹ᵐTc-MAA 模拟分布一致，符合预期（图 2-303）。术中及术后患者无不良反应，第 2 天患者出院。出院后因患者多线化疗药物无效，未联合其他治疗药物。

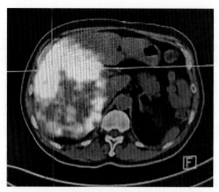

图 2-303　钇 [^{90}Y] 微球注射液注射后 SPECT/CT 检查

（五）术后随访（图 2-304、表 2-4）

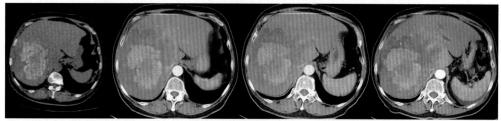

| 治疗前 | 术后 1 个月 | 术后 3 个月 | 术后 4 个月 |

图 2-304　患者钇 [^{90}Y] 微球注射液治疗前后 CT 检查

表 2-4　钇 [^{90}Y] 微球注射液治疗前后肿瘤标志物水平变化

项　目	单位	术前 /5 月 31 日手术	6 月 25 日	7 月 19 日	8 月 9 日	9 月 1 日	9 月 22 日
癌胚抗原测定	ng/mL	182	117	102	114	188	631
甲胎蛋白测定	ng/mL	1.88	18.4	15.6	8.56	6.04	4.51
糖类抗原测定（CA125）	U/mL	58.9	70.8	55.2	62.8	88.6	127
糖类抗原测定（CA153）	U/mL	9.36	13.2	9.93	12.7	22.5	25.7
糖类抗原测定（CA199）	U/mL	＜ 2.00	＜ 2.00	＜ 2.00	＜ 2.00	＜ 2.00	＜ 2.00
细胞角蛋白 19 片段测定	ng/mL	45.1	27.3	28.1	35.6	36.4	43.5
糖类抗原测定（CA724）	U/mL	38.1	35.2	23	30.2	43.2	59.9
降钙素原	ng/mL	0.202	0.14	0.111	0.117	0.159	0.233
神经元特异性烯醇化酶测定	ng/mL	55	32.6	34.4	49.6	47.9	44.1
胃泌素释放腖前体测定	pg/mL	33.3	50.2	50.3	53.5	53.2	73.3

（六）案例点评

结肠癌肝转移瘤是临床中较为常见的现象，20% ～ 25% 的结肠癌患者在诊断时已经合并肝转移瘤。针对已经存在肝转移的结直肠癌，如何能够获得有效的肿瘤控制是患者延长生存期的关键。通常情况下，手术切除为第一选择，术后联合辅助化疗抑制肿瘤的生长，减少肿瘤复发的机会。针对不能切除且多线化疗无效的肝转移瘤，合适的治疗显得更为重要。本例患者已经通过外科手术切除了原发灶，肝内转移瘤已经对多线化疗、靶向免疫治疗、栓塞治疗等耐药，因此钇 [⁹⁰Y] 微球注射液的出现为其带来了希望。通过钇 [⁹⁰Y] 微球选择性内放射治疗，患者的肿瘤细胞得到了有效的控制，体现在肿瘤标志物上也有相应的反应。然而针对晚期多线耐药的肝转移瘤，钇 [⁹⁰Y] 微球选择性内放射治疗只是多种治疗方式中的一种，不能保证杀灭所有的肿瘤细胞，仍存在复发和转移的可能。术后联合其他的药物可能会获得更长的有效时间。

中国医科大学附属第一医院　韩向军　邵海波　田玉龙

案例 50：钇 [⁹⁰Y] 微球注射液应用于结直肠癌肝转移的转化治疗

（一）病史简介

患者男性，59 岁，于 2020 年 3 月因"直肠癌"在上海某医院行手术治疗（具体手术方式不详），术后病理提示低分化腺癌，术后行 XELOX 方案辅助化疗，因胃肠道反应较大，化疗药物减量使用，完成 6 个周期化疗。化疗结束后复查病情稳定，予以定期复查，2022 年 6 月 10 日在当地医院复查上腹部 MR 示肝 S5、7 段占位，转移瘤考虑。患者因前次化疗反应较大，拒绝再次化疗，遂来本院咨询介入治疗，门诊拟"直肠癌术后肝转移"收住入院。

患者一般情况可，偶感上腹部隐痛不适，查体皮肤巩膜无黄染，腹部平坦，腹式呼吸存在，未见手术瘢痕，无腹壁静脉曲张，无色素沉着，无皮疹，无胃肠型，无蠕动波，腹壁柔软，无腹部压痛，无腹部反跳痛。肝脏肋下未触及，胆囊未触及，肝脾肋下，肝剑突下，双肾未触及，双侧无肾区叩痛，全腹未触及腹部包块，肝浊音界正常，移动性浊音（−），肠鸣音正常，无气过水声，无血管杂音。

个人史：高血压 20 余年，服用氨氯地平降血压，血压控制可。

家族史：无恶性肿瘤家族史。

（二）诊断经过

患者入院行 CT 及无痛肠镜、胃镜检查，2022 年 6 月 20 日胸部、上腹部平扫 + 增强诊断结果：左肺上叶尖后段（Im181）见磨玻璃结节影，大小为 6 mm × 4 mm，建议年度复查。两肺多枚不规则小结节，首先考虑增殖灶。脂肪肝。肝 S5、7 段各见 1 枚占位，符合转移瘤表现。左肾小囊肿。胆囊结石考虑。2022 年 6 月 21 日肝穿刺常规病理（202221766）诊断结果：（右肝穿刺）腺癌伴坏死（肠癌转移可能大）。2022 年 6 月 24 日无痛肠镜诊断结果，提示直肠癌术后，残结直肠黏膜无殊。2022 年 6 月 24 日胃镜诊断结果提示非萎缩性胃炎、十二指肠球炎、幽门螺杆菌感染胃炎。

本院 2022 年 6 月 15 日查消化道肿瘤标志物，CEA：2.44 ng/mL，CA199：4.37 U/mL，AFP：2.940 ng/mL；生化常规：ALT 37 U/L，AST 26 U/L，TBIL：10.2 μmol/L，ALB：43.7 g/L；凝血功能：PT 10.9 s，部分凝血活酶时间 31.4 s，纤维蛋白原 4.12 g/L，INR：0.96。

Child-Pugh 评分：A5；ECOG-PS 评分：0 分。

基线影像评估见图 2-305。

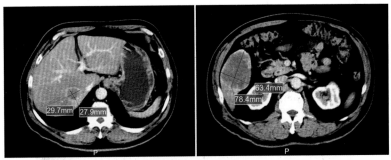

图 2-305   术前上腹部增强 CT 检查（2022 年 6 月 19 日）

临床诊断：肝部和肝内胆管继发性恶性肿瘤；直肠恶性肿瘤术后、化疗后；高血压。

（三）MDT 意见

肝胆外科意见：患者直肠癌术后肝脏寡转移，可考虑手术治疗，但其肿瘤负荷大，且伴距离肝静脉较近，根治性切除可能性小，建议降期治疗后再评估切除可能。肿瘤内科认为：患者直肠癌肝转移，首先可考虑化疗联合靶向免疫治疗，若患者同意，可选择不良反应较小的用药方案，必要时也可联合肝动脉局部介入治疗。介入科认为：该患者肝脏寡转移，而其他部位并未发现转移灶，可尝试介入治疗，目标是实现转化切除可能。2016 年《ESMO 结直肠癌诊疗指南》中指出：对于肝脏局限性转移患者，如果化疗方案无效，应考虑使用钇 [⁹⁰Y]-SIRT。并且，对于潜在可行肝切除但预计切除后余肝体积不足的患者，钇 [⁹⁰Y]-SIRT 是很好的替代疗法，可有效使对侧肝肥大。经过国外多年的技术发展，目前 SIRT 治疗的疗效进一步提高，且安全性较好。根据 2021 年《NCCN 结直肠癌诊疗指南》：经动脉导向治疗，尤其是使用钇 [⁹⁰Y] 微球注射液进行 SIRT 治疗，是化疗难治性肿瘤患者、以肝为主的转移性结直肠癌患者的治疗选择。而当肝转移灶因残余肝体积不足而不适合手术切除者，也可考虑术前门静脉栓塞、分期肝切除术或钇 [⁹⁰Y] 微球注射液放射栓塞。钇 [⁹⁰Y] 微球注射液治疗较其他治疗方式相比具有快速缩瘤优势。因此，经 MDT 综合评估，若患者经济条件允许，首选 SIRT 治疗。

（四）治疗经过

根据患者病史情况目前诊断：①肝部和肝内胆管继发性恶性肿瘤；②直肠恶性肿瘤（cTxNxM1）；③高血压。目前针对肝转移病灶，可考虑钇 [⁹⁰Y]-SIRT，与患方沟通后，患方同意此治疗方案。择期行 ⁹⁹ᵐTc-MAA 肝动脉成像检查。

排除相关禁忌证后，患者于 2022 年 6 月 28 日接受血管造影与 ⁹⁹ᵐTc-MAA 注射（图 2-306），术中造影提示肝脏 S5、7 段各见一团块状肿瘤染色，分别由 2 条肝右动脉分支供血，其中右前下支供应 S5 段病灶前半部分，右后支供应 S7 段病灶及 S5 段病灶后半部分。经导管灌注 ⁹⁹ᵐTc-MAA（右前下支：3 mCi；右后支：2 mCi）。

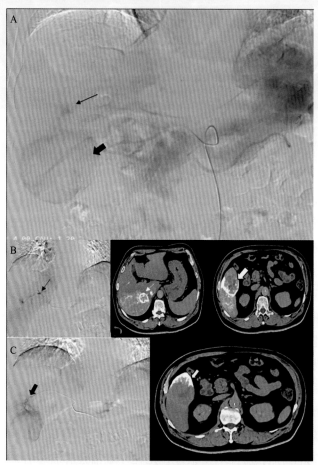

图 2-306 ⁹⁹ᵐTc-MAA mapping 术中

A：腹腔干造影，提示 S5（黑色粗箭头）、S7（黑色细箭头）各有 1 枚转移灶；B：肝右动脉的右后支（黑色细箭头）供应 S7 段病灶（白色细箭头）及 S5 段病灶后半部分（白色粗箭头）血供；C：肝右动脉的右前下支（黑色粗箭头）供应 S5 段病灶前半部分（白色粗箭头）血供

　　进一步在核医学科行 SPECT/CT 扫描（图 2-307），平面显像提示肺分流分数 7.2%，结合术中 CBCT 及 SPECT/CT 检查结果，确认总肝体积 1 666 mL，S5 前肿瘤体积 33.6 mL，S5 后肿瘤体积 73 mL，S7 肿瘤体积 16.9 mL，S7+S5 后灌注区域体积 404.23 mL（S7：241 mL；S5 后：54.57 mL），S5 前灌注区域体积 69.3 mL。双肺体积 2 910 mL，S7 段 T/N：8.1；S5 段 T/N：7.85。

　　以分区模型法计算的处方剂量：S5 前段 0.5 GBq，S5 后段 +S7 0.6 GBq，目标肿瘤吸收剂量 S5 段 546 Gy，S7 段 192 Gy。

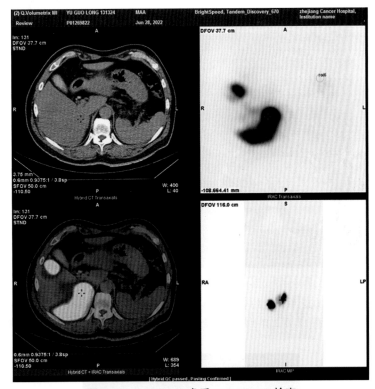

图 2-307　mapping 术后 SPECT/CT 检查

肝右叶 S7 段及 S5 段见两枚不规则低密度肿块，放射性分布不均匀性浓聚，两肺可见弥漫性轻度放射性聚集，余肝脏、肠道及甲状腺等脏器未见明显异常放射性分布浓聚

2022 年 7 月 7 日患者正式行钇 [⁹⁰Y] 微球注射液肝动脉注射，根据计划，术中以微导管分别超选至右肝动脉 2 根分支造影，与 mapping 术中 ⁹⁹ᵐTc-MAA 注射时置管位置保持一致。根据预定的治疗计划，患者顺利接受 S5 前段 0.5 GBq，S5 后段 +S7 段 0.6 GBq 钇 [⁹⁰Y] 微球注射液输注，残留率 5%，剂量输注符合预期。术后行 SPECT 提示钇 [⁹⁰Y] 微球在肿瘤内分布良好，基本与 ⁹⁹ᵐTc-MAA 模拟分布一致，符合预期。术中及术后患者无不良反应，术后第 1 天患者出院。

（五）术后随访

患者钇 [⁹⁰Y] 微球注射液治疗后随访半年，病灶持续缩小，活性明显降低，mRESIST 标准评价疗效为 PR（图 2-308）。患者本人治疗意愿积极，遂考虑转化治疗可能。决定微波消融联合手术切除，以较小的创伤达到根治效果。患者于 2023 年 1 月 12 日行 S7 段病灶微波消融治疗（图 2-309）。

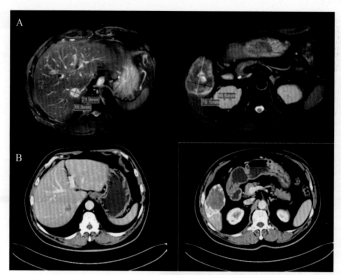

图 2-308　钇 [⁹⁰Y] 微球注射液治疗术后病灶影像

A：术后 1 个月（2022 年 8 月 23 日）磁共振检查提示肝内转移灶较前缩小，强化程度减弱；
B：术后 5 个月（2022 年 12 月 3 日）磁共振检查提示肝内转移灶进一步缩小，强化程度减弱

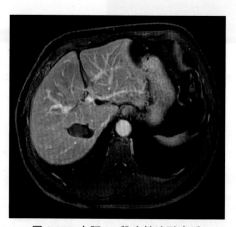

图 2-309　右肝 S7 段病灶消融术后

　　患者于 2023 年 3 月 1 日接受右半肝＋胆囊切除，术中见：肝脏 V 段处见一白色肿物，长约 8 cm，与周围网膜粘连不清，胆囊 7 cm×4 cm，与周围网膜有粘连，胆囊三角结构清晰，胆总管不宽。腹壁，盆腔，肠系膜等未见明显异常，腹腔粘连较重。病理示（图 2-310）：（肝肿瘤）肝组织内中 - 低分化腺癌伴大片坏死（结合病史、形态及免疫组化结果，符合肠癌转移）。免疫组化 202307642-3 片：hMLH1（＋）、hMSH2（＋）、hMSH6（＋）、PMS2（＋）、CK20（＋）、CDX-2（＋）、SATB2（部分＋）、Her2（3+）。肝切缘镜下阴性。

　　患者手术后继续定期复查，目前病情稳定，无复发或转移情况。

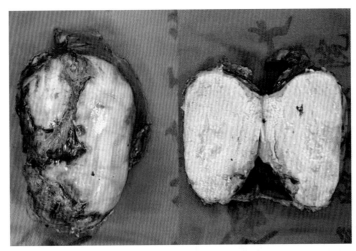

图 2-310　右肝 S5 切除术后标本

（六）案例点评

外科治疗是肿瘤患者获得长期生存最重要的手段，通过降期转化治疗后，部分患者可重新获得根治性切除的机会。但在临床实践中，仅有少数患者符合手术指征，大多数患者因肿瘤大小、位置、肝功能水平、残肝体积等诸多因素并不适合手术。近年来，随着以微创介入为代表的治疗手段的不断发展和核素治疗理念的进步，越来越多的不可手术患者重新获得了手术机会，其中钇 [⁹⁰Y] 微球注射液治疗是重要的转化手段。以该患者为例，钇 [⁹⁰Y] 微球注射液高效的缩瘤作用和良好的安全性体现得淋漓尽致，预期随着钇 [⁹⁰Y] 微球注射液治疗在国内的进一步开展，必将为广大肝肿瘤患者造福。

浙江省肿瘤医院　罗　君　邵国良

案例 51：钇 [⁹⁰Y] 微球注射液应用于结肠癌根治术后肝转移的综合治疗

（一）病史简介

患者男性，68 岁。因"乙状结肠癌根治术后 3 年余，肝转移癌综合治疗后 2 年余"入院。

2020 年 5 月患者行乙状结肠癌根治术，术后病理示中分化腺癌。2021 年 6 月腹部 CT 发现肝转移，此后多次行消融、化疗、靶向等综合治疗。2023 年 7 月外院 PET-CT 示乙状结肠癌根治术后，局部未见明显复发征象；肝转移瘤消融术后，肝内多个新发活性灶；多处骨转移（左 11 后肋，C5、L1 椎体），总体较前进展；右上肺转移结节较前略增大，左肺结节较前基本相仿，双下肺大疱。

（二）诊断经过

个人史：健康状态一般，2 型糖尿病病史 10 年，1989 年因腹部外伤行肠道修补术，2023 年行右膝关节置换术。否认"高血压、肝炎"等病史。

体格检查：皮肤巩膜无黄染，腹部平坦，未见腹壁静脉曲张，腹壁柔软，无压痛，无反跳痛，未触及包块，肝脾肋下未触及，胆囊 Murphy 征（−），肝区叩击痛（−），移动性浊音（−），肠鸣音正常。

辅助检查示 CEA：18.1 μg/L，CA199：22 U/mL，PIVKA-Ⅱ：22 mAU/mL，AFP：2.1 ng/mL，TBIL：20.3 μmol/L，ALB：45.7 g/L，INR：0.94。

CT 增强：肝转移瘤治疗后，肝内多发活动灶；CT 三维成像：肝内多发转移灶，集中分布于肝右前叶内（图 2-311）。

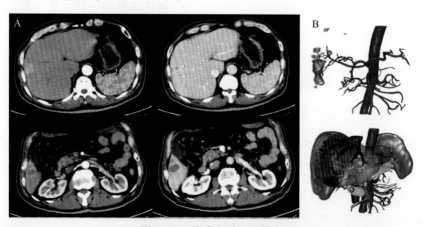

图 2-311　患者入院 CT 检查

A. CT 增强：肝内多发活性病灶；B. CT 三维成像：肝内多发转移灶集中分布于肝右前叶

Child-Pugh 评分：A5；ECOG-PS 评分：1 分。

临床诊断：肝继发恶性肿瘤；骨继发恶性肿瘤；肺继发恶性肿瘤；结肠恶性肿瘤术后；2 型糖尿病。

（三）MDT 意见

根据《国家卫生健康委员会中国结直肠癌诊疗规范（2023 版）》建议，不可切除结直肠癌根治术后肝转移，可酌情考虑局部治疗和化疗、靶向药物等系统抗肿瘤治疗。2022 年，钇 [^{90}Y]-SIRT 在中国获批结肠癌肝转移治疗适应证。外科评估：患者肝、肺、骨多发转移，肝内多发活性灶，无外科切除手术指征。介入科评估：肝内多发转移瘤可考虑 TACE、HAIC 及钇 [^{90}Y]-SIRT 治疗。因病灶血供欠佳，长期多次化疗，估计常规化疗栓塞疗效不佳。钇 [^{90}Y]-SIRT 在国外已常规应用于结直肠癌肝转移治疗，相比 TACE 缩瘤效果更为明显。该患者尽管肝内病灶多发，但集中分布于肝右前叶，可行钇 [^{90}Y]-SIRT 放射性肝叶切除治疗。肿瘤内科评估：患者已长期接受化疗和抗血管生成靶向药物治疗，但病情仍有进展，可考虑采用其他治疗手段。放疗科评估：患者有多处骨转移，可配合其他疗法，针对颈、腰椎等转移瘤行放射治疗。经 MDT 综合评估，患者可接受钇 [^{90}Y]-SIRT 治疗，术后继续全身化疗、靶免治疗和骨转移放疗等。

（四）治疗经过

排除相关禁忌证后，患者接受 DSA 与 CBCT 血管造影（图 2-312），精准注入 ^{99m}Tc-MAA 行 mapping 手术。

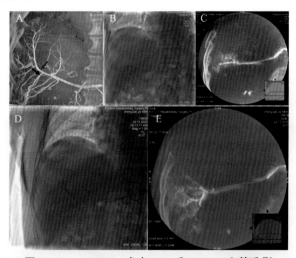

图 2-312 mapping 术中 DSA 和 CBCT 血管造影

A. 右前叶主要由肝右动脉 2 个分支供血；B. 靶血管①（黑箭头）DSA 造影与 C. CBCT 造影，注入 0.7 mCi ^{99m}Tc-MAA；D. 靶血管②（红箭头）DSA 造影与 E. CBCT 造影，注入 2 mCi ^{99m}Tc-MAA

SPECT/CT 平面显像提示肺分流分数 3.5%，结合 CBCT 及术前 3D 检查结果，确认右肝灌注区体积 439 mL，肝左右叶非灌注区正常肝体积 1 440 mL，双肺体积 3 977 mL，TNR=5.8，计划进行钇[⁹⁰Y]-SIRT 放射性肝右前叶切除治疗。综合考虑，计划处方剂量 2.4 GBq，目标肿瘤区域吸收剂量 256 Gy，肺吸收剂量 3.5 Gy（图 2-313）。

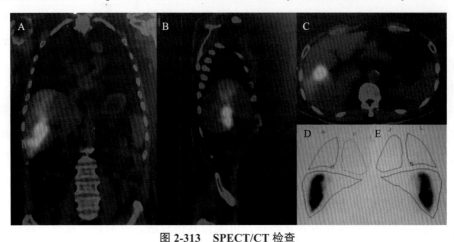

图 2-313　SPECT/CT 检查

A.冠状面、B.矢状面、C.横断面、D.前平面、E.后平面

钇[⁹⁰Y]微球注射液注射时，微导管置于肝右动脉分支靶血管内，与 mapping 术中 ⁹⁹ᵐTc-MAA 注射时置管位置保持一致。根据预定的治疗计划，患者顺利接受 2.4 GBq 钇[⁹⁰Y]微球注射液输注，残留率 3%，剂量输注符合预期。术中及术后患者无不良反应，第 7 天出院。

（五）钇[⁹⁰Y]-SIRT 后随访（图 2-314、图 2-315）

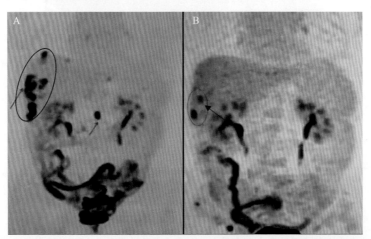

图 2-314　钇[⁹⁰Y]-SIRT 前后肝肿瘤 PET-CT 检查对比

A.入院时肝内病灶多，活性强；B.治疗后 3 个月病灶明显减少，活性减弱

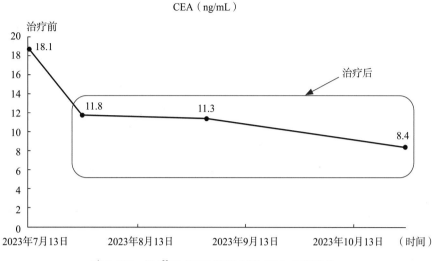

图 2-315 钇 [⁹⁰Y]-SIRT 前后血清 CEA 水平变化

（六）案例点评

局部联合化疗及靶向免疫系统治疗是延长结直肠癌术后多发转移患者生存期的主要手段。该患者为结肠癌术后全身多处转移，长期接受放化疗和靶向免疫治疗。肝外转移病灶控制尚可，肝内病灶进展，但集中分布于肝脏右前叶。针对肝脏活性病灶，考量：①全身多处转移，不宜行肝切除术；②长期化疗和靶向免疫治疗，HAIC 可能效果不佳；③病灶血供差，TACE 疗效差；④瘤灶大而多，不宜消融治疗；⑤病灶集中于肝右前叶，可采取钇 [⁹⁰Y]-SIRT 放射性肝叶切除治疗，力争单次消灭肝内瘤灶。患者钇 [⁹⁰Y]-SIRT 治疗后，CEA 持续显著下降，肝内活性病灶明显缩小减少，短期效果显著。长期疗效有待进一步随访观察。

海军军医大学第三附属医院东方肝胆外科医院　刘　学　徐振远　杨业发

案例 52：钇 [⁹⁰Y] 微球注射液应用于结直肠癌肝转移的姑息性治疗

（一）病史简介

患者男性，52 岁。因"发现直肠癌肝转移 5 年余"就诊。

患者 5 年前（2017 年 7 月）因体检 CT 检查发现肝占位（长径约 7 cm，考虑继发恶性肿瘤可能，具体不详），于解放军 304 医院（现为解放军总医院第四医学中心）肠镜检查：距离肛门 12 cm 处环周肿物，并完善活检病理示：（直肠）中分化腺癌。免疫组化：MSH2（+>75%）、MSH6（+>75%）、MLH1（+>75%）、PMS2（+>75%）；基因检测：KRAS、NRAS、BRAF 基因未见突变。2017 年 7 月 29 日至 2018 年 1 月 10 日行 9 周期西妥昔单抗 +FOLFOX 方案治疗，定期复查腹部 MR 提示 PR，后因靶向药耐药于 2018 年 1 月 25 日至 2021 年 5 月 18 日行 Xelox+ 西妥昔单抗靶向，2021 年 5 月 15 日复查腹部 MR：对比 2020 年 11 月 9 日 MR 片示肝脏病变较前增多、增大（7 cm），考虑耐药，改为伊立替康 + 贝伐珠单抗 + 雷替曲塞，2022 年 5 月复查 MR 提示肝脏病灶较前进展。

（二）诊断经过

入院行 CT 及 MR 检查（图 2-316），肝脏实质内见多发不规则低密度肿块影，较大者范围 64 mm×56 mm（se3，im16），边缘呈分叶状，增强扫描可见结节状强化及片状无强化影。肝下缘见斑片状动脉期强化灶，门静脉期及延迟期显示不清，考虑异常灌注。肝内外胆管无扩张。CTA 示肝动脉未见明显异常，可见肝动脉分支供应肝内肿块；门静脉不宽，门静脉右前支、肝右静脉部分走行于右半肝肿块内。

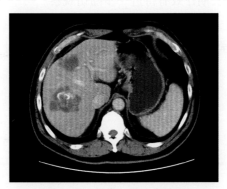

图 2-316　患者入院 CT 检查

查体：全身皮肤、巩膜无明显黄染，未见蜘蛛痣、肝掌；腹部平坦，无胃肠型及蠕动波，腹式呼吸存在，腹壁静脉无曲张，腹壁柔软，无压痛、反跳痛及肌紧张，墨菲征（－），肝脏未触及，脾脏未触及，腹部无包块，肝浊音界存在，肝上界位于右锁骨中线第 5 肋间，移动性浊音阴性，肝脾区无叩痛，双侧肾区无叩痛，肠鸣音正常，4 次 /min，无气过水声，血管无杂音。

ALT：28.3 U/L，AST：27.5 U/L，TBIL：16.4 μmol/L，ALB：34.1 g/L，CA199：546.25 U/mL，CEA：66.31 ng/mL，AFP：29.70 ng/mL，PIVKA-Ⅱ：33.36 mAU/mL。

Child-Pugh 评分：A6；ECOG-PS 评分：0 分。

临床诊断：肝继发恶性肿瘤、直肠恶性肿瘤。

（三）MDT 意见

患者已明确肝继发恶性肿瘤，无法手术切除，已多次综合治疗，效果不佳且不耐受；钇 [^{90}Y] 微球注射液为内放射治疗肝部肿瘤的手段，经评估适用于该患者，通过导管将钇 [^{90}Y] 微球注射液导入肿瘤局部，达到治疗目的。术后继续全身治疗。

（四）治疗经过

排除相关禁忌证后，患者接受血管造影与 ^{99m}Tc-MAA 注射模拟手术（mapping）。mapping 术中造影结果提示，肿瘤以肝中、肝右动脉供血为主，分别将 2.5、2.5 mCi 的 ^{99m}Tc-MAA 经微导管缓慢注入右前动脉分支、中肝动脉肿瘤供血血管，术后 1 h 内患者完成 SPECT/CT 扫描（图 2-317）。

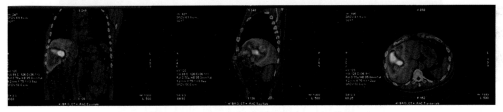

图 2-317　mapping 术后 SPECT/CT 检查

根据 ^{99m}Tc-MAA 模拟评估，肝脏肿瘤示踪剂明显聚集，周围肝脏组织示踪剂聚集稀疏，肺 / 肝分流率为 3.64%，T/N 为 3.98，未见明显异常肝脏外示踪剂聚集。术前三维影像精准评估：总肝体积（包含肿瘤）1 270.19 mL，肿瘤体积 127.67 mL，尾状叶 145.39 mL，左外叶 248.75 mL，左内叶 128.43 mL，右前叶 419.14 mL，右后叶 299.79 mL，左半肝 377.18 mL，右半肝 718.93 mL。患者处方剂量钇 [^{90}Y] 微球注射液活度共 0.95 GBq（其中肝右前动脉 0.6GBq，肝中动脉 0.3 GBq），目标肿瘤吸收剂量 110 Gy，肝脏吸收剂量 27.5 Gy，肺吸收剂量 1.3 Gy。

钇 [^{90}Y] 微球注射液注射时，微导管置于肝右前动脉与肝中动脉，与 mapping 术中 ^{99m}Tc-MAA 注射时置管位置保持一致。根据预定的治疗计划，患者顺利接受 0.9 GBq 钇 [^{90}Y] 微球注射液输注，残留率 6%，剂量输注符合预期。完成钇 [^{90}Y] 微球注射液输注后，SPECT/CT 提示钇 [^{90}Y] 微球注射液在肿瘤内分布良好，基本与

⁹⁹ᵐTc-MAA 模拟分布一致，符合预期（图 2-318）。术中及术后患者无不良反应，第 2 天患者出院。

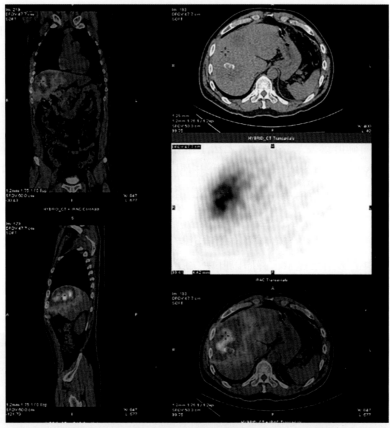

图 2-318　钇 [⁹⁰Y] 微球注射液注射后 SPECT/CT 检查

（五）术后随访

患者后续继续全身治疗，近期拟同期行直肠及肝脏肿瘤手术切除（图 2-319、图 2-320）。

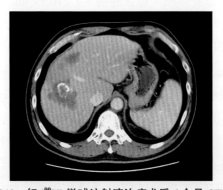

图 2-319　钇 [⁹⁰Y] 微球注射液治疗术后 6 个月 CT 检查

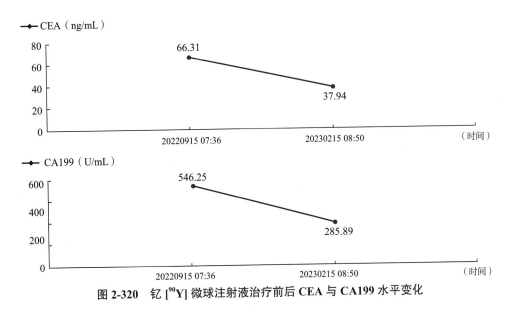

图 2-320　钇 [⁹⁰Y] 微球注射液治疗前后 CEA 与 CA199 水平变化

（六）案例点评

虽然钇 [⁹⁰Y] 微球注射液对于结直肠癌肝转移对肿瘤缩小效果较原发性肝癌差，但仍明显降低肿瘤强化程度及细胞活性。

北京清华长庚医院　冯晓彬　黄　鑫　贾　波　蒋卫卫　李晶晶
　　　　　　　　　　梁　斌　梁子威　廖　勇　刘德庆　秦蒙蒙
　　　　　　　　　　任春晖　唐慕兰　张　琳

案例 53：钇 [⁹⁰Y] 微球注射液应用于结直肠癌肝转移的降期治疗

（一）病史简介

患者女性，48 岁。因"发现直肠癌及肝转移瘤 6 个月"就诊。

患者 6 个月前体检行腹部 B 超发现肝占位病变，进一步完善腹部 CT，考虑直肠占位，肝占位，后行电子肠镜，完善病理检查提示腺癌，部分为黏液腺癌，后就诊于中国科学院肿瘤医院，行化疗联合靶向治疗，目前治疗评效 SD，患者为进一步治疗，来我院就诊。患者病程中无恶心、呕吐，无腹胀、腹痛，无发热、寒战，无皮肤巩膜黄染等不适；现为行进一步治疗，门诊以"肝恶性肿瘤"收入院。

（二）诊断经过

入院行 CT 及 MR 检查，提示直肠上段肠壁局限性增厚，累及长度约 27 mm，边缘强化明显，中心可见低密度区。直肠周围脂肪间隙清晰，血管影稍增多。肝脏形态规整、肝缘光滑，各叶比例正常。肝脏实质内可见多发结节、肿块影，大者 58 mm × 47 mm，边缘轻度强化，病灶中心早期无强化，延迟期可见填充式强化。右半肝内见钙化灶。门静脉不宽，肝内外胆管无扩张。胆囊不大，壁不厚，腔内可见小结节状致密影。肝右动脉起源于肠系膜上动脉，肝左动脉起源于肝总动脉，肝总动脉起源于腹腔干。腹盆腔未见肿大淋巴结。腹盆腔内未见积液征象。直肠上段肠壁增厚，符合直肠癌，肝内多发转移瘤（图 2-321）。既往体健，否认肝炎病史。

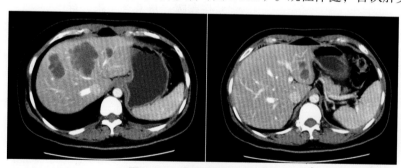

图 2-321　患者入院 CT 检查

查体：全身皮肤及巩膜无黄染。腹部外形平坦，未见胃肠型及蠕动波，腹部触诊柔软，右上腹轻压痛，无反跳痛及肌紧张，无液波震颤，无振水声。腹部未触及包块，肝脾肋下未触及，胆囊未触及，Murphy 征（－）。肝区叩击痛阴性，脾区叩击痛阴性，双侧肾区叩痛阴性，移动性浊音阴性。听诊肠鸣音正常，4 次 /min，无气过水声，无血管杂音。

CA199：<2.06 U/mL，CEA：35.09 ng/mL，AFP：2.64 ng/mL，PIVKA-Ⅱ：

17.15 mAU/mL，ALT：30.9 U/L，AST：26.2 U/L，TBIL：8.5 μmol/L，DBIL：3.1 μmol/L，TP：66 g/L，ALB：41.3 g/L，PT：11.3 s，INR：0.99。

Child-Pugh 评分：A5；ECOG-PS 评分：0 分。

临床诊断：肝继发恶性肿瘤、直肠恶性肿瘤。

（三）MDT 意见

患者已明确肝继发恶性肿瘤，无法手术切除，已多次综合治疗，效果不佳且不耐受；钇 [^{90}Y] 微球注射液治疗为内放射治疗肝部肿瘤的手段，经评估适用于该患者，通过导管将钇 [^{90}Y] 微球导入肿瘤局部，达到治疗目的。术后继续全身治疗。

（四）治疗经过

排除相关禁忌证后，患者接受血管造影与 ^{99m}Tc-MAA 注射模拟手术（mapping）。

mapping 术中造影结果提示，肿瘤主要由左肝动脉及右后肝动脉分支，分别向左肝动脉主干及右后肝动脉注入 2.5 和 2.5 mCi ^{99m}Tc-MAA。术后 1 h 内患者完成 SPECT/CT 扫描。

根据 ^{99m}Tc-MAA 模拟评估：①肝脏肿瘤示踪剂明显聚集，周围肝脏组织示踪剂聚集稀疏。②肺 / 肝分流率为 3.8%，病灶 T/N 为 3.5。③未见明显异常肝脏外示踪剂聚集（图 2-322）。术前三维影像精准评估：患者总肝体积（包含肿瘤）1 409.11 mL，肿瘤体积 105.61 mL，右半肝体积（包含肿瘤）900.74 mL，右半肝肿瘤体积 24.68 mL，左半肝体积（包含肿瘤）508.37 mL，左半肝肿瘤体积 80.93 mL。拟定活度左肝 0.7 GBq、右肝 0.3 GBq，肿瘤吸收剂量 160 Gy。

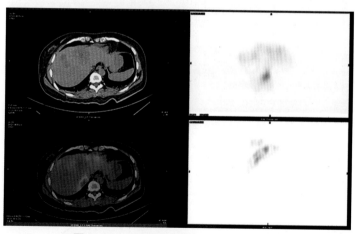

图 2-322　mapping 术后 SPECT/CT 检查

钇 [^{90}Y] 微球注射液注射时，微导管置于左肝动脉及右后肝动脉分支，与 mapping 术中 ^{99m}Tc-MAA 注射时置管位置保持一致。根据预定的治疗计划，患者顺利接受 1.0 GBq 钇 [^{90}Y] 微球注射液输注，残留率 6%，剂量输注符合预期（图 2-323）。

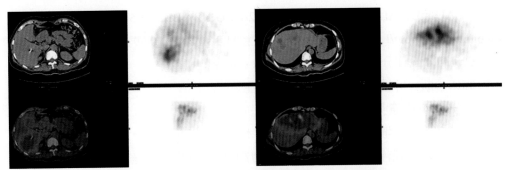

图 2-323　钇 [^{90}Y] 微球注射液注射后 SPECT/CT 检查

完成钇[^{90}Y]微球注射液输注后，SPECT/CT提示钇[^{90}Y]微球在肿瘤内分布良好，基本与 ^{99m}Tc-MAA 模拟分布一致，符合预期。术中及术后患者无不良反应，第2天患者出院。

（五）术后随访

患者于术后3个月接受扩大左半肝切除 + 肝局部切除 + 直肠癌根治术，标本病理检查结果示：（左半肝及部分S8）肝组织内见多灶黏液腺癌浸润，伴坏死，坏死组织占比约20%，癌组织局灶累及被膜，手术切缘未见癌浸润。（S6结节）肝组织内见黏液腺癌浸润，未见坏死，局灶累及被膜，手术切缘未见癌浸润。（右尾叶结节）肝组织内见黏液腺癌浸润，未见坏死，局灶累及被膜，手术切缘未见癌浸润。综上，结合病史，符合结肠黏液腺癌肝转移（图2-324、图2-325）。

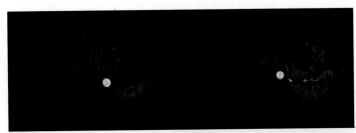

图 2-324　钇 [^{90}Y] 微球注射液治疗术后 3 个月 MR 检查

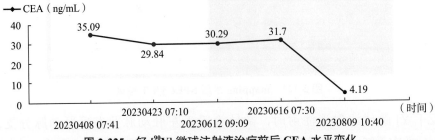

图 2-325　钇 [^{90}Y] 微球注射液治疗前后 CEA 水平变化

（六）案例点评

该病例是直肠癌伴有肝多发转移的患者，不适合外科手术切除，患者前期通过靶向联合系统化疗后，效果不明显，来我院进行钇 [⁹⁰Y] 微球注射液治疗的评估，通过评估，进行了钇 [⁹⁰Y] 微球注射液的治疗，治疗后肝内病灶得到有效的控制，成功转化为可以手术切除，最后患者成功完成了直肠和肝脏同期的手术切除，得到了最大的获益，这个病例给我们很大的启示，钇 [⁹⁰Y] 微球注射液作为一种强效缩瘤的局部治疗手段，不只在原位肝癌，在肝转移癌中同样也让一部分患者成功变成可以外科手术切除。

北京清华长庚医院　　冯晓彬　黄　鑫　贾　波　蒋卫卫　李晶晶
　　　　　　　　　　　　梁　斌　梁子威　廖　勇　刘德庆　秦蒙蒙
　　　　　　　　　　　　任春晖　唐慕兰　张　琳

案例 54：钇 [90Y] 微球注射液应用于结肠癌肝转移患者的治疗

（一）病史简介

患者男性，72 岁。因"便血、便秘半年"于当地医院就诊，完善彩超检查提示"肝内多发实质性占位病变"，完善肠镜，提示"降乙交界结肠距肛门 50 cm 见菜花状肿物，质地脆，触之易出血，局部肠腔狭窄无法继续进镜"。

（二）诊断经过

入院后完善腹部 CT 提示：考虑乙状结肠癌（T3 期），伴周围肠系膜血管旁淋巴结稍大，肝内多发转移瘤。内镜下病理活检结果提示：（降乙交界）中分化腺癌。全身 PET/CT 提示：乙状结肠近段占位，糖代谢增高，考虑乙状结肠癌（T_3 期）；腹腔、腹膜后及双侧髂血管旁、乙状结肠系膜多发淋巴结，部分糖代谢增高，考虑淋巴结转移。肝内多发结节、肿块，糖代谢增高，考虑肝转移（图 2-326）。

诊断：结肠癌伴肝内多发转移（pT4N2M1 Ⅳb 期），并行 4 个疗程 mFOLFOX6 联合贝伐珠单抗治疗。治疗后复查腹部 CT 仍提示肿瘤进展，肝内病灶较前增多、增大。

实验室检查示 CEA：106.85 ng/mL，CA199：12 667 U/mL，ALB：40.5 g/L，INR：1.03。白细胞：3.63×10^9/L，红细胞：3.87×10^{12}/L，血小板：234×10^9/L。

Child-Pugh 评分：A5；ECOG-PS 评分：1 分。

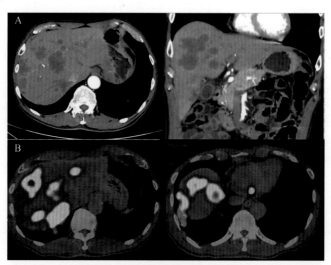

图 2-326 患者入院腹部 CT 检查

A. 患者行钇 [90Y] 微球注射液治疗前 CT：肝内多发转移瘤，较大者位于肝 S7，大小 6.8 cm × 3.3 cm；B. 患者行钇 [90Y] 微球注射液治疗前 PET/CT

（三）MDT 意见

根据《中国直肠癌诊疗规范 2023 版》建议，结肠癌合并肝转移主要采取全身系统治疗及局部治疗。外科评估意见：患者诊断结肠癌Ⅳ期，原发肿瘤无手术切除指征，肝脏转移瘤弥漫性分布，不宜手术治疗，肝转移瘤可选择钇 [^{90}Y] 微球注射液治疗；介入科及核医学科会诊评估意见：患者肝转移瘤可考虑 TACE、HAIC、消融及钇 [^{90}Y] 微球注射液治疗，其中钇 [^{90}Y] 微球注射液治疗与其他治疗方式相比具有快速缩瘤优势，分次进行钇 [^{90}Y] 微球注射液治疗能有效控制肿瘤；肿瘤内科评估意见：患者 mFOLFOX6 联合贝伐珠单抗治疗期间，肿瘤仍有持续进展，疗效不佳，可考虑钇 [^{90}Y] 微球注射液治疗联合 FOLFIRI 方案化疗。经 MDT 综合评估，患者拟分次接受钇 [^{90}Y] 微球注射液治疗，先行右肝钇 [^{90}Y] 微球注射液治疗，1 个月后行左肝钇 [^{90}Y] 微球注射液治疗，同时进行 FOLFIRI 方案化疗。

（四）治疗经过

排除相关禁忌证后，患者接受血管造影与 ^{99m}Tc-MAA 注射模拟手术（mapping）。mapping 术中造影结果提示，转移瘤主要分布在右肝，部分分布在左肝，分别由肝右动脉、肝左动脉小分支供血，SMA、RA 无异常供血。因此向肝右动脉注入 5 mCi ^{99m}Tc-MAA。术后 1 h 内患者完成 SPECT/CT 扫描。

SPECT/CT 断层显像（图 2-327）测得肺体积为 3 734.9 mL，肝脏体积 1 597.7 mL，肝脏肿瘤总体积 181.17 mL，右肝体积 1 136 mL；肺 / 肝分流率为 2.72%，T/N 为 2.51。综合考虑，拟行右肝放射治疗，计划处方剂量 1.21 GBq，目标肿瘤吸收剂量 100 Gy，肺吸收剂量 2.4 Gy，灌注区域正常肝吸收剂量 45.2 Gy。

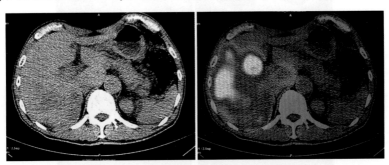

图 2-327　mapping 术后 SPECT/CT 检查

钇 [^{90}Y] 微球注射液注射时，微导管置于肝右动脉，与 mapping 术中 ^{99m}Tc-MAA 注射时置管位置保持一致。根据预定的治疗计划，患者顺利接受 1.21 GBq 钇 [^{90}Y] 微球注射液输注，残留率 5%，剂量输注符合预期。

完成钇 [^{90}Y] 微球注射液输注后，SPECT/CT 提示钇 [^{90}Y] 微球在肿瘤内分布良好，基本与 ^{99m}Tc-MAA 模拟分布一致，符合预期（图 2-328）。术中及术后患者无不良反应，第2天患者出院。

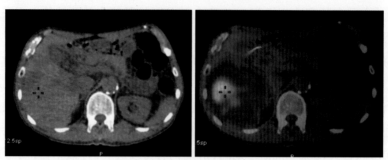

图 2-328　钇[90Y]微球注射液注射后 SPECT/CT 检查

1个月后患者返院行第2次钇[90Y]微球注射液治疗，经肝左动脉输注 0.59 GBq 钇[90Y]微球注射液。术中及术后患者无不良反应，术后第2天患者出院。

（五）术后随访

患者治疗前 CT 提示肝内多发占位，较大者位于肝 S7，大小 5.7 cm×3.1 cm；第1次钇[90Y]微球注射液治疗后1个月复查 CT 提示肝内病灶无明显缩小（图 2-329）。并行第2次钇[90Y]微球注射液治疗。治疗后4个月复查 CT 提示肝内病灶较前增多、增大，部分融合，较大者位于肝 S7，范围 6.4 cm×4.0 cm。患者 CEA、CA199 水平

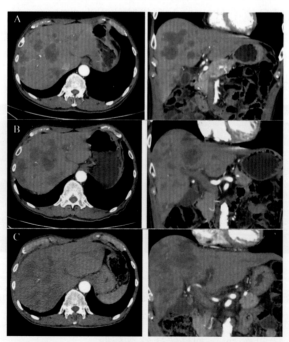

图 2-329　钇[90Y]微球注射液治疗前后 CT

A. 钇[90Y]微球注射液治疗前 CT；B. 第1次钇[90Y]微球注射液治疗1个月 CT；C. 第1次钇[90Y]微球注射液治疗术后4个月 CT

在术后 3 个月以后出现明显下降，影像学检查提示肿瘤缩小或数量减少，钇 [⁹⁰Y] 微球注射液治疗有效。治疗后 9 个月，肿瘤指标开始上升（图 2-330）。截至目前，患者仍存活，肿瘤稳定状态。

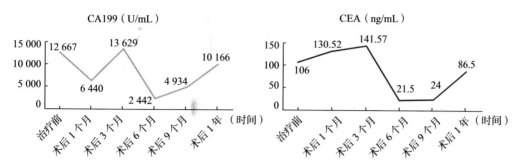

图 2-330 钇 [⁹⁰Y] 微球注射液治疗前后 CEA 与 CA199 变化

（六）案例点评

约 50% 结直肠癌患者在疾病发展过程中会发生肝脏转移，严重影响患者预后。目前，外科手术切除仍然是公认的能治愈结直肠癌肝转移的有效方法，但手术切除率低，术后复发风险高。多项临床研究已证实钇 [⁹⁰Y] 微球注射液治疗在结直肠癌肝转移患者中应用的安全性，并且能有效延长患者生存期。该病例患者虽然在治疗后 9 个月肿瘤指标有回升，但在治疗后 1 年基本达到病情稳定状态。对于化疗难治性结直肠癌肝转移患者，钇 [⁹⁰Y] 微球注射液治疗仍可成为补救治疗措施，延长患者生存。

暨南大学附属第一医院　曹明溶　程　勇　弓　健　李　强

李承志　刘康寿　刘玉龙　相乐阳

（一）病史简介

患者女性，54 岁。2023 年 1 月因腹部饱胀不适难以平卧外院检查，增强 CT 提示肝脏巨大肿瘤性质待定，故行穿刺活检，病理报告：神经内分泌瘤（G1 期）。PET（2023 年 2 月 27 日）检查提示：肝内巨大混杂不均匀低密度肿块，代谢增高考虑恶性肿瘤；右侧食管气管旁沟淋巴结肿大，高代谢，考虑转移（图 2-331）。进一步行 SPECT/CT（奥曲肽显像，2023 年 3 月 13 日）示：肝脏神经内分泌瘤，未见其他部位典型神经内分泌瘤征象。在北京求诊多家医院均无根治性手术机会，为求进一步治疗就诊我院。

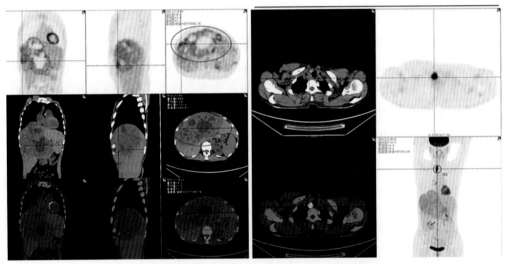

图 2-331　患者治疗前 PET-CT 检查（2023 年 2 月 27 日）

肝内巨大不规则混杂低密度肿块，以右叶为主，最大径线 19.3 cm×9.9 cm×18.7 cm，内见多发囊性结节，实性成分不均匀 FDG 聚集增高，最大 SUV 值约 5.2。肝内胆管稍显扩张。肝周、盆腔内少量积液。右侧气管 - 食管旁沟多发增大淋巴结，大者直径约 1.7 cm，FDG 聚集增高，最大 SUV 值约 12.7。

（二）诊治经过

入院后查体皮肤巩膜无黄染等异常，上腹部可触及质硬巨大包块；化验提示肝功能未见明显异常，肿瘤标志物正常；我院上腹部增强 CT 检查提示：右肝巨大富血供肿瘤，压迫第一肝门，同时可见右肝两处子灶（图 2-332）。

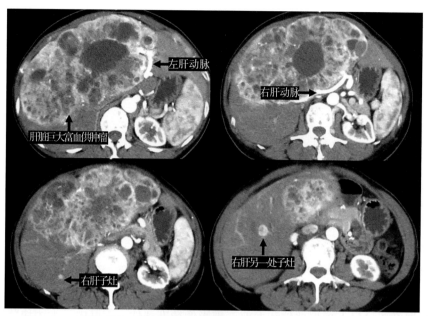

图 2-332　患者入院 CT 检查（2023 年 3 月 17 日）

　　肝胆胰中心 MDT 讨论，肝胆胰外科意见：患者目前肿瘤较大，压迫第一肝门，手术切除时暴露第一肝门困难，建议先行综合治疗，降期处理后再评估根治性切除；移植科评估意见：患者胸部淋巴结高代谢，不能除外肝外转移可能，移植后效果欠佳，不建议将肝移植作为首选治疗方案；肝胆肿瘤科意见：患者中年女性，肝脏神经内分泌瘤诊断明确，占位效应明显，建议介入治疗配合药物长效奥曲肽＋舒尼替尼靶向药物治疗，争取降期后获得根治性手术机会；介入科评估意见：患者可考虑肝动脉栓塞或钇 [⁹⁰Y] 微球注射液治疗，其中钇 [⁹⁰Y] 微球注射液治疗较其他治疗方式相比可加速缩瘤。将 MDT 会诊建议和家属沟通后，同意先行钇 [⁹⁰Y] 微球注射液治疗。

　　（三）治疗经过

　　排除相关禁忌证后，患者接受血管造影与 ⁹⁹ᵐTc-MAA 注射模拟手术（mapping）。mapping 术中造影结果提示：造影可见相应血管栓塞彻底。将微导管超选择至右前肝动脉分支及中肝动脉，进行 DSA 造影及 CBCT 检查，可见肿瘤染色完全，未见明确肝外分支显影。分别固定微导管于右前肝动脉主干及中肝动脉，DSA 造影及 CBCT 明确位置良好，分别将约 2.5 mCi 的 ⁹⁹ᵐTc-MAA 经微导管缓慢注入肿瘤血管，盐水冲管后结束手术（图 2-333）。过程顺利，穿刺部位压迫固定，患者无明显不适，转运至核医学科进行 SPECT/CT 检查。

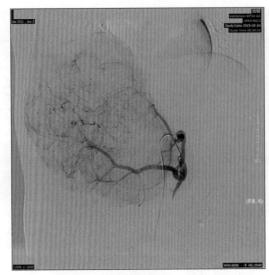

图 2-333　mapping 术中 DSA 检查

　　根据 ^{99m}Tc-MAA 模拟评估和术前三维影像精准评估：①肝内巨大团块状病灶伴示踪剂不均匀浓聚，肝右前动脉供血区 T/N 为 5.7，肝中动脉供血区 T/N 为 3.4，余肝脏实质未见示踪剂浓聚，余腹部肝外脏器未见示踪剂浓聚。双肺前位、后位隐约可见，肺体积为 2 746 cm³，肺 / 肝分流率为 2.0%（图 2-334）。②总肝体积（包含肿瘤）3 929.7 mL，肿瘤体积 2 426.73 mL；左半肝体积（包含肿瘤）1 353.97 mL，右半肝体积（包含肿瘤）2 575.71 mL，左半肝肿瘤体积 703.78 mL，右半肝肿瘤体积 1 722.95 mL。实际抽取剂量 4.67 GBq，4.4 GBq 以上（尽量多抽），肿瘤吸收剂量 200 Gy，肝脏吸收剂量 36 Gy，肺吸收剂量 5.3 Gy。注射右前动脉，中肝动脉本次不进行治疗。

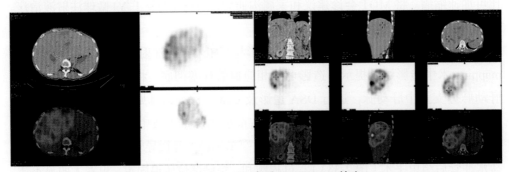

图 2-334　mapping 术后 SPECT/CT 检查

　　完成钇 [⁹⁰Y] 微球注射液输注后，验证影像提示钇 [⁹⁰Y] 微球在肿瘤内分布良好，基本与 ^{99m}Tc-MAA 模拟分布一致，符合预期（图 2-335）。术中及术后患者无不良反应。

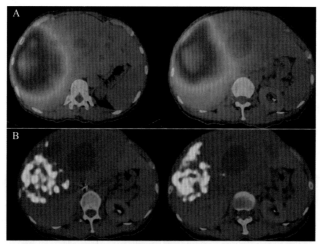

图 2-335　钇 [⁹⁰Y] 微球注射液注射后影像学检查

A. 钇 [⁹⁰Y] 微球注射液注射后 SPECT/CT 检查；B. 钇 [⁹⁰Y] 微球注射液注射后 PET/CT 检查

（四）外科手术

患者钇 [⁹⁰Y] 微球注射液治疗后 2 个月返院复查，自述压迫症状好转，夜间可平卧睡眠，查体上腹部肿瘤较前张力略减低，影像学检查可见肿瘤较前略有缩小，液化明显，右半部分瘤体血供较前明显减少（图 2-336）。

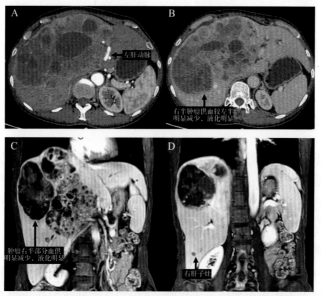

图 2-336　钇 [⁹⁰Y] 微球注射液治疗后 70d 影像学复查

A. 增强 CT 动脉期，可见肿瘤血供较前明显减少；B. 增强 CT 门脉期：可见肿瘤右半部分（钇 [⁹⁰Y] 微球注射液治疗区域）血供较左半更为明显，伴液化；C、D. 磁共振冠状位：可见肿瘤较前缩小，右半部分更为显著，呈液化坏死表现

案例 55：钇 [⁹⁰Y] 微球注射液应用于肝脏巨大神经内分泌瘤肝转移的降期治疗

患者于 2023 年 6 月 21 日（钇 [^{90}Y] 微球注射液治疗后 85 d）接受右三肝切除 + 腹腔淋巴结清扫（图 2-337），标本病理检查结果示：（右三肝）神经内分泌瘤，NET，G1，肿瘤大小 18 cm×18 cm×9.5 cm，细胞形态较一致，轻度异型，呈小梁状及巢状排列，核分裂象 0~1 个 /2 mm^2，部分出血、坏死，坏死区约占 25%，肿瘤累及但未突破肝被膜，周围肝及手术切缘未见病变。免疫组化：CgA（+）、Syn（+）、CD56（+）、AE1+AE3（+）、p53（−）、Ki-67（2%）。（胆囊）慢性胆囊炎；胆囊颈检见淋巴结 1 枚，呈反应性增生。淋巴结可见肿瘤转移（3/10）。

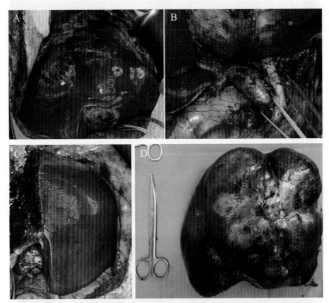

图 2-337 患者行右三肝切除 + 区域淋巴结清扫术中照片

A. 开腹后可见右肝巨大肿瘤；B. 清扫第一肝门区域淋巴结（12 组、8 组、13 组淋巴结）；C. 剩余左外叶肝脏；D. 切除标本

患者腹部术后恢复顺利，无严重并发症。2023 年 8 月 2 日再次返院行纵隔淋巴结清扫术，术后病理报告：右喉返神经旁淋巴结 5 枚，部分淋巴结内可见肉芽肿结节伴多核巨细胞反应，未见坏死。考虑非干酪样肉芽肿性病变。目前患者定期门诊复诊，无瘤生存状态。

（五）案例点评

肝脏巨大肿瘤经常因压迫第一肝门、肝静脉或下腔静脉增加手术难度，术中暴露困难或空间狭小无法止血造成手术失败。钇 [^{90}Y] 微球注射液治疗在传统介入的基础上，其独特的内放射效应可加速肿瘤的缩小速度，从而使部分患者重获根治性切除的机会。肝脏神经内分泌肿瘤大多为转移性肿瘤，该患者多项检查均未提示其他部位病灶，考虑肝脏原发性神经内分泌瘤可能性大，这部分患者可从外科根治性手术中最大化获益。而钇 [⁹⁰Y] 微球注射液高效的缩瘤作用和良好的安全性，为这例多家医院初治时认为"不可切除"的患者最后完成根治性手术无疑提供了巨大帮助。

北京清华长庚医院　　冯晓彬　黄　鑫　贾　波　蒋卫卫　李晶晶

梁　斌　梁子威　廖　勇　刘德庆　秦蒙蒙

任春晖　唐慕兰　张　琳

案例 56：钇 [⁹⁰Y] 微球注射液应用于结肠癌肝转移瘤的姑息性治疗

（一）病史简介

患者男性，36 岁。2019 年 11 月体检发现结肠癌，因疫情影响直至 2020 年 3 月才行外科切除，术后服用卡培他滨半年，未行放疗。2020 年 12 月发现肝转移瘤，2021 年 3 月于天津行 4 次 FOLFOX 方案化疗，肝内病灶缩小。2021 年 6 月于天津行微波消融治疗，术后辅助 2 个周期 FOLFOX 方案化疗，复查发现消融边缘出现复发，2021 年 10 月再次行 2 次微波消融，消融后又进行 3 次 FOLFOX 方案化疗，化疗后病变仍未有效控制，持续增长，为求进一步诊治入我院。

（二）诊断经过

入院后行肝胆脾 CT 平扫 + 增强（64 排）检查所见：肝脏形态大小未见异常，表面光滑，各叶比例协调，肝右后叶见不规则低密度灶，大小 4.5 cm×4.4 cm，位于 S7、S8 交界，增强扫描呈边缘强化，病灶包绕邻近肝动静脉及门脉分支血管；肝右后叶病灶下方及肝左外叶另见低密度灶，大小 1.4 cm×1.0 cm，1.3 cm×2.1 cm，增强扫描呈边缘强化。肝内外胆管未见明显扩张，胆囊不大，胆囊壁不厚。胰腺形态密度未见异常，脾不大，密度均匀。腹膜后未见确切肿大淋巴结影（图 2-338）。

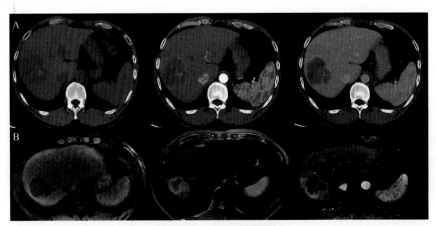

图 2-338　患者入院影像

A. 患者 CT 检查；B. 患者 MR 检查

白细胞：5.21×10⁹/L，血红蛋白：155 g/L，血小板：164×10⁹/L，TBIL：20.7 μmol/L，ALB：42.1 g/L，INR：0.95，肌酐：56 μmol/L。

Child-Pugh 评分：A5；ECOG-PS 评分：1 分。

临床诊断：结肠癌肝转移。

（三）MDT 意见

患者诊断明确，为结肠癌伴肝转移。经过外科手术治疗，原发灶已经切除。目前体内病变位于肝脏，先行 FOLFOX 方案化疗有效，针对缩小的病变采用消融的方式进行根治，然而患者的肿瘤反复复发，目前来看化疗的作用已经有限。经 MDT 综合评估，目前患者肿瘤为多发，已经不能再行外科切除，化疗作用预计有限，患者可以尝试钇 [⁹⁰Y] 微球注射液治疗肝内转移瘤。

（四）治疗经过

排除相关禁忌证后，患者接受血管造影与 ⁹⁹ᵐTc-MAA 注射模拟手术（mapping）。mapping 术中造影结果提示，肿瘤主要由肝右动脉供血。

SPECT 平面显像（图 2-339）提示肺分流分数 0.92%，结合术中 CBCT 及 SPECT/CT 检查结果，确认右肝灌注区体积 360.57 mL，肿瘤体积 77.4 mL，肝左右叶非灌注区正常肝体积 1 317.4 mL，双肺体积 4 455 mL，TNR=2.7。综合考虑，肿瘤剂量 120 Gy，肝脏剂量 40 Gy；处方活度剂量 0.5 GBq，考虑由 10% 损耗，在实际注射钇 [⁹⁰Y] 微球注射液时抽取活度剂量 0.6 GBq。

钇 [⁹⁰Y] 微球注射液注射时，微导管置于肝右动脉，与 mapping 术中 ⁹⁹ᵐTc-MAA 注射时置管位置保持一致。根据预定的治疗计划，患者顺利接受 0.6 GBq 钇 [⁹⁰Y] 微球注射液输注，残留率 5%，剂量输注符合预期。

完成钇 [⁹⁰Y] 微球注射液输注后，SPECT/CT 提示钇 [⁹⁰Y] 微球在肿瘤内分布良好，基本与 ⁹⁹ᵐTc-MAA 模拟分布一致，符合预期（图 2-340）。术中及术后患者无不良反应，第 2 天患者出院。

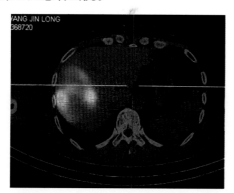

图 2-339　mapping 术后 SPECT/CT 检查

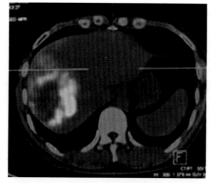

图 2-340　钇 [⁹⁰Y] 微球注射液注射后
SPECT/CT 检查

（五）术后随访（图 2-341）

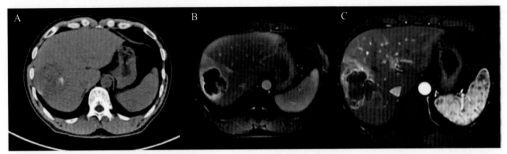

图 2-341　钇 [⁹⁰Y] 微球注射液治疗前（A）CT，术后 3 周（B）、术后 3 个月（C）MR 检查

（六）案例点评

结肠癌肝转移瘤是临床中较为常见的现象，20%~25% 的结肠癌患者在诊断时已经合并肝转移瘤。针对已经存在肝转移的结直肠癌，如何能够获得有效的肿瘤控制是患者延长生存期的关键。通常情况下，手术切除为第一选择，术后联合其他治疗抑制肿瘤的生长，减少肿瘤复发的概率。针对不能切除、多发、大体分布于一个肝叶，且多种治疗方式无效的肝转移瘤，钇 [⁹⁰Y] 微球选择性内放射治疗可能为患者带来获益。本例患者通过钇 [⁹⁰Y] 微球注射液治疗，在初次复查上显示了辐射区域完全覆盖肿瘤区域，然而由于肿瘤的异质性、术后未行合适的联合治疗，还是发生了复发现象。

中国医科大学附属第一医院　　韩向军　邵海波　田玉龙

参考文献

［1］Cardarelli-Leite L, Chung J, Klass D, et al. Ablative transarterial radioemboliz-ation improves survival in patients with HCC and portal vein tumor thrombus[J]. Cardiovasc Intervent Radiol, 2020, 43(3):411-422.

［2］Pardo F, Sangro B, Lee RC, et al. The Post-SIR-Spheres Surgery Study (P4S): Retrospective analysis of safety following hepatic resection or transplantation in patients previously treated with selective internal radiation therapy with Yttrium-90 resin microspheres[J]. Ann Surg Oncol, 2017, 24(9):2465-2473.

［3］Lewandowski RJ, Kulik LM, Riaz A, et al. A comparative analysis of transarterial downstaging for hepatocellular carcinoma: chemoembolization versus radioembolization[J]. Am J Transplant, 2009,9(8):1920-1928.

［4］Bekki Y, Marti J, Toshima T, et al. A comparative study of portal vein embolization versus radiation lobectomy with Yttrium-90 micropheres in preparation for liver resection for initially unresectable hepatocellular carcinoma[J]. Surgery, 2021,169(5):1044-1051.

［5］Salem R, Gordon AC, Mouli S, et al. Y90 radioembolization significantly prolongs time to progression compared with chemoembolization in patients with hepatocellular carcinoma[J]. Gastroenterology, 2016, 151(6):1155.e2-1163.e2.

［6］Kolligs FT, Bilbao JI, Jakobs T, et al. Pilot randomized trial of selective internal radiation therapy vs. chemoembolization in unresectable hepatocellular carcinoma[J]. Liver Int, 2015,35(6):1715-1721.

［7］Vilgrain V, Pereira H, Assenat E, et al. Efficacy and safety of selective internal radiotherapy with yttrium-90 resin microspheres compared with sorafenib in locally advanced and inoperable hepatocellular carcinoma (SARAH): an open-label randomised controlled phase 3 trial[J]. Lancet Oncol, 2017, 18(12):1624-1636.

［8］Hermann AL, Dieudonné A, Ronot M, et al. Relationship of tumor radiation-absorbed dose to survival and response in hepatocellular carcinoma treated with transarterial radioembolization with ^{90}Y in the SARAH Study[J]. Radiology, 2020, 296(3):673-684.

［9］Chow PKH, Gandhi M, Tan SB, et al. SIRveNIB: Selective internal radiation therapy versus sorafenib in Asia-Pacific patients with hepatocellular carcinoma[J]. J Clin Oncol, 2018, 36(19):1913-1921.

［10］Golfieri R, Bilbao JI, Carpanese L, et al. Comparison of the survival and tolerability of radioembolization in elderly vs. younger patients with unresectable hepatocellular carcinoma[J]. J Hepatol, 2013, 59(4):753-761.

［11］Somma F, Stoia V, Serra N,et al. Yttrium-90 trans-arterial radioem bolization in advanced-stage HCC:The impact of portal vein thrombosis on survival[J].PLoS One , 2019, 14(5):e0216935.

［12］Ricke J, Klümpen HJ, Amthauer H, et al. Impact of combined selective internal radiation therapy and sorafenib on survival in advanced hepatocellular carcinoma[J]. J Hepatol, 2019, 71(6):1164-1174.

［13］Garlipp B, Gibbs P, Van Hazel GA, et al. Secondary technical resectability of colorectal cancer liver metastases after chemotherapy with or without selective internal radiotherapy in the randomized SIRFLOX trial[J]. Br J Surg, 2019, 106(13):1837-1846.

［14］Wasan HS, Gibbs P, Sharma NK, et al. First-line selective internal radiotherapy plus chemotherapy versus chemotherapy alone in patients with liver metastases from colorectal cancer (FOXFIRE, SIRFLOX, and FOXFIRE-Global): a combined analysis of three multicentre, randomised, phase 3 trials[J]. Lancet Oncol, 2017,18(9):1159-1171.

［15］Teo JY, Allen JC Jr, Ng DC, et al. A systematic review of contralateral liver lobe hypertrophy after unilobar selective internal radiation therapy with Y90[J]. HPB (Oxford), 2016, 18(1):7-12.

［16］Winter H, Rassam J, Virdee PS, et al. Hepatic resection following selective internal radiation therapy for colorectal cancer metastases in the FOXFIRE Clinical Trial: Clinical outcomes and distribution of microspheres[J]. Cancers, 2019, 11(8):1155.

［17］Gray B, Van Hazel G, Hope M, et al. Randomised trial of SIR-Spheres plus chemotherapy vs. chemotherapy alone for treating patients with liver metastases from primary large bowel cancer[J]. Ann Oncol, 2001, 12(12):1711-1720.

[18] van Hazel GA, Pavlakis N, Goldstein D, et al. Treatment of fluorouracil-refractory patients with liver metastases from colorectal cancer by using yttrium-90 resin microspheres plus concomitant systemic irinotecan chemotherapy[J]. J Clin Oncol, 2009, 27(25):4089-4095.

[19] Siegel RL, Miller KD, Wagle NS, et al. Cancer statistics, 2023[J]. CA Cancer J Clin, 2023, 73(1):17-48.

[20] Liu DM, Leung TW, Chow PK, et al. Clinical consensus statement: Selective internal radiation therapy with yttrium 90 resin microspheres for hepatocellular carcinoma in Asia[J]. Int J Surg, 2022, 102:106094.

[21] Chinese Medical Doctor Association, Clinical Guidelines Committee of Chinese College of Interventionalists; Chinese Research Hospital Association, Society for Hepato-pancreato-biliary Surgery.Eexpert consensus on the standardized procedure of selective internal radiation therapy with Yttrium-90 mi crospheres for liver malignancies (2024 edition) [J]. Zhonghua Yi Xue Za Zhi, 2024, 104(7):486-498.

[22] Pollock RF, Brennan VK, Peters R, et al. Association between objective response rate and overall survival in metastatic neuroendocrine tumors treated with radioembolization: a systematic literature review and regression analysis[J]. Expert Rev Anticancer Ther, 2020, 20(11):997-1009.

[23] Vyleta M, Coldwell D. Radioembolization in the treatment of neuroendocrine tumor metastases to the liver[J]. Int J Hepatol, 2011, 2011:785315.

[24] Braat MN, Samim M, van den Bosch MA, et al. The role of ^{90}Y-radioembolization in downstaging primary and secondary hepatic malignancies: a systematic review[J]. Clin Transl Imaging, 2016, 4:283-295.

[25] Saxena A, Bester L, Chua TC,et al. Yttrium-90 radiotherapy for unresectable intrahepatic cholangiocarcinoma: a preliminary assessment of this novel treatment option[J]. Ann Surg Oncol, 2010, 17(2):484-491.

[26] Spina JS, Hume I, Pelaez A, et al. Expected and unexpected imaging findings after ^{90}Y transarterial radioembolization for liver tumors[J]. Radiographics, 2019, 39(2):578-595.

[27] Levillain H, Bagin O, Deroose CM, et al. International recommendations for personalised selective internal radiation therapy of primary and metastatic liver diseases with yttrium-90 resin microspheres [J]. Eur J Nucl Med Mol Imaging,

2021, 48(5) : 1570-1584.

[28] Chiesa C, Sjogreen-Gleisner K, Walrand S,et al. EANM dosimetry committee series on standard operational procedures: a unified methodology for ^{99m}Tc-MAA pre- and ^{90}Y peri-therapy dosimetry in liver radioembolization with ^{90}Y microspheres[J]. EJNMMI Physics, 2021, 8(1): 77.

[29] Kim SP, Juneau D, Cohalan C, et al. Standardizing SPECT/CT dosimetry following radi oembolization with yttrium-90 microspheres[J]. EJNMMI Phys,2021, 8(1) : 71.

[30] LauWY, Kennedy As, Kim YH, et al. Patient selection and activity planning guide for selective internal radiotherapy with yttrium-90 resin microspheres[J]. Int J Radiat Oncol Biol Phys, 2012, 82(1) : 401-407.

[31] GabaRC, Zivin SR, Dikopf MS, et al. Characteristics of primary and secondary hepatic malignancies associated with hepatopulmonary shunting [J]. Radiology, 2014, 271(2): 602-612.

[32] Schiro BJ, Amour Es, Harnain C, et al. Management of high hepatopulmonary shunts in the setting of Y90 radioembolization [J]. Tech Vasc Interv Radiol, 2019, 22(2): 58-62.

[33] Theysohn JM, Schlaak JF, Müllers, et al. Selective internal radiation therapy of hepatocellular carcinoma: potential hepatopulmonary shunt reduction after sorafenib administration[J]. J Vasc Interv Radiol, 2012, 23(7): 949-952.

[34] Abdelmaksoud MH, Louie JD, Kothary N, et al. Embolization of parasitized extrahepatic arteries to reestablish intrahepatic arterial supply to tumors before yttrium-90 radioembolization [J]. J Vasc Interv Radiol, 2011, 22(10): 1355-1362.

[35] Salem R, Gordon AC, Mouli S, et al. Y90 radioembolization significantly prolongs time to progression compared with chemoembolization in patients with hepatocellular carcinoma[J]. Gastroenterology, 2016, 151(6): 1155.e2-1163.

[36] Mohamed M, Katz AW, Tejani MA, et al. Comparison of outcomes between SBRT, yttrium-90 radioembolization, transarterial chemoembolization, and radiofrequency ablation as bridge to transplant for hepatocellular carcinoma[J]. Adv Radiat Oncol, 2015, 1(1): 35-42.

[37] Zori AG, Ismael MN, Limaye AR, et al. Locoregional therapy protocols with and without radioembolization for hepatocellular carcinoma as bridge to liver transplantation[J]. Am J Clin Oncol, 2020, 43(5): 325-333.

［38］Soydal C, Arslan MF, Kucuk ON, et al. Comparison of survival, safety, and efficacy after transarterial chemoembolization and radioembolization of Barcelona Clinic Liver Cancer stage B-C hepatocellular cancer patients[J]. Nucl Med Commun, 2016, 37(6): 646-649.

［39］Kim DY, Han KH. Transarterial chemoembolization versus transarterial radioembolization in hepatocellular carcinoma: optimization of selecting treatment modality[J]. Hepatol Int, 2016, 10(6): 883-892.

［40］Van Hazel, G Blackwell A, Anderson J, et al. Randomised phase 2 trial of SIR-Spheres plus fluorouracil/leucovorin chemotherapy versus fluorouracil/leucovorin chemotherapy alone in advanced colorectal cancer[J]. J Surg Oncol, 2004, 88(2): 78-85.

［41］Wolstenholme J, Fvsco F, Gray AM, et al. Quality of life in the FOXFIRE, SIRFLOX and FOXFIRE-global randomised trials of selective internal radiotherapy for metastatic colorectal cancer[J]. Int J Cancer, 2020, 147(4): 1078-1085.

［42］Virdee PS, Moschandreas J, Gebski V, et al. Protocol for combined analysis of FOXFIRE, SIRFLOX, and FOXFIRE-Global Randomized Phase Ⅲ Trials of chemotherapy +/- selective internal radiation therapy as first-line treatment for patients with metastatic colorectal cancer[J]. JMIR Res Protoc, 2017, 6(3): e43.

［43］Dutton SJ, Kenealy RR, Kemeny NE, et al. FOXFIRE protocol: an open-label, randomised, phase Ⅲ trial of 5-fluorouracil, oxaliplatin and folinic acid (OxMdG) with or without interventional Selective Internal Radiation Therapy (SIRT) as first-line treatment for patients with unresectable liver-only or liver-dominant metastatic colorectal cancer[J]. BMC Cancer, 2014, 14: 497.

［44］van Hazel GA, Heinemann V, Sharma NK, et al. SIRFLOX: randomized phase Ⅲ trial comparing first-line mFOLFOX6 (plus or minus bevacizumab) versus mFOLFOX6 (plus or minus bevacizumab) plus selective internal radiation therapy in patients with metastatic colorectal cancer[J]. J Clin Oncol, 2016, 34(15): 1723-1731.

［45］Melstrom LG, Eng OS, Raoof M, et al. Is hepatectomy safe following Yttrium-90 therapy? A multi-institutional international experience[J]. HPB (Oxford), 2019, 21(11): 1520-1526.

［46］Mafeld S, Littler P, Hayhurst H, et al. Liver resection after selective internal radiation therapy with Yttrium-90: Safety and outcomes[J]. J Gastrointest Cancer, 2020, 51(1): 152-158.

[47] Fernández-Ros N, Silva N, Bilbao JZ, et al. Partial liver volume radioembolization induces hypertrophy in the spared hemiliver and no major signs of portal hypertension[J]. HPB (Oxford), 2014, 16(3): 243-249.

[48] Ong F, Tibballs J. Hepatic volume changes post-selective internal radiation therapy with ^{90}Y microspheres[J]. J Med Imaging Radiat Oncol, 2020, 64(3): 347-352.

[49] Teo JY, Doh Goh BK, Cheah FK, et al. Underlying liver disease influences volumetric changes in the spared hemiliver after selective internal radiation therapy with ^{90}Y in patients with hepatocellular carcinoma[J]. J Dig Dis, 2014, 15(8): 444-450.

[50] Teo JY, Allen JC, Eng Ng DC, et al. Prospective study to determine early hypertrophy of the contra-lateral liver lobe after unilobar, Yttrium-90, selective internal radiation therapy in patients with hepatocellular carcinoma[J]. Surgery, 2018, 163(5): 1008-1013.

[51] dela Torre MA, Buades-Mateu J, dela Rosa PA, et al. A comparison of survival in patients with hepatocellular carcinoma and portal vein invasion treated by radioembolization or sorafenib[J]. Liver Int, 2016, 36(8):1206-1212.

[52] Abouchaleh N, Gabr A, Ali R, et al. ^{90}Y Radioembolization for locally advanced hepatocellular carcinoma with portal vein thrombosis: Long-term outcomes in a 185-patient cohort[J]. J Nucl Med, 2018, 59(7): 1042-1048.

[53] Iñarrairaegui M, Pardo F, Bilbao JI, et al. Response to radioembolization with yttrium-90 resin microspheres may allow surgical treatment with curative intent and prolonged survival in previously unresectable hepatocellular carcinoma [J]. Eur J Surg Oncol, 2012,38(7):594-601.

[54] Levi SG, Ettorre GM, Colasanti M, et al.Hepatocellular carcinoma with macrovascular invasion treated with yttrium-90 radioembolization prior to transplantation[J]. Hepatobiliary Surg Nutr, 2017, 6:44-48.

[55] Pracht M, Edeline J, Lenoir L, et al. Lobar hepatocellular carcinoma with ipsilateral portal vein tumor thrombosis treated with yttrium-90 glass microsphere radioembolization: preliminary results[J]. Int J Hepatol, 2013, 2013:827649.

[56] Ettorre GM, Levi SG, Laurenzi A, et al. Yttrium-90 radioembolization for hepatocellular carcinoma prior to liver transplantation[J]. World J Surg, 2017,

41:241-249.

[57] Labgaa I, Tabrizian P, Titano J, et al. Feasibility and safety of liver transplantation or resection after transarterial radioembolization with Yttrium-90 for unresectable hepatocellular carcinoma[J]. HPB (Oxford), 2019, 21:1497-1504.

附 录

1. 检查指标

AFP   alpha fetoprotein；甲胎蛋白。血清甲胎蛋白含量正常参考值＜ 25 μg/L，血中甲胎蛋白浓度检测对诊断肝细胞癌及滋养细胞恶性肿瘤有重要的临床价值。

PIVKA-Ⅱ   protein Ⅱ induced by vitamin kabsence；异常凝血酶原。有研究认为异常凝血酶原可用于原发性肝癌的诊断，部分甲胎蛋白阴性的原发性肝癌患者异常凝血酶原阳性，还有研究认为小肝癌患者异常凝血酶原阳性率高于甲胎蛋白，它还有助于原发性肝癌的病情变化及疗效判断，在临床上应联合检测甲胎蛋白与异常凝血酶原。

ALT   alanine aminotransferase；谷丙转氨酶，全称丙氨酸氨基转移酶。正常参考值 0 ~ 40 U/L，是急性肝损伤的敏感标志。

AST   aspartate aminotransferase；谷草转氨酶，全称天门冬氨酸氨基转移酶。正常参考值 0~40 U/L。

TBIL   total bilirubin；总胆红素。直接胆红素和间接胆红素的总和，正常参考值 5.13 ~ 22.24 μmol/L。

DBIL   direct bilirubin；直接胆红素，又称结合胆红素。正常参考值 0 ~ 6.8 μmol/L。

ALB   albumin；白蛋白，又称清蛋白。它是人体血浆中最主要的蛋白质，维持机体营养与渗透压，正常参考值：35 ~ 51 g/L（3.5 ~ 5.1 g/dL）。

IBIL   indirect bilirubin；间接胆红素，又称非结合胆红素，即不与葡糖醛酸结合的胆红素。由间接胆红素和直接胆红素组成总胆红素。血清间接胆红素升高，主要与各种溶血疾病有关。大量的红细胞破坏后，大量血红蛋白被转变成间接胆红素，超过了肝脏的处理能力，不能将其全部转变成直接胆红素，使血液中的间接胆红素升高。其浓度反映肝细胞的转化功能和红细胞的分解状态。

INR   international normalized ratio；国际标准化比值。指患者凝血酶原时间与正常对照凝血酶原时间之比的 ISI 次方（ISI：国际敏感度指数，试剂出厂时由厂家标定），是可以校正凝血活酶试剂差异对凝血酶原时间测值进行标准化报告的方法。

CA199   carbohydrate antigen199；糖类抗原 199。它是一种新的肿瘤标志物，为细胞膜上的糖脂质，分子量＞ 1 000 kD。是迄今报道的对胰腺癌敏感性最高的标志物。在血清中它以唾液黏蛋白形式存在，分布于正常胎儿胰腺、胆囊、肝、肠和正常成年人胰腺、胆管上皮等处。是存在于血液循环的胃肠道肿瘤相关抗原。

CA50　　癌抗原 50，又称为糖链抗原 50。它是一种以唾液酸酯和唾液酸糖蛋白为主的糖蛋白，也是一种肿瘤抗原。

ICG　　indocyanine green；吲哚菁绿。吲哚菁绿清除试验，评价肝脏储备功能情况。通常认为，吲哚菁绿 15 min 滞留率（ICG_{R15}）< 30% 是实施手术切除的必要条件。

HBsAg　　hepatitis B virus surface；乙型肝炎病毒表面抗原。它可以表示过去感染过乙型肝炎病毒，或者目前正在受到乙型肝炎病毒的感染。

HBcAg　　hepatitis B core antigen；乙型肝炎病毒核心抗原。它出现可作为乙型肝炎传染性活动性病变的标志，同时有助于乙型肝炎病情和预后判断。

HBeAg　　hepatitis Be antigen；乙型肝炎 E 抗原。它在急性肝炎时呈一过性增高，出现于谷丙转氨酶上升前的潜伏期，以后随着病情好转而迅速下降，最后消失。乙型肝炎 E 抗原在乙型肝炎活动期检出率升高，表明肝细胞有较严重的损伤，患者有很强的传染性。

HBcAb　　hepatitis B virus core antibody；乙型肝炎病毒核心抗体。它是一种敏感的血清学标志，也是乙型肝炎急性感染的早期标志。

2. 治疗方案

TP　　紫杉醇（TAX）与顺铂（DDP）联合化疗方案，是一种用于多种肿瘤的化疗，是卵巢上皮性癌的首选联合化疗方案。

TACE　　transcatheter arterial chemoembolization；经动脉化疗栓塞。指将带有化疗药物的碘化油乳剂或载药微球、补充栓塞剂 [明胶海绵颗粒、空白微球、聚乙烯醇颗粒（polyvinyl alcohol，PVA）] 等经肿瘤供血动脉支的栓塞治疗。根据栓塞剂的不同，可以分为常规 TACE（conventional-TACE，cTACE）和药物洗脱微球 TACE（drug-eluting beads-TACE，DEB-TACE；又称载药微球 TACE）。cTACE 是指采用以碘化油化疗药物乳剂为主，辅以明胶海绵颗粒、空白微球或 PVA 的栓塞治疗。

DEB-TACE　　是指采用加载化疗药物的药物洗脱微球为主的栓塞治疗。可以栓塞肝癌供血动脉使肿瘤缺血坏死，同时作为化疗药物的载体，持续稳定释放药物的优势，可以使肿瘤局部达到较高血药浓度。载药微球可以负载阿霉素、伊立替康等正电荷化疗药物，载药微球粒径大小主要有 70~150、100~300、300~500、500~700 μm 等，应根据肿瘤大小、血供情况和治疗目的选择不同粒径的微球，常用为 100~300、300~500 μm。

HAIC	hepatic artery infusion chemotherapy；动脉灌注化疗。指经肿瘤供血动脉灌注化疗，包括留置导管行持续灌注化疗，常用化疗药物有蒽环类、铂类和氟尿嘧啶类等，需根据化疗药物的药代动力学特点设计灌注药物的浓度和时间。
FOLFOX 方案	亚叶酸（FOL）、氟尿嘧啶（F）、奥沙利铂（OX）组成的联合化疗方案，是一种治疗结直肠癌的经典化疗方案。
5-FU	fluorouracil；氟尿嘧啶。胸苷酸合成酶抑制药，是尿嘧啶 5 位上的氢被氟取代的衍生物。氟尿嘧啶在细胞内转变为氟尿嘧啶脱氧核苷酸（5F-dUMP），而抑制脱氧胸苷酸合成酶，阻止脱氧尿苷酸（dUMP）甲基化转变为脱氧胸苷酸（dTMP），从而影响 DNA 的合成。此外，氟尿嘧啶在体内可转化为氟尿嘧啶核苷，以伪代谢产物形式掺入 RNA 中干扰蛋白质的合成，故对其他各期细胞也有作用。
CF/LV	亚叶酸钙。
GEMOX	由吉西他滨（gemcitabine）和奥沙利铂（oxaliplatin）两种药物组成的化疗方案，是一种常用于治疗胰腺癌、结直肠癌和胃癌等消化系统肿瘤的化疗方案。
XELOX	由奥沙利铂和卡培他滨组成的联合化疗方案。
mFOLX6	由奥沙利铂、氟尿嘧啶以及亚叶酸钙组成的化疗方案，是结肠癌以及部分消化道肿瘤常用的化疗方案。

3. 评分评级

CNLC	China live cancer staging；中国肝癌的分期方案。包括 CNLC Ⅰa 期、Ⅰb 期、Ⅱa 期、Ⅱb 期、Ⅲa 期、Ⅲb 期、Ⅳ期，具体分期方案描述见下图。

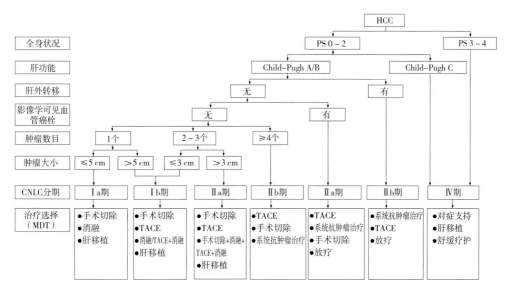

Child-Pugh 评分 临床上常用的用以对肝硬化患者的肝脏储备功能进行量化评估的分级标准，评分具体计算方式见下表。

临床生化指标	1分	2分	3分
肝性脑病（级）	无	1～2	3～4
腹水	无	轻度	中、重度
总胆红素（μmol/L）	< 34	34～51	> 51
白蛋白（g/L）	> 35	28～35	< 28
凝血酶原时间（s）	< 4	4-6	> 6

注：分级：A级5~6分，B级7~9分，C级>10分（包括10分）。如果是PBC（原发性胆汁性肝硬化）或PSC（原发性肝硬化性胆管炎）：总胆红素（μmol/L）：17~68为1分，>68~170为1分，>170为2分

ECOG-PS 体力状况评分标准，从患者的体力来了解其一般健康状况和对治疗耐受能力的指标，具体评分标准见下表。

级别	体力状态
0	活动能力完全正常，与起病前活动能力无任何差异
1	能自由走动及从事轻体力活动，包括一般家务或办公室工作，但不能从事较重的体力活动
2	能自由走动及生活自理，但已丧失工作能力，日间不少于一半时间可以起床活动
3	生活仅能部分自理，日间一半以上时间卧床或坐轮椅
4	卧床不起，生活不能自理

BCLC   Barcelona clinic liver cancer；巴塞罗那临床肝癌分期。主要包含了 4 类预后因素：患者的一般状态、肿瘤的状态、肝功能状态、可供选择的治疗方法，具体分期方案描述见下表。

BCLC	行为状态	肿瘤状态	肝功能状态	治疗方法
0（最早期）	2	单个 ≤ 2cm	胆红素正常，无门脉高压	肝切除术
A（早期）				
A1	0	单个	胆红素正常，无门脉高压	肝切除术
A2	0	单个	胆红素正常，有门脉高压	LT/PEI/RF
A3	0	单个	胆红素不正常，有门脉高压	LT/PEI/RF
A4	0	3 个以内肿瘤均 ≤ 3cm	Child-Pugh A-B	LT/PEI/RF
B（中期）	0	多个	Child-Pugh A-B	TACE
C（晚期）	1 ~ 2	血管侵犯或转移	Child-Pugh A-B	新药物治疗
D（终末期）	3 ~ 4	任何肿瘤	Child-Pugh C	对症治疗

MVI   microvascular invasion；微血管侵犯。指在显微镜下于内皮细胞衬覆的血管腔内见到癌细胞巢团，病理分级方法：M0：未发现 MVI；M1（低危组）：≤ 5 个 MVI，且均发生于近癌旁肝组织（≤ 1 cm）；M2（高危组）：＞ 5 个 MVI，或 MVI 发生于远癌旁肝组织（＞ 1 cm）。

LR   liver imagingreport and data system（LI-RADS）；肝癌影像学分类标准。LI-RADS 收集肝内病灶的 5 个典型特征，进行分析，包括动脉期高强化：非外周高强化；非边缘廓清：门脉期或延迟期低强化；包膜平滑、均匀，围绕所有或大部分病灶；大小：大病变比小病变更有可能成为肝癌；阈值增长：影像检查 6 个月随访，大小增加 ≥ 50%。LI-RADS 结论部分，最后可给出 8 个可能的风险分类：LR-NC：无法分类；LR-TIV：静脉内肿瘤；LR-1：肯定良性；LR-2：良性可能性大；LR-3：待定；LR-4：肝细胞癌可能性大；LR-5：肯定肝细胞癌；LR-M：肝细胞癌以外恶性肿瘤可能。

GS 分级   通常指的是肝活检组织的分级系统，其中 "G" 代表炎症的严重程度，而 "S" 代表纤维化的程度。GS 分级是一个 0 ~ 4 级的系统，其中数字越大，表示炎症和纤维化的程度越严重。

CAD-RADS   coronary artery disease-RADS；冠状动脉病变报告和数据系统分级。

RECIST   response evaluation criteria in solid tumors；实体瘤临床疗效评价标准。在基线水平确定可测量病灶大小和多少，规范测量方法，在治疗和随访中通过靶病灶的改变评判疗效的方法。针对实体瘤,抗肿瘤治疗的疗效评估结果从好到差分为完全缓解(CR)、部分缓解(PR)、疾病稳定(SD)和疾病进展(PD)。

mRECIST modified response evaluation criteria in solid tumors;修订后实体瘤临床疗效评价标准。RECIST 标准以肿瘤最大直径(包括存活肿瘤及坏死区域)判断疗效,而 mRECIST 标准以"存活肿瘤"作为评估对象(排除坏死肿瘤的干扰)。

CRS 评分 clinical risk score;临床危险评分。包括以下 5 项参数,每符合 1 项计 1 分(0 ~ 2 分为 CRS 低评分,3 ~ 5 分为 CRS 高评分):
（1）原发肿瘤淋巴结阳性;
（2）同时性肝转移或原发灶切除后无病生存时间＜ 12 个月;
（3）肝转移肿瘤数目＞ 1 个;
（4）术前癌胚抗原＞ 200 ng/mL;
（5）转移肿瘤最大径＞ 5 cm。

4. 免疫组化

HepPar-1 hepatocyte paraffin;肝细胞抗原。它是肝细胞癌诊断最常用的免疫组化标志物。

HSP70 heat shock protein 70;热休克蛋白 70。它是用于协同免疫作用的一种蛋白质,是热休克蛋白家族组中重要的一员。

GPC3 glypican-3;磷脂酰肌醇蛋白聚糖 3。主要存在于肝癌细胞的细胞膜和细胞质,在正常成年人其他细胞中几乎不表达。

CD34 CD34 分子是高度糖基化的 I 型跨膜糖蛋白,选择性地表达于人类及其他哺乳动物造血干 / 祖细胞表面,并随细胞的成熟逐渐减弱至消失。已有愈来愈多的研究结果表明 CD34 分子在介导细胞间黏附作用中发挥着重要作用,可以参与造血干细胞的运输、定植,参与炎症反应以及淋巴细胞的归巢。

CK7 cell keratin-7;细胞角蛋白 7。主要是针对上皮性来源肿瘤的一个标志物。

CK19 cell keratin-19;细胞角蛋白 19。

Ki 67 Ki 67 是一种增殖细胞的相关抗原,其功能与有丝分裂密切相关,在细胞增殖中是不可缺少的。

p53	p53 基因，人体抑癌基因。p53 基因的失活对肿瘤形成起重要作用，p53 是一个重要的抑癌基因，其野生型使癌细胞凋亡，从而防止癌变；还具有帮助细胞基因修复缺陷的功能。p53 的突变型会提高癌变。
EGFR	epidermal growth factor receptor；表皮生长因子受体。它是人表皮生长因子受体（HER）家族成员之一。该家族包括 HER1（erbB1，EGFR）、HER2（erbB2，NEU）、HER3（erbB3）及 HER4（erbB4）。HER 家族在细胞生理过程中发挥重要的调节作用。EGFR 广泛分布于哺乳动物上皮细胞、成纤维细胞、胶质细胞、角质细胞等细胞表面，EGFR 信号通路对细胞的生长、增殖和分化等生理过程发挥重要的作用。EGFR 分为三区：胞外配体结合区，跨膜区和胞内激酶区。
CDH17	cadherin17；也称肝 – 肠钙黏蛋白。属于钙黏蛋白超家族，介导细胞间黏附和肠肽转运。正常表达于小肠及大肠上皮细胞。绝大多数原发性胃肠道腺癌阳性，转移性结肠腺癌中百分之百阳性，因此 CDH17 可与 CDX2 联合用于确定结直肠起源腺癌。
SATB2	是一种 DNA 结合蛋白，可特异性结合核基质附着区，并参与转录调控和染色质重塑，在颅面、神经和成骨细胞分化中发挥发育作用。SATB2 在结直肠癌中高表达，而在其余肿瘤如胃腺癌、肺腺癌、卵巢癌中呈弱阳性或者不表达。
SMAD4	是肿瘤抑制因子，是转化生长因子 -β 信号的中心环节，是结直肠癌很有前途的预后和预测标志物。SMAD4 参与细胞增殖、分化、迁移和凋亡，介导上皮细胞与基质炎症细胞间的相互作用，其缺失可导致胃肠道上皮性肿瘤发生，超过 50% 的家族性幼年息肉病携带 SMAD4 胚系突变，易发生错构瘤性息肉和胃肠道癌，13% 的散发结直肠癌患者携带 SMAD4 突变或改变。
KRAS	kirsten rat sarcoma viral；鼠肉瘤病毒癌基因。RAS 基因家族与人类肿瘤相关的基因有 3 种——HRAS、KRAS 和 NRAS，分别定位在 11、12 和 1 号染色体上。KRAS 因编码 21 kD 的 RAS 蛋白又名 p21 基因。在 RAS 基因中，KRAS 对人类癌症影响最大，它好像分子开关：当正常时能控制调控细胞生长的路径；发生异常时，则导致细胞持续生长，并阻止细胞自我毁灭。它参与细胞内的信号传递，当 KRAS 基因突变时，该基因永久活化，不能产生正常的 RAS 蛋白，使细胞内信号传导紊乱，细胞增殖失控而癌变。
NRAS	NRAS 基因负责编码并制造一种称为 NRAS 的蛋白，该蛋白属于

RAS/MAPK 信号通路途径的一部分。NRAS 蛋白可将来自细胞外的信号传导至细胞核内，这些信号可指示细胞生长和分裂（增殖）、成熟并具有特殊功能（分化）。NRAS 如同一个开关，它是 GTP 酶——可将 GTP 转换成 GDP。GTP 和 GDP 这两种分子可影响 NRAS 活性：当 NRAS 传递信号时，其需要与 GTP 分子结合以进入激活状态；而当 GTP 转换成 GDP 时，NRAS 蛋白便会进入失活状态，停止传递信号。

Villin   绒毛蛋白。它是一种钙依赖性肌动蛋白结合蛋白，位于肠上皮细胞和近端肾小管上皮刷状缘，形成刷状体。是胰腺癌和胃肠道腺癌的特异性标志物，几乎 100% 的结肠腺癌表达该抗原。

5. 处方剂量用语

mg/qd   用药方式，一日一次，一次多少毫克。

mg/qn   用药方式，每晚一次，每次多少毫克。

mg/bid   用药方式，一日两次，每次多少毫克。

q3w   处方用语，每三周一次。

6. 评价指标

TLV   lung shunt fraction；肺分流百分数。

TTP   time to progress；进展时间。从随机化开始到肿瘤发生（任何方面）进展的时间。

PFS   progress free survival；无进展生存期。指肿瘤疾病患者从接受治疗开始，到观察到疾病进展或者发生因为任何原因的死亡之间的这段时间。

pCR   pathologic complete response；病理完全缓解。指癌症患者在治疗后病理检查未发现有癌细胞残留。

FLR   future liver remnant；剩余肝体积。

LSF   lung shunt fraction；肺分流分数。

OS   overall survival；总生存期。指从随机化开始至因任何原因引起死亡的时间（对于死亡之前就已经失访的受试者，通常将最后一次随访时间计算为死亡时间），是抗肿瘤药物最可靠的疗效评价指标。

PR   partial response；部分缓解。参考基线，所有靶病灶最长径总和减少 ≥ 30%，且非靶病灶无进展，且无新病灶。

CR	complete response；完全缓解。所有靶病灶消失，无新病灶出现，且肿瘤标志物正常，至少维持 4 周。
PD	progressive disease；疾病进展。参考治疗过程中靶病灶直径之和最小值增加 ≥ 20% 且绝对值 ≥ 5mm，或非靶病灶进展，或出现新病灶。
SD	stable disease；疾病稳定。介于 PR 和 PD 之间，且无新病灶。

7. 影像检查

DSA	digital subtraction angiography；数字减影血管造影。它是一种微创性检查，采用经选择性或超选择性肝动脉进行 DSA 检查。
SPECT	single photon emission computed tomography-CT；单光子发射计算机断层成像。SPECT/CT 已逐渐替代 SPECT 成为核医学单光子显像的主流设备，选择全身平面显像所发现的病灶，再进行局部 SPECT/CT 融合影像检查，可以同时获得病灶部位的 SPECT 和诊断 CT 图像，诊断准确性得以显著提高。
CTA	computed tomography angiography；CT 血管造影术。通过静脉注射对比剂，利用其对比增强作用，使受检血管在 CT 设备中成像。
CBCT	cone beam CT；锥体束 CT。
PTCD	percutaneous transhepatic cholangial drainage；经皮肝穿刺胆道引流术。它是在影像技术下经皮经肝在胆道内放置导管的一项技术手段。
MRCP	magnetic resonance cholangiopancreatography；磁共振胰胆管成像。
US	超声检查。
ECT	emission computed tomography；发射型计算机断层扫描。放射性药物引入人体，经代谢后在脏器内 ECT 外或病变部位和正常组织之间形成放射性浓度差异，将探测到这些差异，通过计算机处理再成像。ECT 成像是一种具有较高特异性的功能显像和分子显像，除显示结构外，着重提供脏器与端正变组织的功能信息。
PET-CT	positron emission tomography-CT；正电子发射计算机断层成像。

8. 其他相关术语

^{99m}Tc-MAA	technetium [^{99m}Tc] albumin aggregated injection；锝 [^{99m}Tc] 聚合白蛋白注射液。
NMPA	National Medical Products Administration；国家药品监督管理局。
MDT	multiple disciplinary treatment；多学科诊疗模式。它是由多学科资深专家以共同讨论的方式，为患者制订个性化诊疗方案的过程。
T/N（TNR）	target to normal tissue ratio；肿瘤与正常肝脏辐射吸收剂量的比值。
SLV	standard liver volume；标准肝脏体积。
Bq	becquerel；贝克勒尔。是放射性活度的国际单位。
GBq	giga-becquerel；吉加 - 贝克勒尔。是放射性活度的国际单位。1 G Bq=10^9 Bq。
Gy	gray；戈瑞。是一个国际单位制导出单位，是物理量"电离辐射能量吸收剂量"的标准单位。含义：1 kg 被辐照物质吸收 1 J 的能量。
mCi	毫居。放射性活度单位。1 G Bq=27 mCi。
Murphy 征	墨菲征又称胆囊触痛征。系胆囊触痛检查法，适用于胆囊急性炎症诊断。检查时，检查者站在患者的右侧，将左手掌平放于患者右胸下部，以左手拇指压迫右侧腹直肌外缘与右肋弓的交界处腹壁，嘱患者做深呼吸，在吸气过程中产生炎症的胆囊下移时触及用力按压的拇指，即可引起疼痛。如因剧烈疼痛而吸气中止，即为墨菲征阳性。
SMA	superior mesenteric artery；肠系膜上动脉。
RA	renal artery；肾动脉。
HCC	hepatocellular carcinoma；肝细胞癌。
SIRT	selective internal radiotherapy；选择性内放射治疗。
钇 [^{90}Y]-SIRT	Yttrium-90 selective internal radiotherapy；钇 -90 选择性内放射治疗。
Gd-DTPA	钆塞酸二钠。肝细胞特异性磁共振对比剂。
partition model	分区模型法。钇 [^{90}Y] 微球注射液剂量计算模型，基于中国人群数据开发、验证的，计算结果与实际结果高度一致的剂量计算模型，具有安全性和适用性，可精准评估肿瘤、正常肝实质、肺的辐射危害程度。
COPD	chronic obstructive pulmonary disease；慢性阻塞性肺疾病。它是一种常见的、可预防和治疗的慢性气道疾病，其特征是持续存在的气流

受限和相应的呼吸系统症状。

PVE	portal vein embolization；经门静脉栓塞。	
NBCA	氰基丙烯酸异丁酯。一种栓塞术。	
TAE	transarterial embolization；单纯用颗粒型栓塞剂栓塞肿瘤的供血动脉分支。	
RP	radiation pneumonitis；放射性肺炎。	
FDG	fluorodeoxyglucose；氟代脱氧葡萄糖。	
ESD	endoscopic submucosal dissecfion；内镜下黏膜剥脱术。	
CRLM	colorectal cancer liver metastases；结直肠癌肝转移。	
ICC	intrahepatic cholangiocarcinoma；肝内胆管癌。	
IPA	intrapulmonary artery；肺动脉。	
NET	neuroendocrine tumor；神经内分泌肿瘤。它是一组起源于神经内分泌细胞的肿瘤。	
Hp	Helicobacter pylori；幽门螺杆菌。	
mCRC	metastatic colorectal cancer；转移性结直肠癌。	

后 记

钇 [^{90}Y] 微球选择性内放射治疗（SIRT）是完美融合经动脉血管介入和精准内照射治疗的一个典范。该治疗方式采用精准介入技术，将钇 [^{90}Y] 微球选择性注入肝脏肿瘤血管，释放高能量 β 放射线，近距离高效杀灭肿瘤细胞，而对正常肝组织和周围环境几无影响。

中国（内地）大陆初步的临床应用经验表明，钇 [^{90}Y] 微球注射液在肝脏肿瘤治疗中具备确切的疗效，并能保障患者的安全。与其他肝脏区域局部治疗方式相比，该治疗还具有较低的并发症发生率和更长的无进展生存期等多项优势。同时，通过优化剂量方案和治疗策略，还可实现放射性肝段切除和放射性肝叶切除等治愈性和转化桥接等治疗目的，其显著的缩瘤、控瘤及诱导余肝增生的效果，为中晚期肝癌患者赢得了更多治愈性切除或肝脏移植的机会。我们十分感谢这十余家医疗中心为我们提供的宝贵经验和真实世界数据。

当然，目前钇 [^{90}Y] 微球注射液进入中国大陆的时间还相对较短，医学领域和社会层面仍需时日对该治疗技术进行深入了解，还需要累积更多的循证医学证据。同时，该治疗技术的实施相对较复杂，对患者的适应指征要求也相对严格，治疗费用也相对昂贵，这些都限制了该技术的应用范围。但我们相信，随着医学技术发展和多方共同努力，钇 [^{90}Y] 微球选择性内放射治疗技术一定能够惠及更多中晚期不可手术的肝脏肿瘤患者，为"肝癌攻克"和"健康中国"做出积极贡献。

编 者

2024 年 3 月